消化器癌の診断・治療
内視鏡と病理の接点

木曜会　編

編集担当
藤盛孝博
坂本長逸
星原芳雄
加藤　洋

Diagnosis and tretment of digestive system cancer

株式会社 新興医学出版社

木曜会　編

編集担当
藤盛　孝博　獨協医科大学病理学（人体分子）・教授
坂本　長逸　日本医科大学第3内科・教授
星原　芳雄　国家公務員共済組合連合会虎ノ門病院消化器科・部長
加藤　洋　　癌研究会附属病院病理部・部長

執筆者一覧

有馬美和子　埼玉県立がんセンター消化器内科・副部長	渡邉　聰明　東京大学医学部腫瘍外科・助教授
多田　正弘　埼玉県立がんセンター消化器内科・部長	名川　弘一　東京大学医学部腫瘍外科・教授
有馬　秀明　有馬外科胃腸科・副院長	田中　正則　弘前市立病院臨床検査科・科長
片山　修　　埼玉県済生会栗橋病院内視鏡科・部長	相澤　弘　　弘前大学医学部第二病理
並木　薫　　埼玉県済生会栗橋病院臨床検査科・技師長	千葉　裕樹　弘前大学医学部第二病理
本田　宏　　埼玉県済生会栗橋病院外科・部長，副院長	平良　悟　　東京医科大学第4内科・助手
川又　均　　獨協医科大学口腔外科・助教授	高垣　信一　東京医科大学第4内科・助手
今井　裕　　獨協医科大学口腔外科・教授	宮岡　正明　東京医科大学八王子医療センター消化器内科・部長
藤盛　孝博　獨協医科大学病理学(人体分子)・教授	神代　正道　久留米大学医学部病理学・教授
光永　篤　　東京女子医科大学消化器内視鏡科・講師	下田　貢　　獨協医科大学第2外科・講師
中村　真一　東京女子医科大学消化器内科・助手	窪田　敬一　獨協医科大学第2外科・教授
大井　至　　東京女子医科大学消化器内視鏡科・教授	藤田　直孝　仙台市医療センター仙台オープン病院・副院長，消化器内科部長
小島　勝　　群馬県立がんセンター・臨床病理検査部長	洞口　淳　　仙台市医療センター仙台オープン病院・消化器内科医員
飯島　美砂　群馬県立がんセンター・部長	高澤　麿　　仙台市医療センター仙台オープン病院・消化器内科医員
正和　信英　獨協医科大学病理（形態）・教授	糸井　隆夫　東京医科大学第4内科
山本　博徳　自治医科大学消化器内科・講師	祖父尼　淳　東京医科大学第4内科
林　芳和　　自治医科大学消化器内科・臨床助手	森安　史典　東京医科大学第4内科・教授
中野　道子　獨協医科大学消化器内科・助手	堀内　秀樹　加古川市民病院外科
菅家　一成　獨協医科大学消化器内科・講師	味木　徹夫　神戸大学大学院消化器外科学・助手
平石　秀幸　獨協医科大学消化器内科・教授	黒田　嘉和　神戸大学大学院消化器外科学・教授
大木　進司　福島県立医科大学第2外科・助手	平塚　卓　　平塚胃腸病院・院長
関川　浩司　福島県立医科大学第2外科・助教授	寺野　彰　　獨協医科大学・学長
竹之下誠一　福島県立医科大学第2外科・教授	佐野　寧　　国立がんセンター東病院内視鏡部消化器科
寺井　毅　　順天堂大学消化器内科・講師	今　陽一　　原町赤十字病院・副院長
阿部　哲史　順天堂大学消化器内科・助手	樫田　博史　昭和大学横浜市北部病院消化器センター・助教授
佐藤　信紘　順天堂大学消化器内科・教授	嶋田　守男　東邦大学医学部放射線医学第1教室・講師
喜多嶋和晃　大分大学医学部第3内科	吉川　宏起　駒澤大学医療保健学部放射線技術学科・教授
藤井　茂彦　獨協医科大学病理学（人体分子）	船橋　公彦　東邦大学医学部付属大森病院消化器外科・講師
熊本　俊秀　大分大学医学部第3内科・教授	（執筆順）

2005年度の木曜会医学書の出版にあたって

　今年度も木曜会の年間主題テーマである「消化器癌の診断・治療―内視鏡と病理の接点―」が書籍となって発刊されます．本来であれば本書の序文が，編集者から改めて述べられるべきと思いますが，本年度の発刊に際して木曜会の模様替え（会長交替）という重要な事項があり，幹事会からの是非にという依頼がありましたので，序文として挨拶文を披露させて頂きます．

　われわれ木曜会は，1962年6月米国 Hirshowitz の胃十二指腸ファイバースコープが輸入されたのを機に発足した研究会であると言ってよいでしょう．詳しく述べる余裕はありませんが，国産ファイバースコープの開発や胃鏡の伝統をくむ内視鏡診療を目指した研究会です．初代会長　近藤台五郎，副会長　常岡健二，竹本忠良という豪華な顔ぶれで発足した学閥を問わないユニークな研究会でした．長廻　紘著「消化管内視鏡を育てた人々」（金原出版，2001）から引用すると，「木曜会は近藤台五郎を中心にして始まった．内視鏡機器の開発，改良を中心とした勉強会です．毎月第2木曜日の夕刻から夜遅くまで，東京・池袋の平塚胃腸病院で開かれて，すでに30年以上の歴史があります．」昨年9月に2代目会長　常岡健二先生がお亡くなりになりまして，本年度より特別顧問　竹本忠良，会長　平塚秀雄，副会長　福地創太郎という新布陣に変りましたのでご披露申し上げます．

　最近の木曜会の特色の1つは，年間のテーマを設定し，講演を企画し，最終的に最新情報をもとにして毎年1冊の医学書を出版しています．とくに，21世紀に入って，消化器癌の診断，治療の新しい挑戦が主なテーマとして選択されています．

　今年の主題は「消化器癌の診断・治療」，サブタイトルとして『内視鏡と病理の接点』でありますが，今や消化管癌の早期癌の治療は EMR・ESD が主流であります．従って，従来，EMR 手技では不可能であった大きな病変まで一括切除が可能になってきたわけですが，病変の範囲，深達度を正確に行う能力を養うことがより重要となってまいりました．内視鏡における診断学（病変に対する認識，内視鏡診断，生検診断）が日常臨床の場で，臨床画像とマクロ・ミクロを含めた病理所見との対比，さらには拡大内視鏡による微細観察によることで，癌か癌でないかに迫る深達度および分化度が診断できる微細診断にまで至る内視鏡医と病理医の接点，さらに本書は消化管のみならず，主要臓器の診断，治療，その他幅広い話題をのせた最近の極めて新しい，待望の著と考えます．

　常岡先生は，体調をくずされた晩年は，公的な場は殆ど失礼されたようですが，この木曜会をこよなく愛され，終始ご出席を賜り，講演を熱心に聴かれておられたお姿に，われわれは常に感銘を受けたものです．本書をご霊前に捧げ，深くご冥福を祈願します．

　　平成17年6月7日

木曜会会長　平塚秀雄

目　次

I. 食道疾患
1. 拡大内視鏡による表在食道癌の微細血管診断 …………………………………………… 1
2. 食道癌の治療，内視鏡治療と病理の接点での病理診断に期待するもの ……………… 7
3. 微小転移の病理学的評価と臨床的意義 …………………………………………………… 13

II. 胃疾患
1. 胃粘膜微細模様の観察と病理 ……………………………………………………………… 21
2. 悪性リンパ腫の病理診断と治療効果 ……………………………………………………… 26

III. 小腸疾患
1. 小腸内視鏡検査と生検診断 ………………………………………………………………… 32
2. カプセル内視鏡 ……………………………………………………………………………… 38

IV. 大腸疾患
1. 進行大腸癌の治療選択と病理診断 ………………………………………………………… 42
2. 大腸 EMR における現状―ESD との比較を念頭において ……………………………… 49
3. 大腸早期癌の内視鏡治療とリンパ節転移予測における病理診断の精度
   ―大腸癌研究会 sm 癌取扱いプロジェクト研究委員会からの解析から ……………… 57
4. 潰瘍性大腸炎の dysplasia を内視鏡・生検診断する問題点 …………………………… 66
5. IBD の生検診断のポイント ………………………………………………………………… 71
6. 虚血性疾患の内視鏡と生検診断 …………………………………………………………… 78

V. 肝・胆・膵
1. 肝細胞癌（病理診断の問題点）…………………………………………………………… 85
2. 膵炎と外科治療 ……………………………………………………………………………… 92
3. 膵炎と膵癌の形態診断 ……………………………………………………………………… 99
4. 膵胆道疾患と遺伝子診断 ………………………………………………………………… 105
5. 膵胆道系腫瘍の遺伝子治療 ……………………………………………………………… 113

VI. その他
1. 実地医家における消化器癌の内視鏡治療について，どのように
   インフォームド・コンセントをとっているか ………………………………………… 117
2. 内視鏡診療におけるリスクマネジメント ……………………………………………… 123
3. Japan Polyp Study（Clean colon の評価）……………………………………………… 128
4. 消化器癌の化学療法と病理診断―消化器癌化学療法の「これから」への期待 …… 132
5. 大腸腫瘍の拡大観察から virtual biopsy まで ………………………………………… 137
6. MRI による直腸癌の傍直腸リンパ節の転移診断―内視鏡下 SPIO（superparamagnetic
   iron oxide：超磁性体酸化鉄）粘膜下注射による微小転移診断の可能性について …… 143

索　引 ………………………………………………………………………………………………… 147

食道疾患

1 拡大内視鏡による表在食道癌の微細血管診断

はじめに

　拡大内視鏡による微細血管像を観察することで，表在食道癌の病理組織像をイメージできる内視鏡診断，すなわち内視鏡的組織診断が可能となった。表在食道癌の拾い上げにはヨード染色が有用であるが，ヨード染色の色調の違いはヨードに反応する乳頭間の面積比，有棘層の厚さや障害の程度を反映しているに過ぎない。病変内の血管像の変化を観察することで，生検する前に組織像を推定できるとともに，深部浸潤部分の部位と範囲が診断できるようになった[1)～6)]。拡大内視鏡観察で得られる血管所見からみた，食道表在病変の診断について述べる。

1．使用機種

　使用機種はフジノン東芝 ES システム社製 EG-450ZH である。EG-450ZH は多画素・高解像度の光学拡大機で，先端径 9.8 mm，拡大率はモニター上 20 倍から光学拡大で 100 倍の拡大率を有する。水平分解能は 35～7 μm で，100 倍拡大時には横径で約 3 mm の範囲が観察されている。

2．健常食道粘膜の拡大内視鏡像

　通常観察で上皮下に透見されるネットワーク状の血管は，主に粘膜固有層（lpm）を走る血管であり，さらに深部の一段太い粘膜下層（sm層）を走行する血管から枝分かれしている（図1a）。拡大観察では lpm の血管から分岐して上

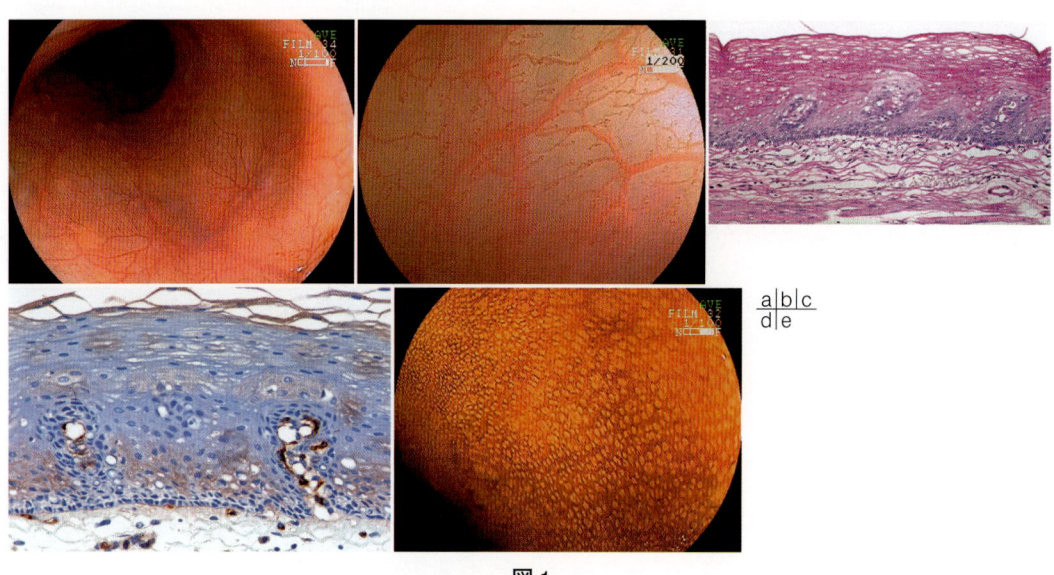

図1
a．健常食道粘膜の通常内視鏡観察像
b．健常食道粘膜の拡大内視鏡観察像（100倍）
c．健常食道粘膜の PAS 染色像
d．健常食道粘膜の FactorⅧ染色像
e．ヨード染色を施した健常食道粘膜の拡大内視鏡観察像（50倍）

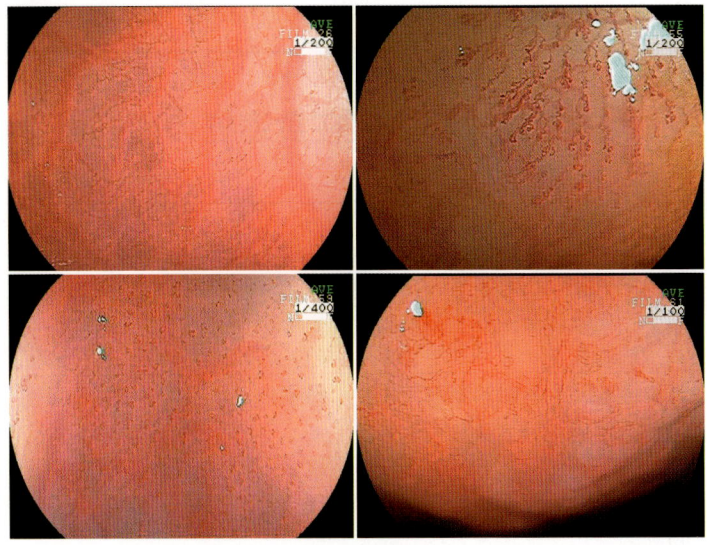

図2 拡大観察による微細血管分類（micro vascular pattern classification：MVP 分類）

a. type 1
b. type 2
c. type 3
d. type 4

皮下乳頭に向かって立ち上がる毛細血管，すなわち乳頭内血管が観察される（図1b）。図1c に健常食道粘膜の PAS 染色像を示すが，乳頭内血管は基底層付近の上皮下乳頭内に存在する毛細血管である。健常粘膜の乳頭内血管径は 10～15 μm で，通常内視鏡の解像度では観察困難である。図1d は健常食道粘膜の FactorⅧ染色像で，非常に薄い1層の内皮細胞が染色されている。一方，ヨード染色を施した健常粘膜は，小さな白点模様の集合として観察される。図1e に 50倍拡大像を示す。上皮下乳頭部の有棘細胞層は薄く，乳頭間は厚く，ヨードと反応する細胞層の厚さに違いがあるため，乳頭の先端部分では周囲に比べて染色性が不良となり，白点模様として観察される。

3．拡大観察による微細血管分類と組織像との対比

拡大観察による微細血管分類（micro vascular pattern classification：MVP 分類）を図2に示した。type 1 は細く直線的な乳頭内血管が観察されるか，ほとんど乳頭内血管が観察されないもの。type 2 は血管の伸長や血管径の拡張，分岐や螺旋状腫大はあるが，乳頭内血管構造が保たれ，配列の規則性が比較的保たれるもの。type 3 は乳頭内血管構造の破壊と口径不同を伴う螺旋状腫大や点状血管がみられ，配列が不揃いなもの。type 4 は不整な多重状，樹枝状，網状の血管を示すものである。

MVP 分類別に病理組織像と対比した結果，type 1 のほとんどは正常粘膜で，炎症，異型とも軽度であった。type 2 は異型を示すものも少数ながら認められたが，炎症性変化が多かった。type 3 は高度異型および m1・m2 癌が 98％を占め，m1・m2 癌に特徴的なパターンであった。type 4 血管を示す部分のほとんどは m3 以深癌であった。

4．炎症性変化でみられる血管像

良悪性病変の鑑別はすなわち，炎症性異型と腫瘍性の異型の鑑別が可能かどうかを意味している。type 2 の範疇に入る血管，すなわち炎症性変化で見られる乳頭内血管は血管径の拡張，丈の伸長，分岐，腫大などのバリエーションが

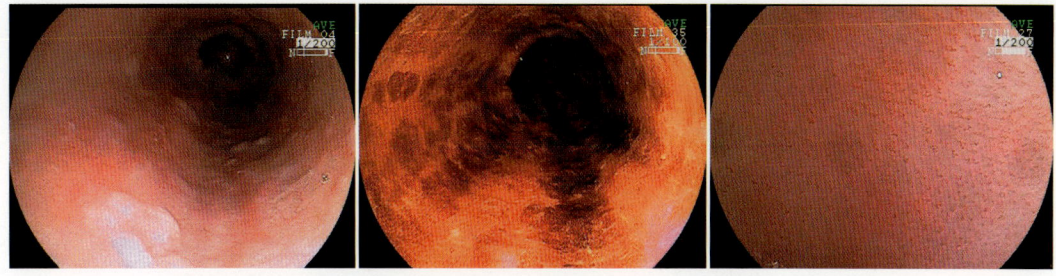

図3 逆流性食道炎で観察されるtype 2血管
a．通常内視鏡像
b．ヨード染色像
c．拡大観察像（100倍）
非常に延長した乳頭内血管の増生が規則性を持って観察されている。

あるものの，血管の形態が保たれていること，一つ一つの乳頭内血管は lpm を走行する血管から分岐していることが特徴で，type 3 血管との鑑別のポイントである。さらに，配列に規則性が保たれていることが多い。図3 は逆流性食道炎による白濁した粘膜像を呈する症例で，ヨード染色では縦走するヨード不染となっている。拡大観察では非常に延長した乳頭内血管の増生が，規則性を持って観察されている。炎症による細胞浸潤や浮腫で粘膜が肥厚し，基部が不透過になっているため白濁して見えている。

5．m1・m2 癌の微細血管像

m1・m2 癌では血管の形態が不揃いで，口径不同が認められるとともに血管密度が高く，配列の規則性が損なわれる。

図4 は基底層型の上皮内癌で多く見られる血管像で，乳頭内血管の基部が消失し，先端が糸くず状に残る壊れた血管像である。基底層型の上皮内癌は上皮の表層構造が保たれているため，このような像を呈することが多い。炎症性変化や，基底側に異型を伴う病変では鑑別が難しい場合がある。

図5 は胸部中部食道，後壁側の 0-IIc 病変である。拡大観察では健常な乳頭内血管構造が破壊され，不揃いで潰れた赤丸状の type 3 血管が高密度に観察され，m1 癌と診断できる。内視鏡的粘膜切除術（EMR）を施行した結果，全層性に癌で置換された m1 癌であった。FactorⅧ染色像では，乳頭内血管の構造のなごりがある

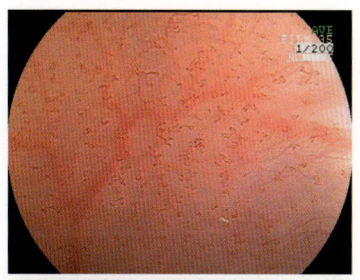
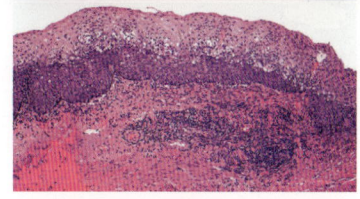

図4
a．基底層型の上皮内癌の微細血管像（100倍）
b．病理組織像
乳頭内血管の基部が消失し，先端が糸くず状に残った壊れた type 3 血管。

ものの，血管径は基部から太くなり，血管内皮細胞の肥厚と増殖が認められ，腫瘍血管へと変化していく過程にある血管と考えられる。

癌の脚釘が伸びた m2 癌では，点状であった type 3 血管がやや伸長し，蛇行や癒合がみられるようになる。

6．拡大観察による m3 以深癌の深達度診断

浸潤部では type 3 血管とは異なる，多重状，樹枝状，網状の type 4 血管が出現する。多重状血管は癌浸潤部の異常な血管増生によって生じ

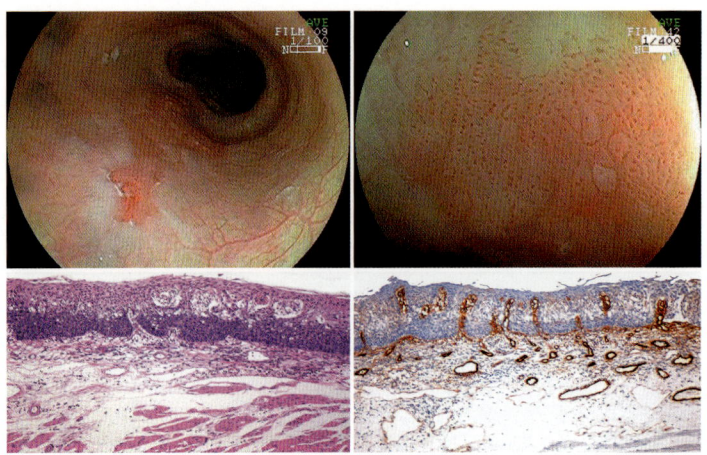

図5　胸部中部食道, 0-Ⅱc型 m1癌

a	b
c	d

a．通常内視鏡像
b．拡大内視鏡像（100倍）
　不揃いで潰れた赤丸状の type 3 血管が高密度に観察される。
c．病理組織像。全層置換型の m1 癌
d．FactorⅧ染色像
　血管径は基部から太くなり、血管内皮細胞の肥厚と増殖が認められる。

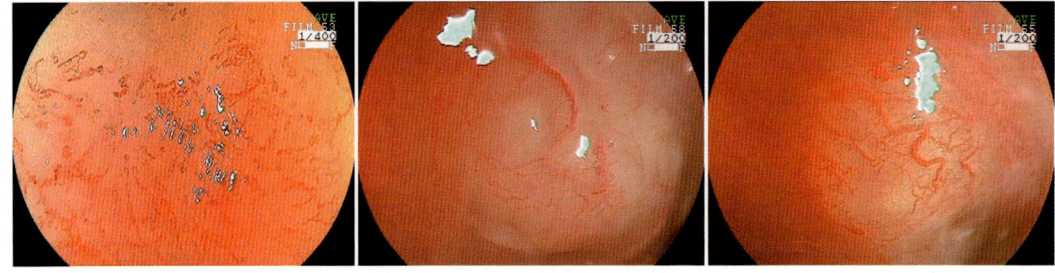

図6　type 4 血管（100倍）　　a|b|c

a．多重状血管
b．avascular area（AVA）を取り囲む、多重状のストレッチ血管
c．AVA を包み込む、樹枝状血管

る変化で、m2 深部浸潤癌から見られる（図6a）。また、浸潤部で形成される腫瘍塊は、肥厚した血管に乏しい領域（avascular area：AVA）として認識されるようになり、AVA を取り囲み、包み込むような不整に枝分かれする多重状・樹枝状のストレッチ血管が出現する（図6b, c）。AVA の大きさと癌深達度とは密接な関係がある。m2 深部浸潤癌でも、腫瘍塊を形成するものは微細な AVA が観察されるが、AVA の大きさは 200〜300 μm までの小さいもののことが多い。m3・sm1 癌では、AVA の大きさは 3 mm 程度までのことが多く、5 mm を越えると sm2 以深癌の可能性が高くなる。

図7は胸部中部食道、右側壁を中心に前後壁にまたがる 3/4 周性の 0-Ⅱc 病変である。病変のほとんどは浅く平滑な陥凹面であるが、病変中央の 3 時方向にやや肥厚した凹凸が認められる。この部分を拡大観察すると、褪色したAVA とこれを取り囲む不整な樹枝状のストレッチ血管（type 4）が約 2 mm の範囲で観察された。EMR した結果、同部で粘膜筋板（mm）へ浸潤する m3 癌であった。m3 浸潤範囲は 2.5

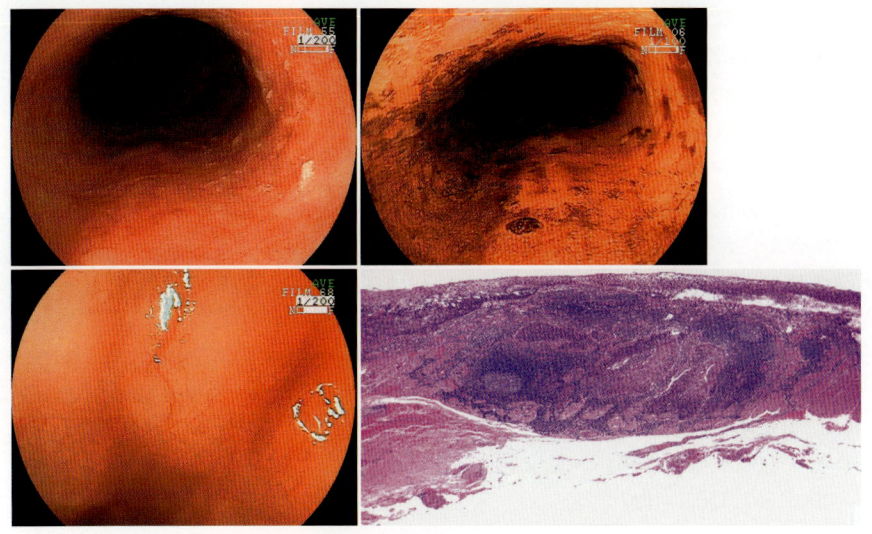

図7　胸部中部食道，0-IIc型 m3癌
a．通常内視鏡像
　　病変中央の3時方向にやや肥厚した凹凸が認められる。
b．ヨード染色像
c．病変中央の肥厚部の拡大内視鏡像（100倍）
　　約2mmの褪色したAVAとこれを取り囲む樹枝状のストレッチ血管（type 4）が観察された。
d．病理組織像，m3癌

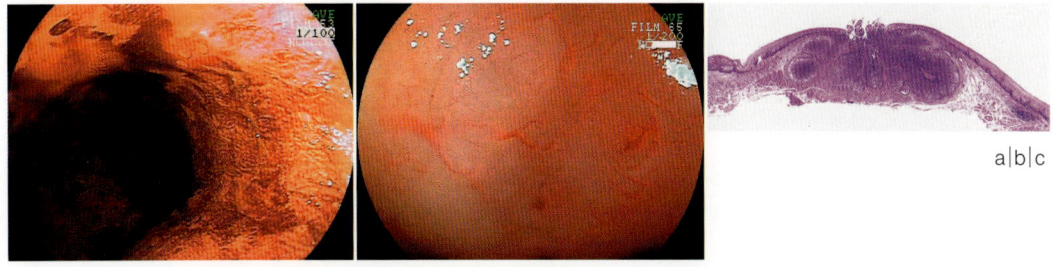

図8　胸部下部食道，前壁側の 0-Isep型 sm1癌
a．ヨード染色像
　　3mm程のヨードで染色される平低隆起。頂部に円形の淡染部を伴う。
b．拡大内視鏡像（100倍）
　　ストレッチした樹枝状血管と細い枯れ枝状のtype 4血管が観察された。
c．病理組織像，sm1癌

mmであった。
　図8は胸部下部食道，前壁側の異常なヨード染色像で発見した0-Isep型食道癌である。小さな3mm程のヨードで染色される平低隆起であるが，頂部に円形の淡染部が3カ所認められる。チオ硫酸ナトリウムを散布したのちズームアップして拡大すると，肥厚した辺縁部を包み込むようにストレッチした不整樹枝状血管と細い枯れ枝状のtype 4血管が観察された。AVAの範囲は100倍観察で1視野内に収まる，約3mmであった。EMRした結果，中心部でsm層に浸潤するsm1癌であった。
　微細血管像は癌の分化度とも関係があり，分化度の低い癌では肥厚した病巣内に口径不同が目立つ細かい網状血管が観察されることが多い。これは，低分化な癌では細かい蜂巣状の浸潤を示すことに起因していると考えられる。

おわりに

拡大内視鏡による微細血管像を観察することで，癌か癌でないかの診断およびm3以深部の拾い上げと範囲を診断することができる。さらに，type 4血管のタイプとAVAの大きさから，深達度および分化度が診断できることが明らかとなってきた。色素染色することなく，その場で組織診断に迫る内視鏡診断ができることが拡大観察の最大のメリットと考える。

文献

1) 有馬秀明，有馬美和子，他：食道粘膜ヨード不染帯の拡大観察による検討．Gastroenterol Endosc **39**：1557-1565，1997
2) 有馬秀明：食道粘膜の拡大観察による検討．Gastroenterol Endosc **40**：1125-1137，1998
3) 有馬美和子，有馬秀明，大倉康男，他：表在型食道癌の拡大内視鏡診断．消化器内視鏡 **13**：309-318，2001
4) Arima M：Superficial esophageal cancer type 0-IIc（pTis）：a case atlas. Esophagus **1**：57-60，2003
5) 有馬美和子，多田正弘：表在食道癌の色素・拡大内視鏡診断．老年消化器病 **15**：179-184，2003
6) 有馬美和子：拡大内視鏡は食道癌の内視鏡診断をどう変えたか．Modern Physician **24**：35-39，2004

〔有馬美和子，多田正弘，有馬秀明〕

食道疾患

2 食道癌の治療，内視鏡治療と病理の接点での病理診断に期待するもの

1．内視鏡治療の位置付け

　食道癌の治療としては，頸部・胸部・腹部の三領域郭清を伴う食道切除術（根治的手術）[1]に代表される外科切除手術が最近まで第一選択とされ，出血・縫合不全・感染・低栄養などの周術期合併症との戦いに明け暮れていた。しかし，ヨード染色の食道への応用[2]はヨード不染帯[3]の概念をもたらし，パンエンドスコピィ[4]の一連の手技にオプションとして加えられるに至り，電子内視鏡画像の進化[5]と相俟って微小癌や表在癌[6]の発見例を増加させた。その結果，より低侵襲，より安全，迅速，低費用な治療法への期待そして要望へと繋がり，今や内視鏡的粘膜切除術（endoscopic mucosal resection：EMR）の全盛時代にある。

　これに対し，胸腔鏡や腹腔鏡を用いた食道切除術[7]などの鏡視下手術，ここ数年間に著しく治療成績が向上した化学放射線療法（chemoradiotherapy：CRT）[8]は，とくに壁深達度 m_3, sm_1 症例に対する EMR 後の補助療法あるいは EMR に代わる治療法として検討され始めており，内視鏡治療は単に「いわゆる完全一括切除」のみを唯一の目標としていたのでは危うい位置にある（表1）。

　一方では，高齢化社会の到来を迎え，根治を必ずしも目的としない治療法に対する要望も増えている。癌性狭窄に対するレーザー内視鏡治療[9]やステント挿入法[10]，術後吻合部狭窄に対する食道拡張術[11]，栄養療法としての経皮内視鏡的胃瘻造設術[12]，反回神経麻痺に対する経内視鏡的声帯内コラーゲン注入[13]など，多種の治療法に際して内視鏡が用いられ，今後も内視鏡を必要とする多種多様な手技の開発と普及が予想される（表2）。

表1　食道癌の治療法（I）

1．内視鏡治療
　内視鏡切除法：EMR など
　内視鏡非切除法（組織破壊法）：PDT など
2．外科切除手術
　鏡視下手術
　非開胸食道抜去術
　開胸・開腹食道切除術
3．薬物治療
　癌化学療法
　分子標的治療
　癌ワクチン療法
4．放射線治療
5．化学放射線治療（CRT）
6．温熱療法
7．遺伝子治療
8．その他

表2　食道癌の治療法（II）

1．狭窄に対する治療
　1）癌性狭窄に対して
　　外科切除手術
　　内視鏡非切除法：レーザー内視鏡など
　　ステント挿入法
　2）術後吻合部狭窄に対して
　　食道拡張術
2．出血に対する治療
　外科切除手術
　内視鏡非切除法
　内視鏡的止血術
　輸血
3．栄養療法
　IVH
　胃瘻造設術：PEG
4．反回神経麻痺に対する治療
5．その他

2．内視鏡治療と病理の接点

　食道癌の内視鏡治療は，1）内視鏡切除法，2）内視鏡非切除法（組織破壊法），3）その他，に分類できる（表3）。

表3 食道癌の内視鏡治療
1．内視鏡切除法
　1）局注を予め行う方法
　　内視鏡的粘膜切除術（EMR）
　2）局注を行わない方法
　　ポリペクトミー法
2．内視鏡非切除法（組織破壊法）
　レーザー内視鏡治療
　　Nd-YAG レーザー法
　　Photodynamic therapy；PDT
　アルゴンプラズマ凝固法（APC）
　高周波，ヒートプローブ，マイクロ波など
　温熱療法
　薬剤局注法
3．その他
　1）狭窄に対する治療
　　癌性狭窄に対して：ステント挿入法など
　　術後吻合部狭窄に対して：ブジー法，バルーン
　　　拡張法，ステント挿入法，高周波電流・APC
　　　を用いた切開・焼灼術
　2）反回神経麻痺に対する治療
　　内視鏡的声帯内コラーゲン注入など
　3）栄養療法
　　PEG

表4 主なEMRの方法
1．2チャンネルスコープ法
　strip biopsy法（多田）
　大型把持鉗子法（門馬）
2．吸引法
　EEMRチューブ法（幕内）
　EMRC法（井上）
　斜形透明フード法（片山）
　EAM法（鳥居）
　EMR-L法（増田）
3．切開・剥離法
　ITナイフ法（小野）
　ヒアルロン酸ナトリウム局注法（山本）
　細径スネア（フレックスナイフ）法（矢作）
　フックナイフ法（小山）

1）内視鏡切除法

有茎性のO-Ip型のようなまれな病変を除いて，局注を行わないポリペクトミー法が，壁の薄い食道で行われることはなく，食道癌に対する内視鏡切除法といえばEMRと考えてよい．主なEMRの方法を表4に示す．

(1) 水平断端

多田ら[14]に始まるstrip biopsy法とこれに大型把持鉗子[15]を加えることにより，より確実な切除を目指す2チャンネルスコープ法，幕内ら[16]のEEMRチューブ法に始まる吸引法は，いずれもスネア絞扼による切除を主としているため，スネアの開大時径により適応病変の広さに制限が生じる．当然，分割切除，追加切除，追加の焼灼術などが行われることも多く，病理側から「水平断端の評価が困難である」と"批判"されてきた．その結果，フックナイフ法[17]に代表される切開・剥離法による一括切除，適応拡大したより広い病変に対する切除が注目を集めている．しかし，切開・剥離法による食道穿孔や重篤な縦隔炎などの発生が水面下では伝えられており，手技に長時間を要すること，反対に，穿孔や出血を恐れずに強行すれば時間は短縮できるが，合併症のリスクが高まること，要する処置具の価格もEMRの診療報酬点数と比べると割に合わない[18]ことなどの問題がある．さらに，多くの施設では実際には様々な理由で切開・剥離法でも一括切除できなかった症例も少なくなく，たとえ広い病変を一括切除できたとしても，病理診断の隙間をくぐるように，周囲に基底層型の癌が遺残したり，脈管侵襲が存在すると，後にその部位から明らかなヨード不染帯を示す癌が発現してくる[19]．

食道表在癌の場合，わざわざ危険を冒して，時間，費用をかけて切開・剥離法を行うより，吸引法や2チャンネル法で十分で，遺残・再発が判明した時点で再EMRなどを行うという考え方[20]を支持したい．そして，小病変や微小病変（図1a）に対しては，斜形透明フード法[21]で十分な切除が，切開・剥離法とは比較にならない程，迅速，安全，低費用で行うことができる（図1b, c, d）．

(2) 垂直断端（壁深達度）

EMR標本で病理診断上問題になるのはm_3，sm_1の判定であろう．とくにm_3と判定された場合，最近は化学放射線療法などを追加する試みもあるが，外科切除手術となれば患者の負担，予想される危険は一挙に大きくなる．図2aは長径4mmのO-IIc型表在癌で，EMRの結果m_3と判定された（図2b）が，本人の希望もあり経過観察した病変である．46カ月間，局所再発・転移ともに認めないが，現在同様に経過観

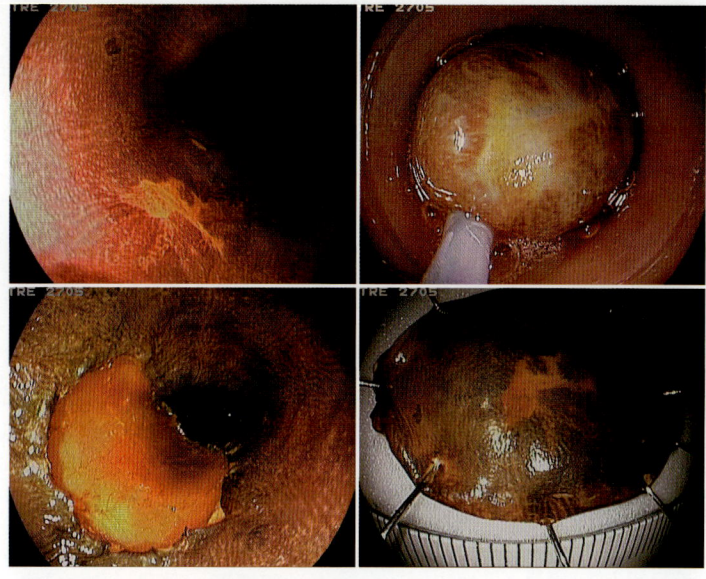

図1
a. 長径6mmのO-IIb型表在癌
b. 斜形透明フード法により粘膜を吸引
c. EMR後の切除創
d. 切除標本（ep，水平断端癌陰性）

察されている症例は増え続けているので，将来は病理診断を含めた何らかの見直しが必要となろう。

また，前述したように2チャンネルスコープ法や吸引法によりEMRを行った場合，切除標本の垂直断端は比較的均一であるが，切開・剥離法の場合，剥離に伴う熱変性を強く受けていたり，時間をかけて丁寧に固有筋層直前で剥離できた場合を除いて，sm層を十分に切除できないことが多く，病理診断上問題となっている。さらに，適応外の広い病変（5cm以上）をEMRした場合，通常の2mm間隔で作成した標本では，深部浸潤，脈管侵襲などが見落される危険性が高くなる。

(3) 微小転移（micrometastasis）

従来の染色法を用いた病理学的検索でリンパ節転移がないと判定された症例でも，cytokeratin抗体を主とする上皮細胞由来の表面マーカーを免疫組織染色することで，リンパ節に微小転移が高い頻度で確認された[22]。仮に微小転移が臨床的な転移として成立するということになれば，EMRの適応を見直す必要もある。免

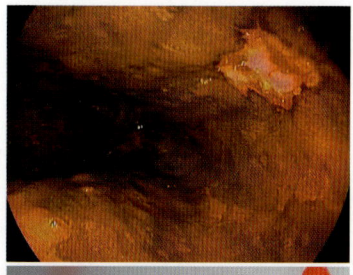
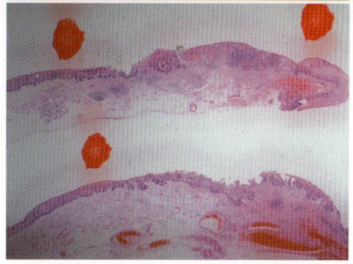

図2
a. 長径4mmのO-IIc型表在癌
b. 切除標本（m_3，水平断端癌陰性）

疫組織染色法の他に，リンパ節よりDNAやRNAを抽出して，癌特異マーカーや上皮特異的マーカーのDNA変異やmRNAを検出する遺伝子診断もある[23]。いずれにしても，微小転移

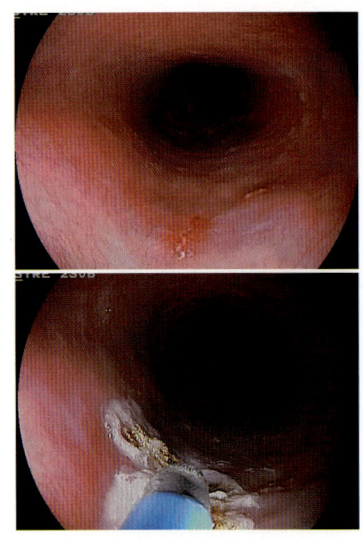

図3
a．EMR 後の微小遺残
b．APC による焼灼術

の存在が臨床的な転移として成立するのか否かについては，現在その生物学的特性などが議論中で，現時点での EMR の適応を変更するには至っていない．今後の病理学に期待したい．

２）内視鏡非切除法（組織破壊法）

高齢化社会の到来，心肺などに合併症をもつ症例の増加，医療事故に対する社会の厳しい目などを背景に，EMR に代って，photodynamic therapy；PDT[24]などのレーザー内視鏡治療，アルゴンプラズマ凝固法（argon plasma coagulation；APC）による焼灼術（図 3a, b）などの内視鏡非切除法（組織破壊法）が選択される機会が増えつつある．この場合，EMR と比べて病理との接点は少なくなるが，それでも術前および術後の生検標本，とくに後者の病理診断の意味は大きい．生検部位や鉗子の向き，大きさ，開く角度などの採取方法に大きく左右されるが，より小さな標本による，EMR 標本と同等の正確な良悪性の判別，組織型を主とする病理診断が求められる．

3．病理診断に期待するもの

内視鏡下に鉗子で採取した材料と EMR 標本の 2 種が内視鏡治療と病理の接点のほとんどを占めるので，まずこれらの病理標本が適切に作成されることを期待する．

１）良悪性の判別・異形成（dysplasia）

わが国では毎日のようにおびただしい数の内視鏡生検が行われ，病理診断されているため，消化管病理，食道病理に必ずしも精通していない病理医の場合，欧米とは一味異なった意味で，癌とくに上皮内癌が異形成（dysplasia）[25]とされることが少なくない．このような場合，ヨード染色をある程度の頻度で行う内視鏡医であれば，いたずらに生検を繰り返すことなく，他に信頼できる病理医をもつべきである．ただし，癌と異形成，腫瘍性と非腫瘍性の限りない境界にある病変は必ず存在するので，その際は生検を含めた十分な経過観察とし，時空の流れを利用することになる．

２）組織型，浸潤・増殖様式，壁深達度，上皮内伸展および脈管侵襲

通常の扁平上皮癌と異なり，腺癌，腺扁平上皮癌，癌肉腫，腺様嚢胞癌，類基底細胞癌，未分化癌などの特殊な組織型は一般に sm 癌であることが多い[26]ので，これら組織型の鑑別診断が正確にされることを期待する．

なお，病理医の中には，内視鏡医をして危険な！切開・剥離法へと駆り立てる程，水平断端の判定に厳格であるにもかかわらず，壁深達度，脈管侵襲，浸潤・増殖様式の判定を省く者が少なからずいる．とくに表在癌の深達度亜分類[27]は，食道癌取扱い規約第 9 版（1999 年）[28]にも採りあげられていないが，EMR 後の追加治療，経過観察を決める際に最も重視されている．少なくとも m_1 か，m_2, m_3, sm_1, sm_2 以深かの判定は記載すべきである．将来は，外科手術を含めた追加治療が必要か否か，どこに転移しやすく，どこを照射すればよいか，どの治療（薬剤）が効くかの予想が可能になることを期待したい．

4．病理医に期待するもの

最近の病理学は"遺伝子学"の手法も取入れ，従来のほとんど HE 染色だけに頼っていた頃と違い，大きく飛躍しつつあり，より高度な専門領域となってきている．しかし，われわれ臨床医も同様であるが，「より専門化・特化（specialized) すればする程，病変は詳しく視えるようになるが，周囲・全体が視えなくなる」ことがないよう，医学などの自然科学だけでなく，哲学・宗教・芸術などの人文科学，法学・政治学・経済学などの社会科学にも目を向け[29]，己の"人間学"に磨きをかけ，"こころ"が感じられる病理報告が書ける病理医として，内視鏡医からも社会からもより高い評価が得られつづけることを期待する．病理医がEMRなどの治療の合格，不合格を決めているのではなく，主治医，依頼医，紹介医，内視鏡スタッフ，病院スタッフ，最終的には患者や家族，さらには社会が決めていることを忘れるべきではない．

文 献

1) 掛川暉夫：食道癌手術の変遷・歴史．日外会誌 101：847-854，2000
2) Voegeli R：Die Schillersche Jodprobe im Rahmender Ösophagusdiagnostik (Vorlaufige Mitteilung). Pract Otorhino-laryng 28：230-239, 1966
3) 幕内博康：食道のヨード不染帯．胃と腸 29：871-873，1994
4) 多賀須幸男，北村明：Panendoscopyの方法論．胃と腸 19：49-54，1984
5) 片山修，荒牧元，宮野良隆：食道疾患の内視鏡診断におけるディジタル画像処理（EIP-70A）の使用経験．日気食会報 42：517-519，1991
6) 片山修，市岡四象，本田宏：当院ドックで発見した表在型食道癌の検討．日本人間ドック学会誌 7：102-105，1992
7) Luketich JD, Schauer PR, Christie NA, et al：Minimally invasive esophagectomy. Ann Thorac Surg 70：906-912, 2000
8) 室圭，新井達広，宇良敬ほか：食道癌に対する根治的な放射線化学療法．臨牀消化器内科 18：1507-1514，2003
9) 神津照雄，小野田昌一，今野秀次，他：食道癌のNd-YAGレーザー治療．日気食会報 40：113-117，1989
10) 片山修，福屋裕嗣，成冨琢磨：食道癌，狭窄解除，癌性狭窄．消化器内視鏡 14：1270-1271，2002
11) 片山修，並木薫，廣多康光，他：術後吻合部狭窄の内視鏡治療：漏斗形透明キャップ法による食道拡張術．消化器の臨床 5：207-210，2002
12) 上野文昭，嶋尾仁：経皮内視鏡的胃瘻造設術（PEG）ガイドライン（案）．Gastroenterol Endosc 38：504-508, 1996
13) 日月裕司：食道癌術後の片側反回神経麻痺の対策 経内視鏡的声帯内コラーゲン注入療法．日気食会報 53：102-106，2002
14) 多田正弘，村田誠，村上不二夫，他：Strip-off biopsyの開発．Gastroenterol Endosc 26：833-839, 1984
15) 門馬久美子，榊信廣，加藤久人，他：食道粘膜切除における改良型把持鉗子の有用性．Prog Dig Endosc 39：120-123，436，1991
16) 幕内博康，町村貢郎，宋吉男，他：食道粘膜癌に対する内視鏡的粘膜切除術の適応と限界．日消外会誌 24：2599-2603，1991
17) 小山恒男，菊池勇一，富田佳典，他：食道癌に対するEMRの選択方法：新しいEMR手技―Hooking EMR methodの有用性．臨牀消化器内科 16：1609-1615，2001
18) 片山修，並木薫，廣多康光，他：消化器内視鏡診療報酬評価の問題点―埼玉県民間病院勤務医の立場から―．消化器内視鏡 16：112-116，2004
19) 神津照雄：内視鏡的食道粘膜切除後の経過．胃と腸 31：1187-1188，1996
20) 幕内博康，島田英雄，水谷郷一，他：内視鏡的食道粘膜切除術後長期経過例の検討，異時性多発癌を中心に．胃と腸 31：1223-1233，1996
21) 片山修，荒牧元，山田秀一：内視鏡装着器具「フード」と「キャップ」を用いた食道疾患の治療．日気食会報 50：333-334，1999
22) 日月裕司：食道癌の進行度診断と治療選択．木村健，藤盛孝博，加藤洋（編）：消化管癌のサーベイランス．p48-59，新興医学出版社，東京，2003
23) 奥山隆，川又均，山口真彦，他：Micrometastasisの臨床的意義はなにか？．Modern Physician 24：64-68，2004
24) 奥島憲彦，井手博子，鈴木茂，他：食道癌のPhotodynamic therapy．日気食会報 40：118-121，1989
25) 石黒信吾，春日井務，星田義彦，他：追跡例からみた食道異形成（dysplasia）第33回食道色素研究会「食道 dysplasia（異形成）を考える」のまとめを中心に．胃と腸 31：695-704，1996
26) 板橋正幸：組織型と増殖・進展様式．胃と腸 30：417-430，1995

27) 中川悟, 渡辺英伸：食道粘膜癌の肉眼型分類, 深達度亜分類とその相関－病理の立場から. 胃と腸 29：273-288, 1994
28) 日本食道疾患研究会（編）：臨床・病理食道癌取扱い規約, 第9版. 金原出版, 東京, 1999
29) 片山修, 吉田行雄：治療内視鏡の習熟法. 山中桓夫, 片山修（編）：食道・胃の治療内視鏡. p6-7, メジカルビュー社, 東京, 2002

〔片山修, 並木薫, 本田宏〕

食道疾患

3 微小転移の病理学的評価と臨床的意義

はじめに

近年の分子生物学的手法の発達により，多種類の細胞集団の中から，ある特定の特徴を持った細胞を1個〜数個レベルで検出することが可能となってきた。このような手法で，従来の病理組織学的な検査では，人の目で見つけることができなかった腫瘍細胞を検出することが可能となった。しかも，それまで数時間あるいは数日間かかっていた検査時間を，1〜2時間までに短縮した。さらに，検出分子を複数にすることと，検出感度を調節することにより，偽陰性，偽陽性ともに減じることが可能となってきた。現在，これらの技術を用い，腫瘍の切除断端，あるいは摘出したリンパ節に腫瘍細胞が存在するか否か（リンパ節微小転移）の検索がなされるようになった。

癌細胞が原発巣から離れて，リンパ管や血管を通して，リンパ節，遠隔臓器へ到達し，そこに存在しているということは，転移形成の1つのステップをクリアーしており，まちがいなく転移形成の必要条件となろう。しかしながら，最近の臨床研究，基礎研究で，それが必ずしも転移形成の十分条件にはならないというデータも見られる。リンパ節微小転移を精度よく定量的に検出でき，その後に起こる明白な（overt）リンパ節転移，遠隔転移，さらには生命予後との関係がわかれば，リンパ節微小転移の臨床的意義が明らかになる。

1．微小転移の定義

微小転移の定義について，当初は hematoxylin-eosin（HE）染色で認識される2mm以下の癌転移病巣とされていた[1]。その後，免疫組織染色 immunohistochemistry（IHC）により1個あるいは数個レベルでの癌細胞の検出が可能となり，さらに最近では遺伝子診断により同様の検索が可能となった。そこで，Pelkeyらは微小転移を通常の臨床病理学的方法では検出されない悪性腫瘍からの転移と定義し，現在では一般的にこの定義が用いられている[2]。しかしながら，当初のHE染色標本により診断された"微小転移"と，免疫組織学的あるいは分子生物学的手法により診断された"微小転移"の区別が曖昧なまま議論がなされており，混乱が生じている。また，後述する微小転移の検出の手技も研究室により異なっており，この2点（定義と検出方法）を共通にして，議論しないかぎり微小転移の臨床的意義は明らかにできなのではないだろうか。

2．微小転移の検出方法（図1）
1）免疫組織染色法（IHC）

癌細胞に高頻度に認められる遺伝子変異（$p53$, K-ras）に基づいた異常発現分子，あるいは上皮特異的マーカー（上皮性サイトケラチンやCEA）を用いて抗原抗体反応により検出する方法である。IHCは後述のPCR法に比べ，安価で手技的にも簡便であり，癌細胞であるかどうかを形態的に判定できる利点がある。しかしながら，検索するリンパ節の切片レベルにより結果が一定でないことがある。IHCにて微小リンパ節転移を正確に判定するには多数の連続切片を作成・検索しなければならない。正確な診断のための必要検索枚数に関しては，5枚とするものや9〜10枚検索することで検出率が平衡に達するとの報告がある[3]。手術により摘出された全てのリンパ節に対して，これらを行うことは実際には費用・労力両面から考えて非現実的である。また上皮特異的マーカーを用いたIHCでは癌細胞のみではなく，非上皮性細胞である細網細胞や形質細胞，組織球などが染色されるため癌細胞とこれらの細胞との鑑別に

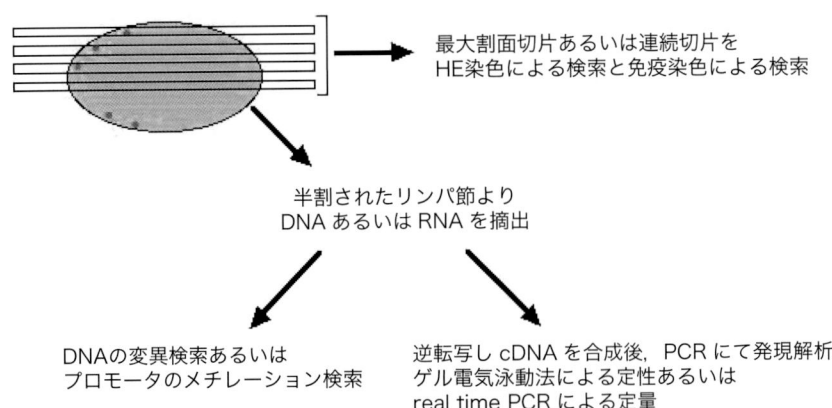

図1 リンパ節微小転移診断

は，染色態度や細胞形態などから鑑別しなければならず，検者にはある程度の経験が要求される。

2）遺伝子異常の検出

p53 や K-*ras* などの変異の有無を，PCR 法などを用いて検出する方法である。主なものに，変異部位に特異なプライマーを設定しその変異を検出する MASA（mutant allele specific amplification）法や増幅された DNA の異常を構造的な違いを利用して多型として検出する PCR-RFLP（restriction fragment length polymorphism）法および PCR-SSCP（single strand conformational polymorphism）法がある。最近では，遺伝子プロモーターのメチレーションの異常を指標に検索する方法も開発されている。このうち MASA 法は約 20 塩基からなる変異 DNA 特異的合成オリゴヌクレオチドプライマーを作製し，PCR を行うことで変異アレルを特異的に増幅して検出する方法である。基本的に原発巣での遺伝子異常を明らかにしていることが前提であり，K-*ras* 遺伝子のように点突然変異の存在部位が限られている場合に有効である。しかしながら，*p53* 遺伝子のように遺伝子変異の部位が遺伝子の全領域に及んでいる場合は，それぞれの症例ごとにプライマーを設定することが必要である。また，これらの DNA による診断では，癌細胞が変性後に組織球に貪食された遺伝子を検出している可能性もある。すなわち，すでに生きている癌細胞はそこに存在しない場合もあり，その点も問題にされている。

3）RT-PCR 法

癌特異マーカーやリンパ節には存在しないと考えられる上皮系細胞のマーカーの mRNA を検出する方法である。リンパ節組織から，RNA を抽出し逆転写反応させ cDNA を作成する。それを PCR 法で増幅させ，PCR 産物をゲル電気泳動し目的とするバンド発現の有無により判定する。最近，リアルタイム PCR 法（TaqMan PCR 等）が開発され，PCR 産物の定量化が可能となり，評価がより客観的なものとなった。RT-PCR 法は極めて微量の mRNA でも数百万倍に増幅するため非常に感度が高いが，検体への僅かな上皮組織の混入をも検出してしまうため，疑陽性の存在を常に念頭におかねばならない。この問題に対しては，感度を上げすぎないことが肝要であるが，逆に感度を下げすぎると偽陰性を生じる。そのため単独の遺伝子マーカーに頼らず，複数個の遺伝子マーカーを組み合わせて，それぞれにカットオフ値を設定し，それぞれのマーカーの結果を組み合わせ相互的に評価する Multiple-maker RT-PCR 法を提唱されている。

3．癌細胞が存在すれば癌が形成されるか？

微小転移の臨床的な意義について述べる前に，癌の形成と癌転移の形成について，我々の

研究結果を示しながら考察する。癌がどのようにして転移病巣を形成するのかは長年ブラックボックスであったが，1970年代にLiotta, Folkman, Fidlerら米国の研究者らが提唱した仮説を基に，癌転移過程の各ステップを分けて考えることにより，そのブラックボックスが少しずつ分子レベルで開け始められた[4]。それ以来，癌転移は，癌細胞だけの挙動ではなく，癌細胞と正常細胞・組織との相互作用が各ステップで，分子レベル，細胞レベル，個体レベルで議論されるようになってきた。このような研究の流れの中で，我々の研究グループは，培養癌細胞とヌードマウス同所性移植あるいは異所性移植モデル，時に臨床検体を用いて癌転移の研究を進めてきた[5)～10)]。その過程で，消化器癌の微小リンパ節転移を考えるうえでも重要であると思われる知見を得た。

これまでに，世界中の研究室で，多くの悪性腫瘍細胞株が樹立されている。ここでは上皮系の悪性腫瘍（癌）についての話に限定するが，癌細胞株はいうまでもなく癌組織由来で，研究室で培養すると半永久的に増殖することを指標に分離された細胞である。多くの場合，その半永久分裂細胞をクローン化（1個の細胞由来の細胞群を得る）し，染色体構造に異常があり，癌遺伝子，癌抑制遺伝子と呼ばれる遺伝子群に異常が見られることが確認されている。樹立されている癌細胞株は実験動物の腫瘍由来のものもあるし，ヒトの腫瘍由来のものもある。そのような癌細胞株が実際に腫瘍を形成するか否かは，マウスあるいはラットに移植することにより検索される。実験動物由来の癌細胞株であれば，同種同系の動物に移植すれば腫瘍を形成することもあるが，ヒト腫瘍由来の細胞は，免疫系に異常がある動物（ヌードマウス，ヌードラット，SCIDマウスなど）で腫瘍を形成するか否かが検索される。

しかしながら，この"癌細胞"を免疫機構がほとんど働いていないヌードマウスの背部皮下に移植しても腫瘍を形成しないことがある[8)9)]。扁平上皮癌を移植すると，終末分化が誘導され角化物の塊が，リンパ球に取り囲まれている像が観察される（図2）[8)]。あるいは同所性（その

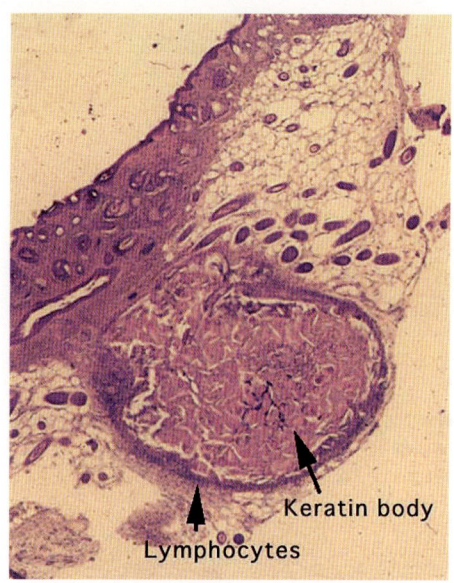

図2　扁平上皮癌をヌードマウス背部皮下に移植し形成された腫瘤
角化物（Keratin body）をリンパ球（Lymphocytes）が取り囲んでいる。

腫瘍がヒトで発生した場所への移植，例えば食道癌細胞株を動物の食道へ移植すること）に移植しても腫瘍が形成されないことがある[9)]。この場合も，組織像として，移植部位の線維化と炎症性細胞浸潤が見られた。さらに，相当数（10^5個以上）の"癌細胞"をヌードマウスの静脈内に注入して，血流に乗せて肺に到達させた場合でも肺に腫瘍が形成されない場合がある[7)～9)]。ある人に発生した癌細胞はその人の免疫監視機構からすでに完全に逃れているという論理もあるが，癌の組織像を観察すると，宿主がよほどひどい免疫抑制状態でないかぎり，癌細胞の周囲では免疫反応（リンパ球の集簇など）が起こっている。これらの所見は，そこに少数の癌細胞が存在しても，それが必ずしも腫瘍の形成にはつながらないことを示している。このような観察が，培養細胞と実験動物を使った人工的な系でのみ起こりうることなのか，ヒトでもやはり起こっていることなのかを考えながら，リンパ節微小転移を評価していかなければいけないのかも知れない。

表1 食道癌微小転移と予後との関連

著者	組織	方法	標的分子	発表雑誌	予後との関連
Pellise M	リンパ節	MS-PCR*	MGMT, p16, p14	Clin Cancer Res. 10：4444-4449, 2004	記載なし
Laso CA	リンパ節	IHC	Cytokeratin	Hepatogastroenterology. 51：964-967, 2004	有意差ないが傾向あり
Matsuda J	リンパ節	IHC, RT-PCR	Cytokeratin, CK19	Ann Surg Oncol. 11(Suppl)：250S-254S, 2004	1例のみ再発した
Ryan P	骨髄	IHC, 培養	CK18	J Surg Res. 117：121-126, 2004	記載なし
Natsugoe S	骨髄	RT-PCR	CEA	Oncol Rep.10：1879-1883, 2003	有意差ないが傾向あり
Jiao X	リンパ節	IHC	Cytokeratin, p53	Ann Thorac Surg. 76：996-1000, 2003	記載なし
Matsumoto M	リンパ節	IHC	Cytokeratin	Br J Surg. 90：563-566, 2003	記載なし
Shimada Y	リンパ節	IHC, RT-PCR	Cytokeratin, SCC	Surgery. 132：93-99, 2002	記載なし
Yoshioka S	リンパ節	QRT-PCR	CEA, SCC, MA-3	Surgery. 132：34-40, 2002	記載なし
Nakamura T	リンパ節	IHC	Cytokeratin	J Surg Oncol. 79：224-229, 2002	関連なし
Komukai S	リンパ節	IHC	Cytokeratin	Br J Surg. 89：213-219, 2002	有意な関連有り
Godfrey TE	リンパ節	IHC, QRT-PCR	CEA	Clin Cancer Res. 7：4041-4048, 2001	有意な関連有り
Qubain SW	リンパ節	IHC	Cytokeratin	Dis Esophagus. 14：143-148, 2001	記載なし
Hosch SB	リンパ節	IHC	Ber-EP4	J Clin Oncol. 19：1970-1975, 2001	有意な関連有り
Sato F	リンパ節	IHC	Cytokeratin	Br J Surg. Mar；88（3）：426-432, 2001	関連なし
Matsumoto M	リンパ節	IHC	Cytokeratin	Cancer Lett. 153：189-197, 2000	有意な関連有り
Aihara T	リンパ節	RT-PCR	Mammaglobin B	Cancer Lett. 150：79-84, 2000	記載なし
Hosch SB	リンパ節	IHC, 培養	Ber-EP4	Cancer Res. 60：6836-6840, 2000	有意な関連有り
Bonavina L	骨髄	IHC, RT-PCR	Cytokeratin	Surgery. 129：15-22, 2001	記載なし
Mueller JD	リンパ節	IHC	Cytokeratin	Cancer. 89：1874-1882, 2000	一部有意な関連有り
Komukai S	リンパ節	IHC	Cytokeratin	Surgery. 127：40-46, 2000	有意な関連有り
Bonavina L	リンパ節	IHC	Cytokeratin	J Gastrointest Surg. 3：468-476, 1999	記載なし
Izbicki JR	リンパ節	IHC	Ber-EP4	N Engl J Med. 337：1188-1194, 1997	有意な関連有り
Natsugoe S	リンパ節	IHC	Cytokeratin	Cancer. 83：858-866, 1998	有意な関連有り

*MS-PCR：Methylation specific polymerase chain reaction, IHC：Immunohistochemistry, RT-PCR：Reverse transcriptase polymerase chain reaction, QRT-PCR：Quantitative reverse transcriptase polymerase chain reaction.

4．食道癌におけるリンパ節微小転移の臨床的意義

上述のごとく"微小転移"の定義が同一でないこと，また，その検出手技が同一でなく，検出感度，検出精度が一定でないことを認識したうえで，過去の食道癌微小転移（リンパ節，骨髄）を検出した論文を表1にまとめた[11]〜[34]。データーベースを検索した結果であり，発表された全ての論文を網羅しているわけではないが，多くの研究者が食道癌微小転移についての検索を行っているのがわかる。大部分が免疫組織染色による検索であり，標的分子としてはほとんどがCytokeratinを用いている。また，多くの論文で共通していることは，従来の病理組織学的な検索では検出し得ないリンパ節転移を免疫組織染色あるいは分子生物学的な手法で検出が可能であるという点である。その中でいくつかの論文は，リンパ節微小転移と予後に有意な関係が認められるという結果を出している。しかしながら，半分以上の論文はその記載が見られず，用いた手法が微小転移の検出に有用であるという考察をしているのみか，有意差検定は行っていないが，微小転移検出例は予後が不良であったという記載が多かった。おそらくこれらの論文では症例数が少なく，統計学的な検定をしても有意差を得られなかったものと推察できる。前述のごとく，リンパ節微小転移の臨床的意義を明らかにするためには，施設を越えて，

多くの症例を，同じプロトコールで検索することが必要であろう．

5．センチネルリンパ節の同定

リンパ節郭清に対しては低侵襲手術（minimally invasive surgery）の考え方からセンチネルリンパ節（最初に転移が形成される見張役リンパ節）を同定して，そのリンパ節での転移の有無により手式を決定する sentinel node navigation surgery（SNNS）が注目されている．現在，センチネルリンパ節の検出は，原発巣の癌細胞がリンパ流に入ったとき，解剖学的に最初に到達するリンパ節を探すという手法（色素法，アイソトープ法）で行われている．しかしながら，転移形成には癌細胞側の要因だけでなく，周囲微小環境（micro-environment）が重要である．癌細胞の特性と，たどり着いた環境の条件が合って初めて明白な転移が成立するということを考えると，極く微小量の癌細胞が存在することだけを指標に，癌転移であると診断して治療方針を決定することには危険が伴う．現時点では，疑わしきは罰するという理論から，明白な転移に移行するか否かはわからないが，少なくとも癌細胞が存在するのであるから，郭清すべきであるという立場がほとんどであろう．

微小環境と転移の成立に関して，種々の報告がなされている．Muller らは，乳癌細胞においてケモカインレセプターの発現を解析し，なかでも CXCR4，CCR7 が高発現していることをつきとめた[35]．CXCR4 のリガンドである CXCL12/SDF-1α は，臨床的に転移しやすい臓器として知られているリンパ節・肺・肝・骨などの臓器に強く発現していることが判明した．我々は転移能を有しないヒト食道癌 T. Tn 細胞より高転移能を示す T. Tn-AT1 細胞を分離し，両細胞の遺伝子発現の差を cDNA マイクロアレイを用いて行った．両細胞間で3倍以上発現の差がみられた遺伝子が34個同定され，癌細胞の転移能に関係すると考えられた[36]．発現が異なる遺伝子のうち機能がわかっているものの多くは，炎症細胞や癌細胞の接着，遊走，増殖，分化などに関与するものであった．この中には前述の CXCR4 も含まれていた．総じて考えると，Matrix への接着能が高く，異所環境で低酸素，低栄養の条件でもアポトーシス誘導から耐え，炎症細胞からの攻撃にも耐えるための要因が備わっている癌細胞が転移能を持っているようである．Matrix の破壊能や，脈管への侵入能は癌と診断された細胞はほとんどがすでに獲得しており，転移形成の十分条件ではなく必要条件の一つであると考えられる[6]~[9]．

今後は癌細胞の特性と，微小環境の関係を分子生物学的，かつ客観的に診断できるようなセンチネルリンパ節同定方法ができれば，現在行われている解剖学的なセンチネルリンパ節の同定法と合わせてより正確に，リンパ節微小転移の有無を治療方針決定に還元できると考えている．

おわりに

微小転移の評価方法に関しては，現在，成熟期にさしかかっていると考えられる．すなわち，従来の病理組織学的な検索に加え，ケラチンを標的にした数切片での免疫組織染色による検索を行う．さらに，遺伝子変異，あるいはリンパ節内において癌細胞特異的に発現している遺伝子の発現を分子生物学的に検出する．発現検索に際しては，複数の分子を標的として用い，定量的（あるいは半定量的）な検索方法で，適切なカットオフ値を設定することにより，偽陽性，偽陰性の出現頻度を低くすることができる．微小転移の臨床的意義を明らかにするためには，上記の検索方法，評価方法を標準化し，多くの施設で，多数の症例に関して検索を行い，出てきた結果を客観的に評価しあえるシステムが必要であろう．そうすることにより，リンパ節微小転移の有無の検索は，食道癌を含む消化器癌の治療選択において，大きな道標になりえると考えられる．

文　献

1) Attiyeh FF, Jensen M, Huvos AG, et al：Axillary micrometastasis and macrometastasis in carcinoma of the breast. Surg Cynecol Obstet 144：839-842, 1977
2) Pelkey TJ, Frierson HD, Bruns DE：Molecular

and immunological detection of circulating tumor cells and micrometastases from solid tumors. Clin Chem 42：1369-1381, 1996
3) Noura S, Yamamoto H, Miyake Y, et al：Immunohistochemical assessment of localization and frequency of micrometases in lymph nodes of colorectal cancer. Clin Cancer Res 8：759-767, 2002
4) Fidler IJ：Critical factors in the biology of human cancer metastasis：twenty-eighth G. H. A. Clowes memorial award lecture. Cancer Res 50：6130-6138, 1990
5) Kameyama S, Kawamata H, Kawai K, Oyasu R：A new in vivo model for studying invasion and metastasis of rat and human bladder carcinomas. Carcinogenesis 14：1531-1535, 1993
6) Kawamata H, Kawai K, Kameyama S, Johnson MD, Stetler-Stevenson WG, Oyasu R：Overexpression of tissue inhibitor of matrix metalloproteinases (TIMP1 and TIMP2) suppresses extravasation of pulmonary metastasis of a rat bladder carcinoma. Int J Cancer 63：680-687, 1995
7) Kawamata H, Kameyama S, Kawai K, Tanaka Y, Nan L, Barch DH, Stetler-Stevenson WG, Oyasu R：Marked acceleration of the metastatic phenotype of a rat bladder carcinoma cell line by the expression of human gelatinase A. Int J Cancer 63：568-575, 1995
8) Kawamata H, Nakashiro K, Uchida D, Harada K, Yoshida H, Sato M：Possible contribution of active MMP2 to lymph-node metastasis and secreted cathepsin L to bone invasion of newly established human oral-squamous-cancer cell lines. Int J Cancer 70：120-127, 1997
9) Furihata T, Sakai T, Kawamata H, Omotehara F, Shinagawa Y, Imura J, Ueda Y, Kubota K, Fujimori T：A new in vivo model for studying invasion and metastasis of esophageal squamous cell carcinoma. Int J Oncol 19：903-907, 2001
10) Horiuchi H, Kawamata H, Fujimori T, Kuroda Y：A MEK inhibitor (U0126) prolongs survival in nude mice bearing human gallbladder cancer cells with K-ras mutation：analysis in a novel orthotopic inoculation model. Int J Oncol 23：957-963, 2003
11) Pellise M, Castells A, Gines A, Agrelo R, Sole M, Castellvi-Bel S, Fernandez-Esparrach G, Llach J, Esteller M, Bordas JM, Pique JM：Detection of lymph node micrometastases by gene promoter hypermethylation in samples obtained by endosonography-guided fine-needle aspiration biopsy. Clin Cancer Res 10：4444-4449, 2004
12) Laso CA, Gonzalez JJ, Fresno F, Azcano E, Sanz L, Navarrete F：Prognostic value of micrometastases in esophageal and colorectal carcinoma (a clinical experience). Hepatogastroenterology 51：964-967, 2004
13) Matsuda J, Kitagawa Y, Fujii H, Mukai M, Dan K, Kubota T, Watanabe M, Ozawa S, Otani Y, Hasegawa H, Shimizu Y, Kumai K, Kubo A, Kitajima M：Significance of metastasis detected by molecular techniques in sentinel nodes of patients with gastrointestinal cancer. Ann Surg Oncol 11 (3 Suppl)：250S-254S, 2004
14) Ryan P, McCarthy S, Kelly J, Collins JK, Dunne C, Grogan L, Breathnach O, Shanahan F, Carey PD, Walsh TN, O'Sullivan GC：Prevalence of bone marrow micrometastases in esophogastric cancer patients with and without neoadjuvant chemoradiotherapy. J Surg Res 117：121-126, 2004
15) Natsugoe S, Nakashima S, Nakajo A, Matsumoto M, Okumura H, Tokuda K, Miyazono F, Kijima F, Aridome K, Ishigami S, Takao S, Aikou T：Bone marrow micrometastasis detected by RT-PCR in esophageal squamous cell carcinoma. Oncol Rep 10：1879-1883, 2003
16) Jiao X, Eslami A, Ioffe O, Kwong KF, Henry M, Zeng Q, Refaely Y, Burrows W, Gamliel Z, Krasna MJ：Immunohistochemistry analysis of micrometastasis in pretreatment lymph nodes from patients with esophageal cancer. Ann Thorac Surg 76：996-1000, 2003
17) Matsumoto M, Natsugoe S, Ishigami S, Uenosono Y, Takao S, Aikou T：Rapid immunohistochemical detection of lymph node micrometastasis during operation for upper gastrointestinal carcinoma. Br J Surg 90：563-566, 2003
18) Shimada Y, Imamura M, Sato F, Maeda M, Kaganoi J, Hashimoto Y, Kan T, Nagatani S, Li Z：Indications for abdominal para-aortic lymph

node dissection in patients with esophageal squamous cell carcinoma. Surgery 132：93-99, 2002

19) Yoshioka S, Fujiwara Y, Sugita Y, Okada Y, Yano M, Tamura S, Yasuda T, Takiguchi S, Shiozaki H, Monden M：Real-time rapid reverse transcriptase-polymerase chain reaction for intraoperative diagnosis of lymph node micrometastasis：clinical application for cervical lymph node dissection in esophageal cancers. Surgery 132：34-40, 2002

20) Nakamura T, Ide H, Eguchi R, Hayashi K, Ota M, Takasaki K：Clinical implications of lymph node micrometastasis in patients with histologically node-negative (pN0) esophageal carcinoma. J Surg Oncol 79：224-229, 2002

21) Komukai S, Nishimaki T, Suzuki T, Kanda T, Kuwabara S, Hatakeyama K：Significance of immunohistochemical nodal micrometastasis as a prognostic indicator in potentially curable oesophageal carcinoma. Br J Surg 89：213-219, 2002

22) Godfrey TE, Raja S, Finkelstein SD, Gooding WE, Kelly LA, Luketich JD：Prognostic value of quantitative reverse transcription-polymerase chain reaction in lymph node-negative esophageal cancer patients. Clin Cancer Res 7：4041-4048, 2001

23) Qubain SW, Natsugoe S, Matsumoto M, Nakashima S, Baba M, Takao S, Aikou T：Micrometastases in the cervical lymph nodes in esophageal squamous cell carcinoma. Dis Esophagus 14：143-148, 2001

24) Hosch SB, Stoecklein NH, Pichlmeier U, Rehders A, Scheunemann P, Niendorf A, Knoefel WT, Izbicki JR：Esophageal cancer：the mode of lymphatic tumor cell spread and its prognostic significance. J Clin Oncol 19：1970-1975, 2001

25) Sato F, Shimada Y, Li Z, Watanabe G, Maeda M, Imamura M：Lymph node micrometastasis and prognosis in patients with oesophageal squamous cell carcinoma. Br J Surg 88：426-432, 2001

26) Matsumoto M, Natsugoe S, Nakashima S, Sakamoto F, Okumura H, Sakita H, Baba M, Takao S, Aikou T：Clinical significance of lymph node micrometastasis of pN0 esophageal squamous cell carcinoma. Cancer Lett 153：189-197, 2000

27) Aihara T, Fujiwara Y, Miyake Y, Okami J, Okada Y, Iwao K, Sugita Y, Tomita N, Sakon M, Shiozaki H, Monden M：Mammaglobin B gene as a novel marker for lymph node micrometastasis in patients with abdominal cancers. Cancer Lett 150：79-84, 2000

28) Hosch S, Kraus J, Scheunemann P, Izbicki JR, Schneider C, Schumacher U, Witter K, Speicher MR, Pantel K：Malignant potential and cytogenetic characteristics of occult disseminated tumor cells in esophageal cancer. Cancer Res 60：6836-6840, 2000

29) Bonavina L, Soligo D, Quirici N, Bossolasco P, Cesana B, Lembertenghi Deliliers G, Peracchia A：Bone marrow-disseminated tumor cells in patients with carcinoma of the esophagus or cardia. Surgery 129：15-22, 2001

30) Mueller JD, Stein HJ, Oyang T, Natsugoe S, Feith M, Werner M, Rudiger Siewert J：Frequency and clinical impact of lymph node micrometastasis and tumor cell microinvolvement in patients with adenocarcinoma of the esophagogastric junction. Cancer 89：1874-1882, 2000

31) Komukai S, Nishimaki T, Watanabe H, Ajioka Y, Suzuki T, Hatakeyama K：Significance of immunohistochemically demonstrated micrometastases to lymph nodes in esophageal cancer with histologically negative nodes. Surgery 127：40-46, 2000

32) Bonavina L, Ferrero S, Midolo V, Buffa R, Cesana B, Peracchia A：Lymph node micrometastases in patients with adenocarcinoma of the esophagogastric junction. J Gastrointest Surg 3：468-476, 1999

33) Izbicki JR, Hosch SB, Pichlmeier U, Rehders A, Busch C, Niendorf A, Passlick B, Broelsch CE, Pantel K：Prognostic value of immunohistochemically identifiable tumor cells in lymph nodes of patients with completely resected esophageal cancer. N Engl J Med 337：1188-1194, 1997

34) Natsugoe S, Mueller J, Stein HJ, Feith M, Hofler H, Siewert JR：Micrometastasis and tumor cell microinvolvement of lymph nodes from esophageal squamous cell carcinoma：fre-

quency, associated tumor characteristics, and impact on prognosis. Cancer 83：858-866, 1998
35) Muller A：Involvement of chemokine receptors in breast cancer metastasis. Nature 410：50-56, 2001
36) Kawamata H, Furihata T, Omotehara F, Sakai T, Horiuchi H, Shinagawa Y, Imura J, Ohkura Y, Tachibana M, Kubota K, Terano A, Fujimori T：Identification of genes differentially expressed in a newly isolated human metastasizing esophageal cancer cell line, T. Tn-AT1, by cDNA microarray. Cancer Sci 94：699-706, 2003

〔川又均，今井裕，藤盛孝博〕

胃疾患

1 胃粘膜微細模様の観察と病理

はじめに

　拡大内視鏡が拡大観察のための特殊内視鏡であった時代には，拡大内視鏡観察は通常観察とは別の特殊検査といった趣があった。しかし，現在では通常観察用スコープの一機能としてズーム機能が付加されており，拡大内視鏡観察は決して特殊な検査ではなく，通常観察の延長線上に位置している。通常内視鏡観察所見に拡大内視鏡所見を付け加えることは，診断根拠が一つ増えることに他ならない。そこで，今回，胃粘膜を拡大観察することで認められる様々な拡大内視鏡所見が，特に良悪性診断を確定する上でどのように役立つかを病理との対比で検討する。

A．拡大内視鏡所見

1．胃粘膜微細模様

　胃粘膜微細模様については，これまで榊らによりA〜Dの4つのpatternに分類[1]され広く使われている。特にCならびにD patternの中でそれら模様が不規則な場合，これをirregular C（iC）あるいはirregular D（iD）patternと呼

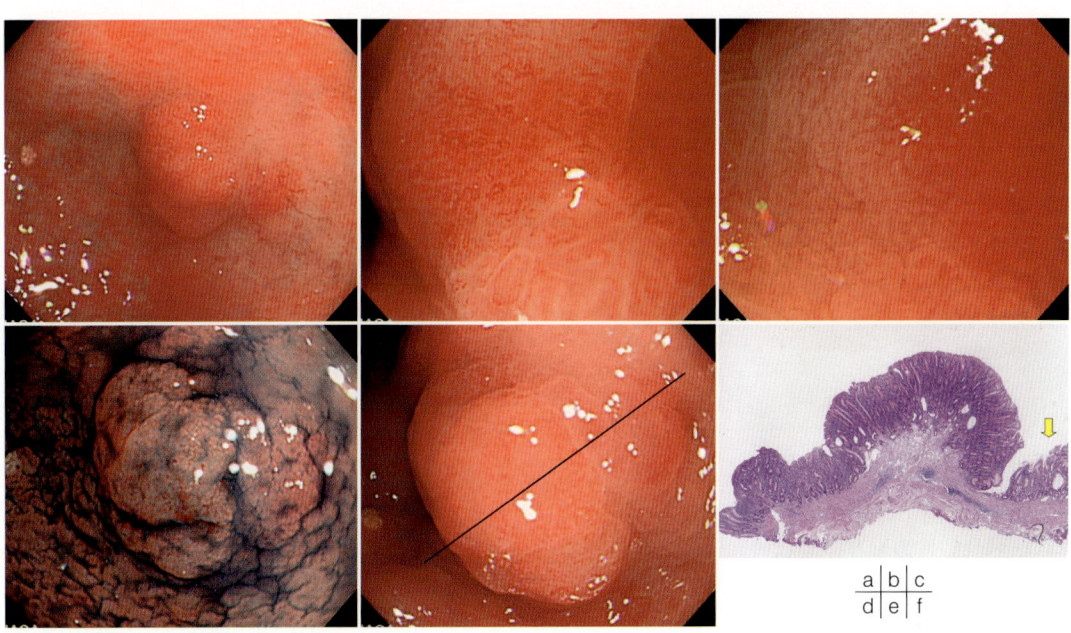

図 1

a．前庭部小彎に隆起性病変を認める。
b．近接拡大観察所見で粘膜表層に微細血管の増生が観察される。
c．隆起の辺縁に微細増生血管を伴わず規則的なC型模様のみからなる箇所が一部観察される。
d．インジゴカルミン散布後に微細増生血管が観察された領域からはoozing様出血を認めたが，図1cの箇所からは出血を認めなかった。
e．Ⅱa病変の一部に腺腫を伴っていると考え，両者が同一面に切り出される方向で割を入れた。
f．矢印に示す箇所では腺管の異型度はやや低い。

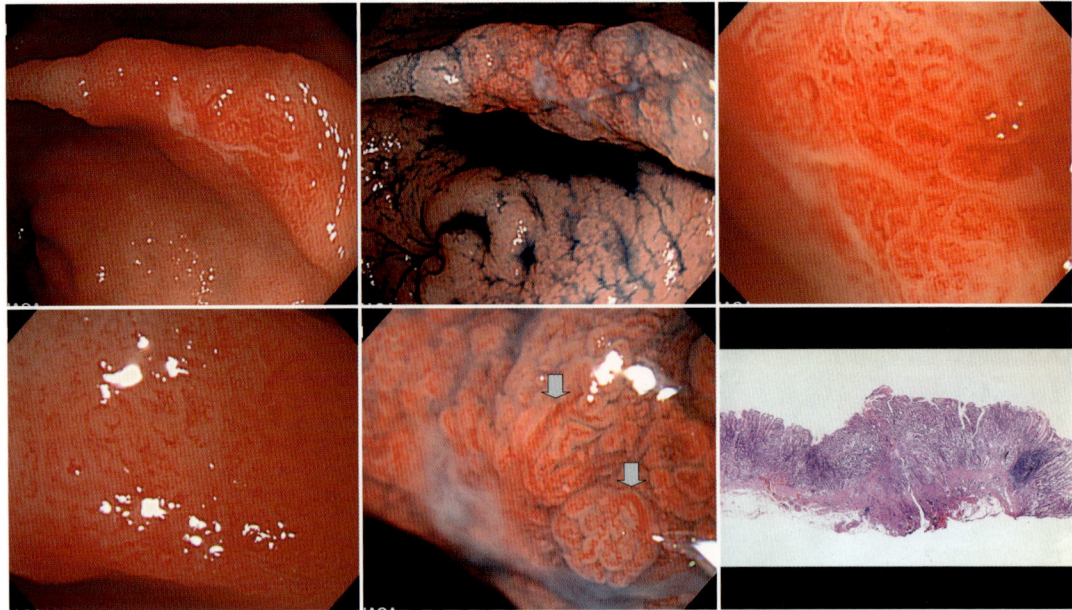

a	b	c
d	e	f

図 2

a, b. 幽門前部小彎後壁寄りに中央に白苔が付着する浅い陥凹性病変を認める。
c. 白苔辺縁の近接拡大観察では，微細顆粒状粘膜表層に微細増生血管が観察される。
d. 一部不規則な C 型模様が癒合して無構造模様のように見える箇所も観察される。
e. 微細顆粒状粘膜表層に分布する微細増生血管よりもやや太い血管も観察される（矢印）。
f. EMR した組織の病理組織学診断にて，中分化型の M 癌と診断された。

んで区別している。これらの模様に加えて，ほとんど模様が観察されない場合，それを無構造模様と呼ぶことが多い。また，悪性病変ではしばしばびらんや潰瘍を合併し，その修復過程で特異な再生上皮が観察されることが多いが，それを我々は悪性再生上皮模様と呼んで区別している[2]。

2. 微細血管所見

悪性病変では組織の酸素需要の高まりに応じて血管新生が亢進する。通常，病変内においては粘膜表層に微細な糸屑状の血管増生を認めることが多く，さらに病変の辺縁にはこれよりもやや太い特徴的な血管の新生が観察されることが多い。この血管を我々は悪性新生血管と呼び，その特徴を報告してきた[3]。これら血管の出現はその病変を悪性と診断する重要な根拠となる。

次に，以上の拡大観察所見を具体的な症例で検討する。

B. 症　例

症例 1：73 歳，男性

胃前庭部小彎に周囲粘膜とほぼ同色の比較的表面平滑な粘膜隆起を認める（図 1a）。最初に検査した医師が腺腫か腺癌かの鑑別が付かず，抗凝固剤の服用もあったことから，改めて今回再検となった症例である。近接拡大観察に見られる胃粘膜微細模様（fine gastric mucosal pattern：FGMP）（図 1b）は榊の分類の iC pattern を呈しており，よくよく観察すると粘膜表層に非常に微細な血管増生が観察される。しかし，この隆起の後壁側縁の一部では，FGMP が C pattern を呈しており，微細増生血管も観察されない。このことはインジゴカルミン散布後に，微細血管が増生している領域からは oozing 様の出血が観察されているにもかかわらず，微細増生血管を認めなかった C pattern を呈した領域からは出血を認めなかった（図 1d）ことに顕

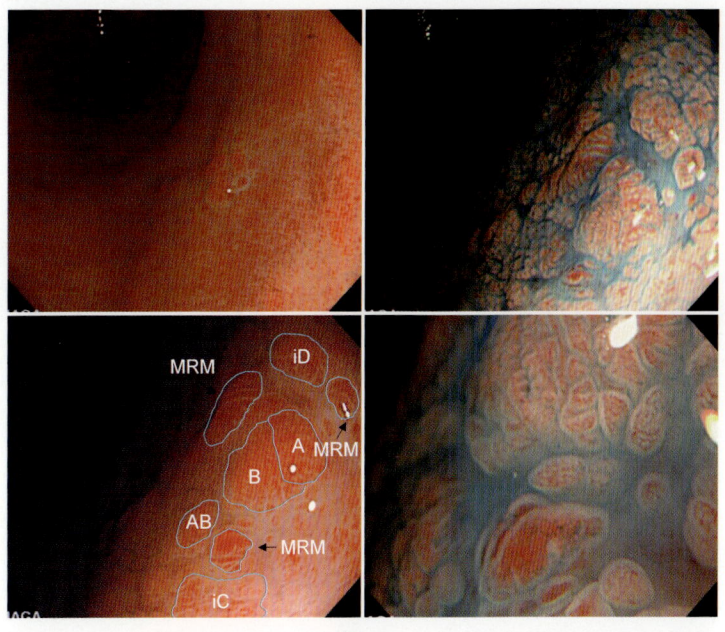

図 3
a, b. 胃角後壁大彎寄りに斑状粘膜発赤を伴いわずかに陥凹する褐色粘膜域が観察される。
c. 近接拡大内視鏡観察で認められる斑状粘膜発赤部の FGMP を図に示す。
d. MRM を呈する斑状粘膜発赤部をさらに近接拡大観察した所見である。

著に表れている。これより，拡大内視鏡観察を併用した診断は，Ⅱa 型早期胃癌であり，その後壁側縁の一部に adenoma 成分を残しているとするものであった。生検は行わずに EMR を施行し，図 1e のように adenoma と診断した部分が二分される方向に割面を入れた。その組織像が図 1f であり，病理組織学的には高度異型腺腫であったが，内視鏡で adenoma と診断した矢印で示す部位で，やや異型度が低いことが分かる。

症例 2：54 歳，男性

幽門前部小彎後壁寄りに中央に線状のびらんを伴う淡く発赤する陥凹性病変を認め（図 2a, b），陥凹周囲粘膜には浮腫によるとみられる粘膜隆起を認める。陥凹部と周囲粘膜との境界は比較的なだらかで，これらの所見から，通常観察では陥凹型腺腫あるいは高分化型癌を疑うことになるが，最終的には生検の結果を待って判断することになる場合が多い。この際，ズーム機能付きの拡大内視鏡では通常観察から直ちに拡大観察に移行することができる。病変の後壁側の拡大観察所見（図 2c）では，微細顆粒状の表面構造に伴って iC～iD を呈する微細模様が観察され，小彎側の拡大観察所見（図 2d）では，iC 様の模様は観察されるが微細顆粒状の表面構造が潰れて平坦化したような形態を呈している。また，よく見るとこれら不規則な腺管を取り囲む微細な血管増生所見が観察される。陥凹の中央部分の拡大観察（図 2e）では，微細増生血管を伴う微細顆粒状粘膜の中に，微細血管よりも太い血管が一部観察される（矢印）が，その特徴から我々がかねて悪性新生血管と呼ぶ血管所見に一致している。以上の拡大観察所見から，この陥凹性病変が悪性と診断するのに十分な特徴を有していることが分かり，生検結果の有無に関わらず内視鏡的治療の対象とすべき病変と診断できる。EMR した組織（図 2f）の病理組織学診断において，病変は中分化型の M 癌と診断された。

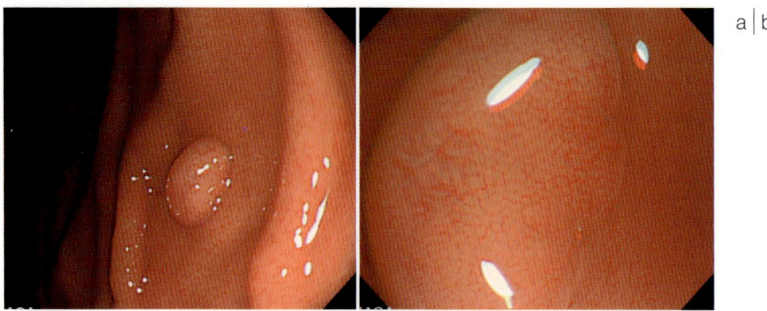

図 4 胃体上部後壁の胃底腺ポリープとその近接拡大内視鏡所見。
よく発達した腺管により明瞭な FGMP が観察される。

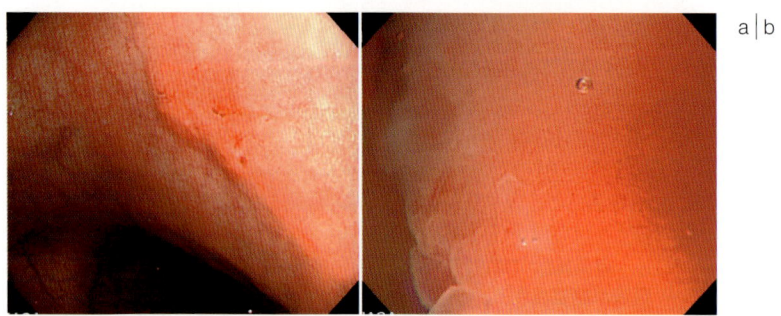

図 5 胃体中部小彎のⅡa＋Ⅱc 型早期胃癌とその近接拡大内視鏡所見。
病変部の拡大観察所見はコントラストに乏しく，FGMP を観察し難い。

症例 3：53 歳，男性

胃角後壁大彎寄りに認めた，境界不鮮明なわずかに陥凹する褪色調粘膜域（図 3a，b）で，陥凹内に大小不同の発赤する結節顆粒状粘膜を伴っている。この通常内視鏡所見だけでも，未分化型腺癌の診断は容易と思われるが，さらに陥凹面を近接拡大観察すると，発赤する結節顆粒状粘膜の微細模様は榊の分類の A～iD までの様々な pattern を呈していることが分かる（図 3c）。これら粘膜模様が観察される領域は上記結節顆粒状を呈する粘膜部分のみで，その周囲の陥凹する粘膜域には明瞭な模様が観察されない。すなわち，無構造域となっている。腺管構造を作らない未分化型癌においては，構造の欠如が粘膜面に反映されていると考えられる。一方，微細模様が観察される領域は，本来の胃粘膜が部分的に残存しているか，あるいはそれに再生性変化が加わったものと考えられ，これを反映した A～iD までの様々な粘膜微細模様が観察されることになる。陥凹内に我々が悪性再生上皮（MRM）と呼んでいる粘膜微細模様も観察され，明らかにこれ以外の微細模様を呈している粘膜よりも発赤が目立っている（図 3d）。

ま と め

拡大内視鏡観察により FGMP を観察することは，その病変の組織形態を想定するうえできわめて有用である。明瞭で規則的な FGMP はよく発達した腺管が規則的に配列することで形作られ（図 4a，b），萎縮を伴わない健常粘膜や良性の過形成性変化を示唆している。それに対し，悪性病変では腺管が密に増殖して腺管と腺管の間が狭く，粘膜表面構造での谷の部分が不明瞭となることでコントラストに乏しい不明瞭な FGMP を呈することになる。また，背景粘膜における萎縮の存在もそこに形成された癌の FGMP をコントラストに乏しい不明瞭なものとする要因になる（図 5a，b）。さらに，胃においては常時存在する胃酸の影響で，病的粘膜は常に修飾を受けており，これも FGMP を観察す

る際，考慮しなければならない点である。

　胃粘膜における拡大内視鏡観察において，背景粘膜の影響や胃酸の存在といった pit pattern 診断の不利を補うすぐれた観察項目として，腫瘍血管増生ならびに悪性再生上皮があげられる。腫瘍性増殖性病変には近接拡大観察で腫瘍粘膜表層に分布する微細血管増生が観察され[4)5)6)]，さらに病変の辺縁にはこれら微細血管よりもやや太い特異な血管（我々が悪性新生血管と呼ぶ）が観察されることが多い。仲吉，田尻ら[7)8)]は，狭帯域フィルター内視鏡（narrow band imaging；NBI）を併用した拡大内視鏡観察で，胃癌病変部に観察される毛細血管像を規則的な網目状の fine network pattern と不規則な縮緬状の irregular corkscrew pattern とに分類し，前者は分化型癌に後者は未分化型癌に比較的特徴的な毛細血管模様であると述べている。

　また，悪性病変はしばしばびらんや潰瘍を併発し，その治癒過程で特異な再生上皮（我々が悪性再生上皮と呼ぶ）の出現が観察される。このような pit pattern 以外の拡大観察所見を加味することで，他消化管に比較し悪条件の多い胃においても，良悪性診断における内視鏡診断の正診率は飛躍的に向上することになる。

文　献

1) 榊信廣，飯田洋三，斎藤満，他：胃粘膜微細模様の新しい拡大内視鏡分類．Gastro-enterol Endosc 22：377-383，1980
2) 光永篤，潮靖子，桂英之，他．早期胃癌EMR後の再発発見のために．細胞 35(6)：13-15，2003
3) 光永篤，潮靖子，桂英之，他．隆起型胃癌と鑑別を要する炎症性疾患．胃と腸 37(13)：1649-1658，2002
4) 中村哲也，白川勝朗，増山仁徳，他．上部消化管粘膜の拡大所見と組織構造との対比．胃と腸 38(12)：1613-1623，2003
5) 加藤元嗣，清水勇一，中川宗一，他．胃粘膜の拡大観察　微小病変の良悪性診断．胃と腸 38(12)：1679-1686，2003
6) 八尾建史，頼岡誠，高木靖寛，他．胃粘膜の拡大観察　微小血管構築像を指標とした分化型早期胃癌の境界診断．胃と腸 38(12)：1687-1700
7) 仲吉隆，田尻久雄，斎藤彰一，他．胃腺腫の拡大内視鏡診断．胃と腸 38(10)：1401-1409，2003
8) 田尻久雄，仲吉隆，斎藤彰一，他．胃粘膜の拡大観察　早期胃癌に対する拡大内視鏡観察による分化度診断．胃と腸 38(12)：1701-1708，2003

〔光永篤，中村真一，大井至〕

胃疾患

2 悪性リンパ腫の病理診断と治療効果

はじめに

　胃の悪性リンパ腫はほとんどが B 細胞性リンパ腫であり，大細胞型 B リンパ腫と mucosa-associated lymphoid tissue（MALT）型リンパ腫が大半を占める[1]。大細胞型リンパ腫の多くは MALT 型リンパ腫からの進展である。

　MALT 型リンパ腫は Isaacson と Wright によって記載されたリンパ節外臓器の粘膜関連リンパ装置を母地として発生する低悪性度 B 細胞リンパ腫である[2]。腫瘍細胞の起源はリンパ濾胞の最外側に分布する辺縁帯 B 細胞と考えられており，WHO 分類では辺縁帯 B 細胞リンパ腫の名称が与えられている[3]。MALT 型リンパ腫の経過中に種々の程度に高悪性度病変であるびまん性大細胞型 B リンパ腫（以下；大細胞型リンパ腫）が形成されることはよく知られており，高悪性度 MALT 型リンパ腫の名称が提唱された[4]。しかし，Wotherspoon らが H. pylori の除菌によって MALT 型リンパ腫が消退すると報告して以来[5]，治療の第一選択は除菌療法になりつつあるが，高悪性度病変を多く含む症例には H. pylori に対する除菌療法が無効なことが明らかにされた[3,6]。さらに病理組織学的には MALT 型リンパ腫を高悪性度と低悪性度に分類する明確な基準が存在しないこと[3,6]，などの臨床的な立場から WHO 分類では，大細胞型リンパ腫を含まないもののみを MALT 型リンパ腫と定義している[3]。

　生検標本で MALT 型リンパ腫と診断されてきた全ての症例で除菌が有効であるわけではな

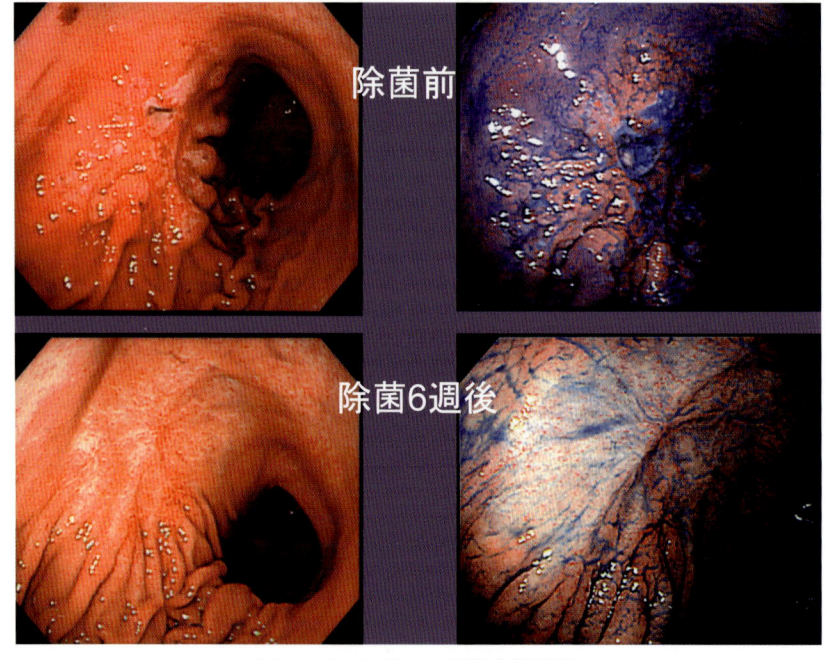

図 1　MALT 型リンパ腫内視鏡像
　　除菌前と除菌後。胃角部の IIc 様病変（愛知県がんセンター中村常哉博士のご好意による）。

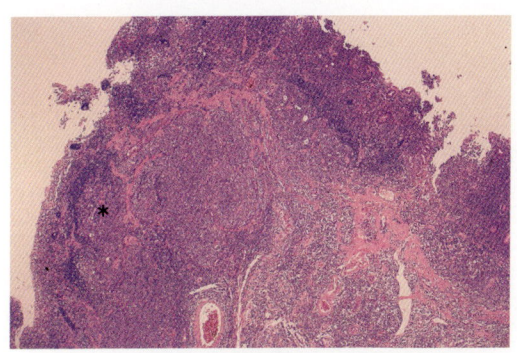

図2 MALT型リンパ腫
弱拡大標本ではリンパ濾胞を温存し，粘膜固有層を中心にリンパ球系細胞の浸潤があり，follicular colonizationが見られる（＊）。HE×10（愛知県がんセンター中村栄男博士のご好意による）。

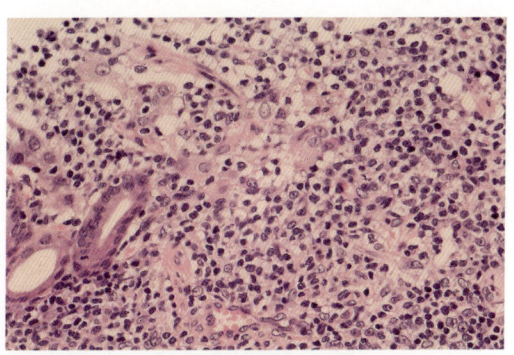

図3 MALT型リンパ腫
比較的小型あるいは中間型で不正形の核を有する胚中心細胞類似細胞（centrocyte-like cell）を認める。腫瘍細胞が腺窩上皮細胞間に侵入し，リンパ上皮性病変(lymphoepithelial lesion)を形成している。HE×200（愛知県がんセンター中村栄男博士のご好意による）。

い。ここでは（1）除菌が有効なMALT型リンパ腫と無効なMALT型リンパ腫の相違点，（2）MALT型リンパ腫と大細胞型リンパ腫の併存例をめぐる問題点，（3）MALT型リンパ腫と鑑別を要する悪性リンパ腫の中で節外に発生する濾胞性リンパ腫について記載する。

1．*H. pylori* 除菌が有効なMALT型リンパ腫

除菌効果が期待できるMALT型リンパ腫は（1）Stage EI1（進達度が粘膜下層までの表層型病変）[7]，(2) *H. pylori* 感染が証明できること[5)8]，(3) 大細胞型リンパ腫が併存しないこと[9]，があげられる。胃のMALT型リンパ腫の大多数を占める典型的な肉眼型で，びらんや潰瘍形成を伴う平坦な表層浸潤性病変である（図1）。胃角から前庭部に分布することが多い。病理組織学的組織像は*H. pylori*感染胃炎と類似の組織像を呈する[3)5]。反応性リンパ濾胞の形成がみられ，腫瘍細胞は濾胞を温存し，発生母地である濾胞辺縁帯を模倣するかのようにマントル層外に分布する（図2）。典型的な腫瘍細胞は比較的小型あるいは中間型で不正形の核を有する胚中心細胞類似細胞（centrocyte-like cell）で，淡明で豊富な細胞質を有する淡明細胞や大型の芽球が混在する。形質細胞や，好酸球などの反応性細胞も混在し細胞構成は多彩である。腫瘍細胞が個々の腺窩上皮細胞間に侵入し形成される病変であるリンパ上皮性病変（lymphoepithelial lesion）（図3）や腫瘍細胞の胚中心内への浸潤所見（follicular colonization）（図2）が容易に見出され生検材料では胚中心細胞様細胞とならんで胃のMALT型リンパ腫の診断の指標の1つとなっている[2)3)5]。

除菌有効例ではt（11；18）（q21；q21）染色体転座あるいはそれに基づくAPI2-MALT1キメラ遺伝子の異常は検出されない[10)11]。最近，これらの症例群は3q26.2-27領域（BCL-6 locus）の増幅，5p21（APC gene loss），9q21（INK4A/ARF），13q14（RB），17p13（p53）領域の欠失などが明らかにされ，同時に大細胞型リンパ腫への進展の可能性が示唆された[11]。

2．*H. pylori* 除菌が期待できないMALT型リンパ腫

t（11；18）（q21；q21）染色体転座を伴うMALT型リンパ腫である。

肉眼的に粘膜下腫瘤様の隆起性ないし敷石状病変で時に多発する（図4a）。*H. pylori*感染は陽性と陰性の場合がある。腫瘍組織は腫瘍細胞が粘膜深部（筋板側）を中心に比較的均一に増殖し，粘膜下層の浸潤部位には硝子化が目立つ（図4b）。腫瘍細胞は細胞質に乏しい中間型細胞で，淡明細胞や大型の芽球は認められがたい。反応性要素にも乏しく単調な印象を与える（図

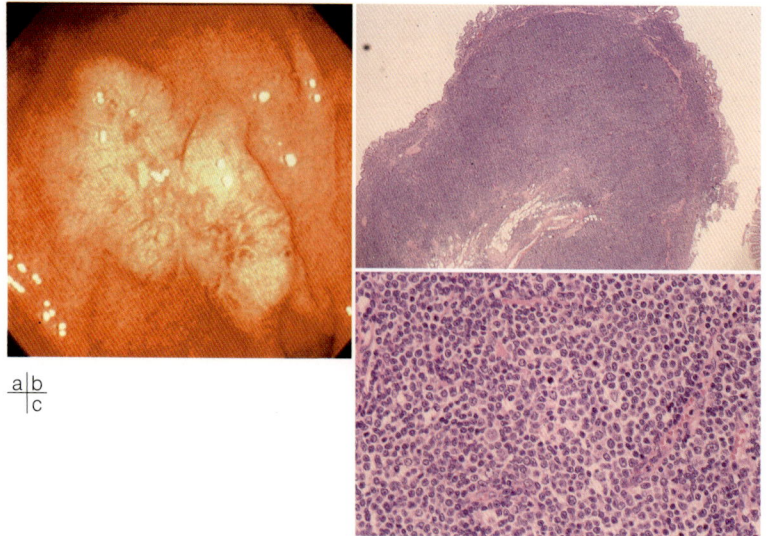

図4
(a) MALT型リンパ腫の内視鏡像。胃角部の隆起性病変（愛知県がんセンター中村常哉博士のご好意による）。
(b) 弱拡大では腫瘍細胞は粘膜の下方から粘膜下層に主として分布し，ぼんやりとした結節性の単調な印象を受ける。HE×10
(c) 強拡大では反応性要素に乏しい中間型細胞の単調な増殖を認める。HE×100（愛知県がんセンター中村栄男博士のご好意による）

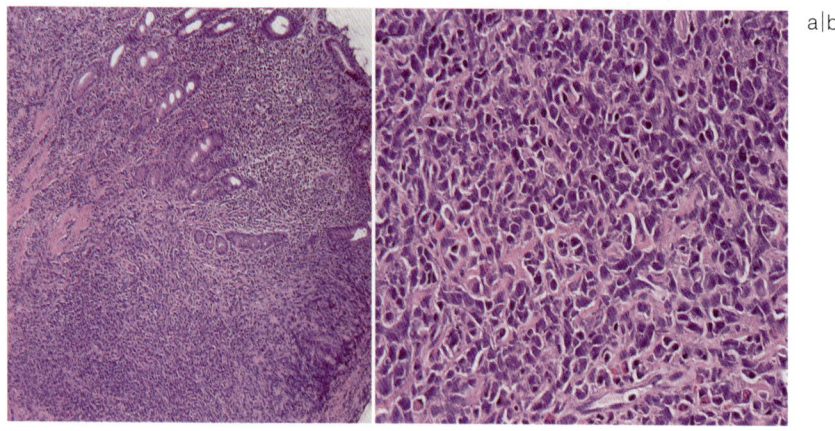

図5　大細胞型リンパ腫，生検標本
(a) 弱拡大では粘膜内に高度のリンパ球浸潤を見る。HE×10
(b) 強拡大では粘膜内を中心に中型の腫瘍細胞と共に大型の異型リンパ球が多数認められる。HE×100

4c)。腫瘍組織内にリンパ濾胞の形成はしばしば見られるが，リンパ上皮性病変は目立たないことのほうが多い[12]。大細胞型リンパ腫へ進展することはない。これらの組織所見は肺，結腸などに発生するMALT型リンパ腫と共通する組織所見と考えられ，t(11;18)(q21;q21)染色体転座あるいはそれに基づくAPI2-MALT1キメラ遺伝子の異常が検出される[10)11]。この型は除菌有効例と比べ，臨床病期の進行した症例が多く[13]，大細胞型リンパ腫に進展はしないとされている[11)13]。

3．MALT 型リンパ腫と大細胞型リンパ腫が併存する場合

大細胞型リンパ腫が併存しないことが MALT 型リンパ腫の *H. pylori* の除菌療法の適応のひとつとされる[9]。しかし，生検材料でどの程度大型の腫瘍細胞が認められれば大細胞型リンパ腫が併存していると診断する定義や基準が必ずしも明瞭でないことが診断上の問題である。WHO 分類の試案では 20 個以上の大型芽球化細胞がシート状に増殖する場合あるいは，5％以上大型芽球細胞が混在すれば大細胞型リンパ腫が併存するとしている[6]。しかし，2001年に刊行された WHO 分類ではこの項目は削除された。小さな生検材料での大細胞型リンパ腫の併存を診断することの難しさを如実に示していると思われる。

大細胞型リンパ腫が併存すると診断されても深達度が浅い早期病変では大型細胞が散在性，小集簇巣を形成していても除菌療法は相当程度に有効であるなどの治療上の問題もある[14]。幽門前庭部の IIc 病変で見出され，生検では大細胞型リンパ腫と診断されたが（図 5），*H. pylori* 除菌後の手術標本では腫瘍組織が残存していなかった症例を提示する（図 6）。また，潰瘍形成病変が見られたため，胃全摘が行われたが病変は粘膜内に限局していた大細胞型リンパ腫の症例も経験している（図 7）。このような症例は大細胞型リンパ腫に対する臨床的対応の複雑さを示唆していると考えられる。

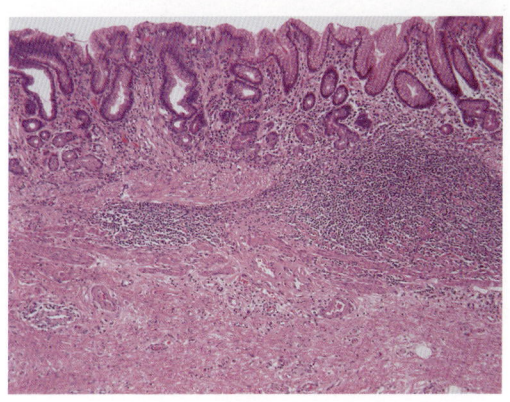

図 6
H. pylori 除菌後の手術材料では腫瘍細胞の残存は見られない。HE×25

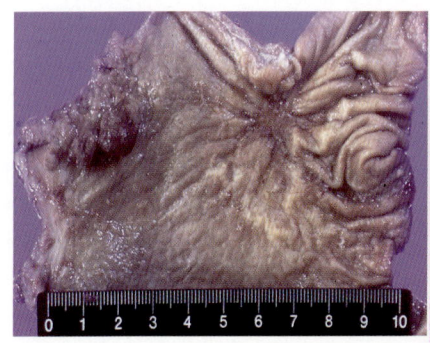
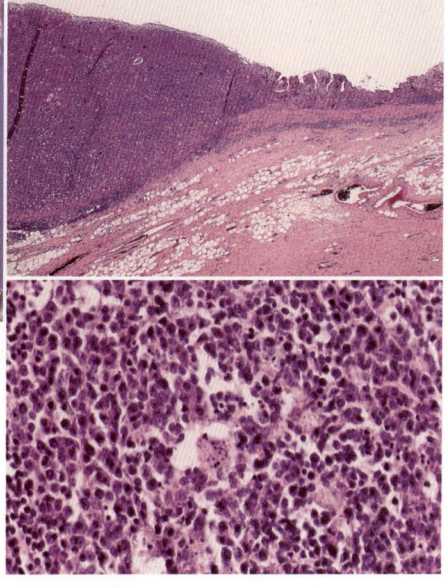

a|b
―
 |c

図 7　大細胞型リンパ腫
（a）手術材料の肉眼標本
（b）弱拡大では腫瘍組織は粘膜内にとどまる。HE×10
（c）強拡大では腫瘍細胞の多くは大型で類円形の核を有する。HE×100（足利赤十字病院 清水和彦博士のご好意による）

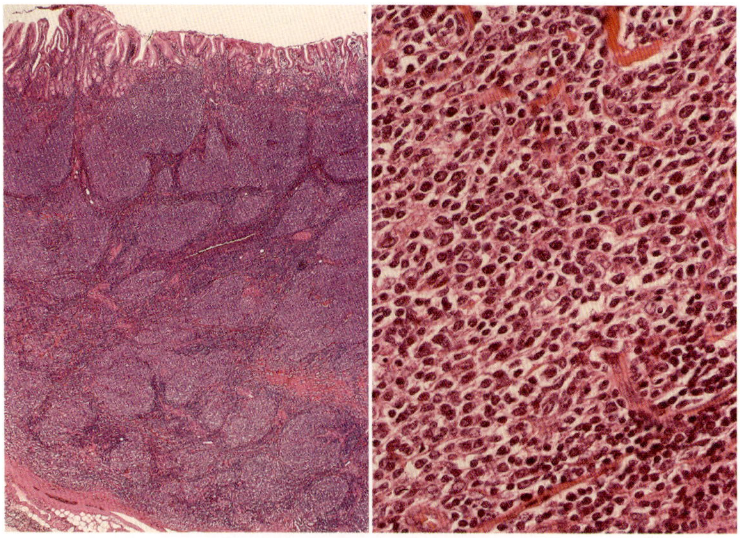

図8 濾胞性リンパ腫
(a) 胃壁には多数の腫瘍性濾胞が見られる。HE×10
(b) 腫瘍細胞は中型で核にくびれのある細胞と,大型類円形の核を持つものが混在している。HE×100(群馬大学 柏原賢治助教授のご好意による)。

4. MALT型リンパ腫と鑑別を要する他のリンパ腫である場合

マントル細胞リンパ腫と濾胞性リンパ腫の胃浸潤の鑑別についてはすでに記載した[15]。

ところで近年,皮膚を中心に節外に発生する濾胞性リンパ腫の臨床病理学的な報告が相次いでいる[16)~18)]。消化管では吉野が報告したように小腸,特に十二指腸に好発することが報告されているが少数例ながら胃でも報告例がある(図8)[1)17)18)]。節外性の濾胞性リンパ腫は節性の濾胞性リンパ腫と同様に濾胞胚中心細胞のマーカーであるCD10やBCL-6に加えBCL-2の陽性頻度は高いが,t(14;18)の頻度は節性リンパ腫に比して明らかに低い[16)~18)]。臨床的には再発することも多いが,予後は節性の症例に比して良好である[16)~18)]。肉眼的には消化管では結節性の隆起性病変を呈することが多い。除菌が有効なMALT型リンパ腫は時に濾胞性リンパ腫と見紛うようなfollicular colonizationが見られることがあり[19)],症例数は少ないとはいえ,MALT型リンパ腫と胃原発の濾胞性リンパ腫の鑑別は今後の臨床的課題の1つとなるかも知れない。

文 献

1) Yoshino T, Miyake K, Ichimura K, et al: Increased incidence of follicular lymphoma in the duodenum. Am J Surg Pathol 24:688-693, 2000
2) Isaacson PG, Spencer J: Malignant lymphoma of mucosa-associated lymphoid tissue. Histopathology 11:445-462, 1987
3) Isaacson PG, Müller-Hermelink HK, Piris MA, et al: Extranodal marginal zone B-cell lymphoma of mucosa-associated lymphoid tissue (MALT lymphoma). In: Jaffe ES, Harris NL, Stein H, Vardiman JW (Eds) Pathology & genetics of tumours of haematopoietic and lymphoid tissues. pp.157-160. IARCPress, Lyon, 2001
4) Akaza K, Motoori T, Nakamura S, et al: Clinocopathologic study of primary gastric lymphoma of B cell phenotype with special reference to low-grade B cell lymphoma of mucosa-associated lymphoid tissue among Japanese. Pathology International 45:832-845, 1995
5) Wotherspoon AC, Dogliani C, Diss TC, et al: Regression of primary low-grade B-cell gastric lymphoma of mucosa-associated lymphoid tissue type after eradication of *Helicobacter pylori*.

Lancet 342：575-577, 1993
6) Harris NL, Jaffe ES, Diebold J, et al：The World Health Organization classification of neoplastic diseases of the haematopoetic and lymphoid tissues：report of the clinical advisory committee meeting；Airlie House, Virginia, November, 1997. Histopathology 36：69-87, 2000
7) Sackmann M, Morgner A, Rudolph B, et al：Regression of gastric MALT lymphoma after eradiation of *Hericobacter pylori* is predicted by endosonographic staging. Gastroenterology 113：1087-1090, 1997
8) Nakamura T, Nakamura S, Yonezumi M, et al：*Hericobacter pylori* and the t (11；18) (q21；q21) translocation in gastric low-grade B-cell lymphoma of mucosa-associated lymphoid tissue type. Jpn J Cancer Res 91：301-309, 2000
9) Bayerdorffer E, Neubauer A, Rudolph B, et al：Regression of primary gastric lymphoma of mucosa-associated lymphoid tissue type after cure of *Helicobacter pylori* infection. Lancet 345：1591-1594, 1995
10) Nakamura T, Nakamura S, Yonezumi Y, et al：The t (11；18) (q21；q21) translocation in H. pylori-negative low-grade gastric MALT lymphoma. Am J Gastroenterol 11：3314-3315, 2000
11) Starositk P, Patzner J, Greiner A, et al：Gastric marginal zone B-cell lymphomas of MALT type develop along 2 distinct pathogenetic pathways. Blood 99：3-9, 2002
12) Yokoi T, Nakamura T, Kasugai K, et al：Primary low-grade gastric mucosa-associated lymphoid tissue (MALT) lymphoma with polypoid appearance：Polypoid gastric MALT lymphoma. a clinicopathologic study of eight cases. Pathol Int 49：702-709, 1999
13) Liu H, Ye H, Ruskone-Fourmestraux A, et al：T (11；18) is a marker for all stage gastric MALT lymphomas that will not respond to H. pylori eradication. Gastroenterology 122：1286-1294, 2002
14) 鈴木達彦，加藤勝章，一迫玲，他：胃MALTリンパ腫の *Hericobacter pylori* 除菌後の経過．内視鏡像・病理組織像と治療後の変化．胃と腸 34：1367-1379, 1999
15) 小島勝，山根優子，杉原志朗，他：MALTリンパ腫の除菌療法と病理組織．モダンフィジシャン 23：910-912, 2003
16) Cerroni L, Arzberger E, Pütz B, et al：Primary cutaneous follicule center cell lymphoma with follicular growth pattern. Blood 95：3922-3928, 2000
17) Shia J, Teruya-Feldstein J, Pan D, et al：Primary follicular lymphoma of the gastrointestinal tract. A clinical and pathologic study of 26 cases. Am J Surg Pathol 26：216-224, 2002
18) Goodlad JR, MacPherson S, Jackson R, et al：Extranodal follicular lymphoma：a clinicopathological and genetic analysis of 15 cases arising at non-ctaneous extranodal sites. Histopathology 44：268-276, 2004
19) Isaacson PG, Wotherspoon AC, Diss T, et al：Follicular colonization in B-cell lymphoma of mucosa-associated lymphoid tissue. Am J Surg Pathol 15：819-828, 1991

〔小島勝，飯島美砂，正和信英〕

小腸疾患

1 小腸内視鏡検査と生検診断

はじめに

深部小腸は内視鏡の到達が困難であったためこれまでは小腸腫瘍の診断をCTや造影検査などのX線画像診断に頼ることが多かった。また，小腸腫瘍は胃や大腸など他の消化管の腫瘍と同様早期には無症状であることが多い。したがって小腸腫瘍の早期発見は困難であり，手術後に初めて病理診断が確定することも多かった。

胃や大腸では手術などの治療前に病理診断がついていないということはまれであり，内視鏡下生検によって病理学的確定診断をつけてから治療方針を決定するのが普通である。それに対して小腸では顕性の出血を繰り返していたにもかかわらず診断が遅れ進行した状態ではじめて小腸腫瘍の診断が付くことも多い。

既存の小腸内視鏡挿入法にはロープウェイ方式，ゾンデ方式，プッシュ方式があるが，挿入性，操作性，簡便性，生検の可否からどの方式も十分満足のいくものではなく，よりよい方式の開発が望まれていた。

最近小腸の新しい内視鏡検査法としてカプセル内視鏡が実用化されている。この方法は苦痛なく全小腸の内視鏡画像が得られる素晴らしい技術革新であるが現状のものではコマ送りの静止画像の解析であり，生検や処置を行うことはできない。

胃や大腸と同様に小腸腫瘍の確定診断を術前により早期につけるためには小腸の全域に到達可能で操作性に優れ，狙撃生検のできる比較的低侵襲な小腸内視鏡が求められていた。

2003年11月から市販されているFTSダブルバルーン電子内視鏡システム（図1）は我々と富士写真光機株式会社が協同で開発した新たな内視鏡の挿入概念に基づく内視鏡システムであり，深部小腸の内視鏡観察を可能とした[1]。

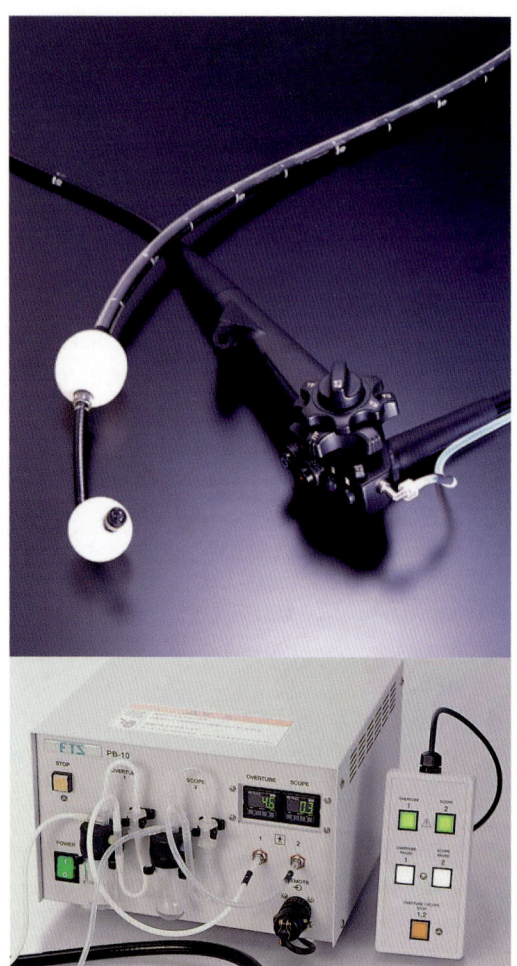

図1 フジノンダブルバルーン電子内視鏡システム

ダブルバルーン方式による内視鏡挿入の特徴は全小腸内視鏡観察を高率に可能としたその挿入性のみならず深部小腸においても発揮される優れた操作性にあるといえる。固定されていない小腸においても発揮されるこの優れた操作性は内視鏡のコントロールの基点がオーバーチューブのバルーンで固定された小腸自体にあること

による。

1．ダブルバルーン内視鏡の挿入原理

図2上段に示すようにプッシュ式の挿入では内視鏡がたわんだ状態で挿入を続けても挿入された内視鏡はシャフト部分でたわんだ腸管を伸展させるだけで内視鏡先端は奥に進んでいかない。そればかりかもともとあった屈曲は腸管の伸展と共により急峻となり挿入が困難となってしまう。このような状態を回避するためにこれまでは内視鏡の直線化ばかりが強調されてきたが，内視鏡挿入が困難となる理由は腸管の屈曲そのものよりも屈曲した腸管が伸展することにあると考え，柔らかいバルーンつきのオーバーチューブで腸管を固定して腸管の伸展を防止することを考えたのである。図2下段のようにオーバーチューブ先端のバルーンで腸管を把持し，たわんだ腸管が伸展しないようにしておくとたとえ腸管の直線化がなされなくともオーバーチューブを通して挿入された内視鏡は挿入された分だけオーバーチューブ遠位端から出てくることになり，バルーンがずれない限り内視鏡先端は腸管の奥へと挿入されるのである。

ダブルバルーン内視鏡システムでは図3のように内視鏡先端のバルーンとオーバーチューブ先端のバルーンでうまく腸管を把持しながら内視鏡を腸管の深部へと挿入していく。小腸は固定されずに腹腔内をある程度自由に移動する

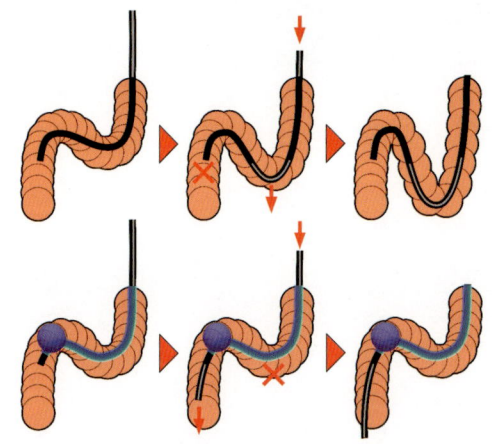

図2　ダブルバルーン内視鏡の挿入原理

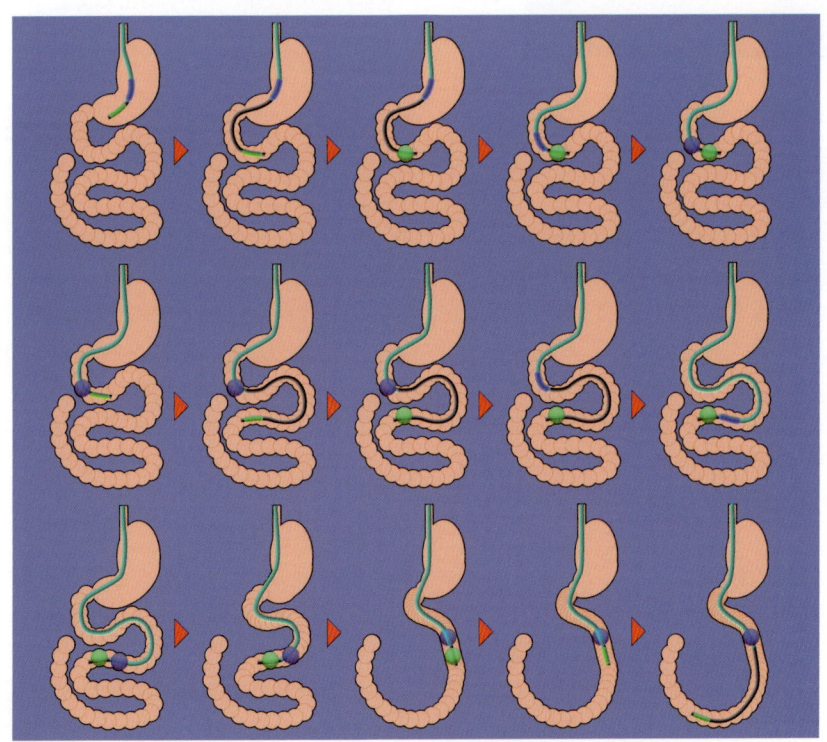

図3　ダブルバルーン内視鏡の経口的挿入を示したシェーマ

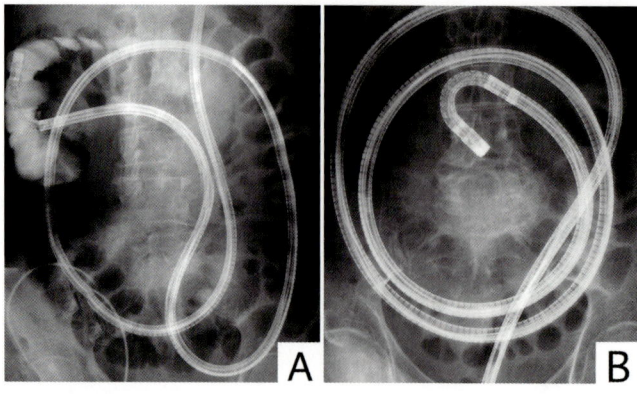

図4
A．ダブルバルーン内視鏡の経口的挿入，内視鏡先端は上行結腸まで達している。
B．ダブルバルーン内視鏡の経肛門的挿入，同心円状に内視鏡が深部小腸まで挿入されている（文献1より引用）。

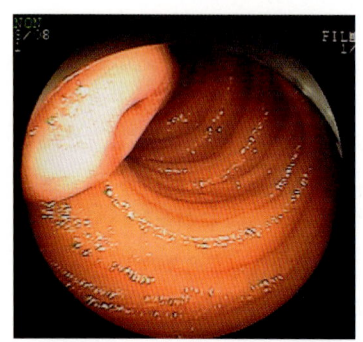

図5
空腸に径2cmで表面平滑，腫瘍頂部に潰瘍を伴う半球形の粘膜下腫瘍を認めた（文献3より引用）。

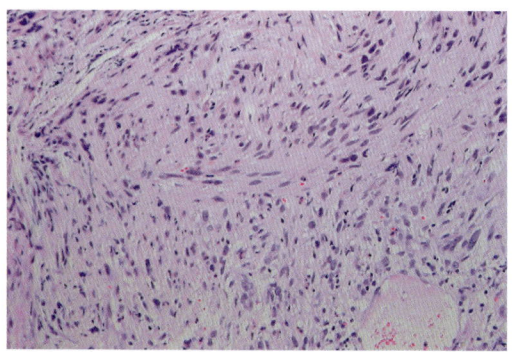

図6
組織生検では好酸性の紡錘型細胞を認め，GISTを疑った（文献3より引用）。

ため小腸をオーバーチューブ上に畳み込むように短縮しながら行き先の腸管を伸展して挿入が容易な形として挿入を続けていくのである。

この挿入方式は腸管蠕動には頼っておらず，経口的にも経肛門的にも挿入可能であり（図4），両ルートの組み合わせにより高率に全小腸の内視鏡観察が可能である[2]。

2．小腸腫瘍の診断

ダブルバルーン内視鏡は全小腸への内視鏡挿入を可能とし，深部小腸においても内視鏡の操作性を保っているため小腸病変の詳細な内視鏡観察が可能であり，狙撃生検により病理診断を行うことも可能とした。

我々はフジノン製のダブルバルーン電子内視鏡システムを用いた小腸内視鏡検査をその試作機の時代からこれまでに176症例，257件経験しているが，その間に24症例の小腸腫瘍を内視鏡的に診断した。小腸内視鏡検査を施行した理由は小腸出血疑い，閉塞症状，X線検査での小腸腫瘍疑いが主なものであった。

症例1：GIST[3]

症例は43歳，男性。下血を主訴に来院し，出血源精査のために上下部内視鏡検査を施行したが，出血源不明であった。入院時より貧血も伴っており，入院後5日間でHbは10.6g/dlから6.9g/dlまで減少した。出血源精査のため99mTcO$_4$シンチグラムを施行したところ，トライ

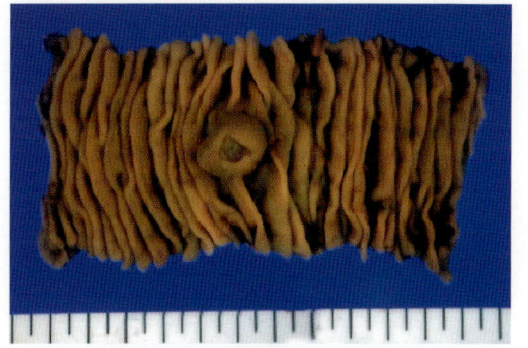

図7
切除標本では空腸に径 10〜17 mm の中心潰瘍を伴う隆起性病変を認めた（文献 3 より引用）。

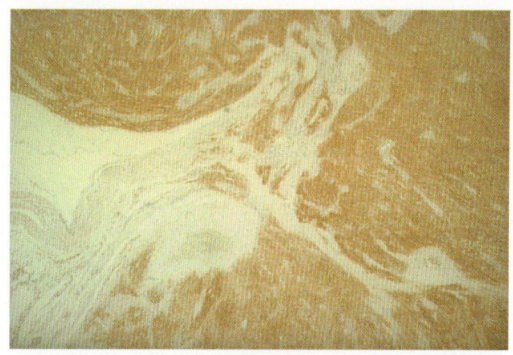

図8
免疫染色にて，KIT 陽性を認めた（文献 3 より引用）。

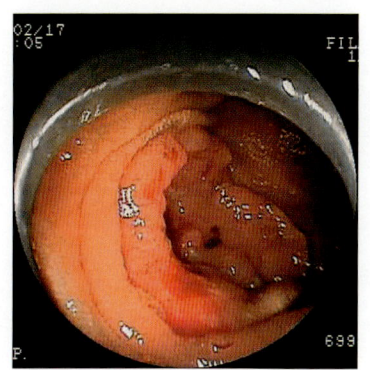

図9
上部空腸に腫瘍による全周性狭窄像を認めた。

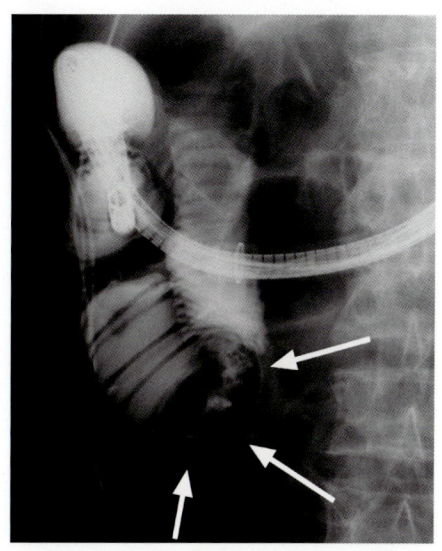

図10
選択的小腸造影では，矢印の部分に腫瘍とそれによる全周性狭窄を認めた。造影剤の肛門側への通過が確認できる。

ツ靱帯近傍の空腸に集積を認め，出血源として疑われた。経口的にダブルバルーン内視鏡を施行し，トライツ靱帯の肛門側 10 cm に径 2 cm で表面平滑，腫瘍頂部に潰瘍を伴う半球形の粘膜下腫瘍を認めた（図 5）。潰瘍部からの組織生検では好酸性の紡錘型細胞を認め，GIST を疑った（図 6）。根治的治療のため，後日，空腸部分切除術を施行した。切除標本では空腸に径 10〜17 mm の中心潰瘍を伴う隆起性病変を認めた（図 7）。病理組織学的には筋層由来の粘膜下腫瘍で，好酸性の束状をなす紡錘型細胞を認め，核分裂像はほとんど見られなかった。免疫染色にて vimentin，KIT が陽性（図 8），CD34 と S100 蛋白，α-SMA が陰性であった。これらの所見より低危険度の GIST と診断した。

症例 2：空腸癌

嘔気・嘔吐，腹満感の訴えにて近医受診し腸閉塞と診断される。小腸造影にて上部空腸に狭窄性病変とその口側腸管の拡張を認め，空腸腫瘍による空腸狭窄疑いにて小腸内視鏡検査目的に当科紹介受診。経口的ダブルバルーン内視鏡検査を行い，トライツ靱帯より 50 cm 肛門側の空腸に周堤を伴う径 3〜4 cm の上皮性腫瘍を認めた（図 9）。その腫瘍によって空腸は全周性に狭窄しており，スコープの通過は不可能であった。同時に行った選択的小腸造影（図 10）では

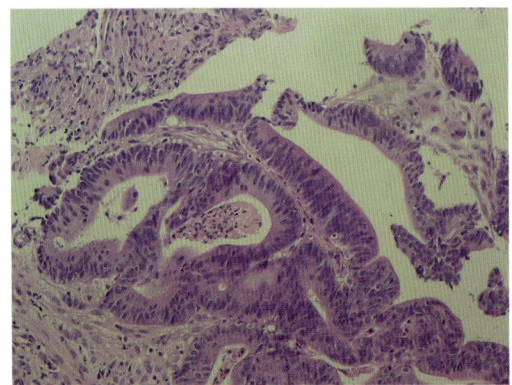

図 11
生検結果は中〜高分化型腺癌であった。

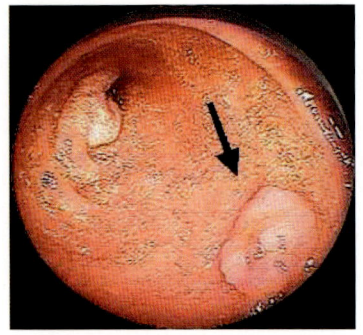

図 12
輸入脚盲端に径 10 mm の平坦隆起性病変（矢印）を認めた（文献4より引用）。

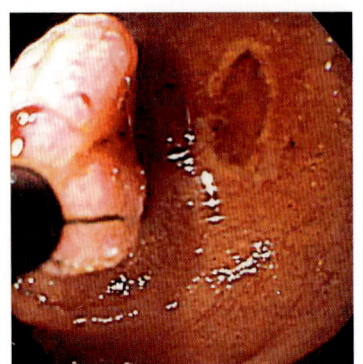

図 13
内視鏡的に粘膜切除を施行した（文献4より引用）。

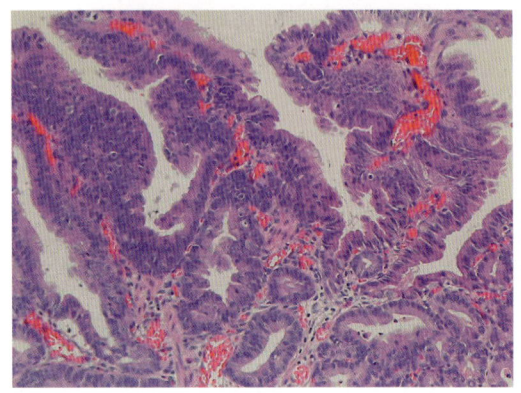

図 14
切除標本より高分化型腺癌で完全切除し得たことを確認した（文献4より引用）。

矢印の部分に腫瘍とそれによる全周性狭窄を認めた。造影剤の通過は可能であった。生検結果は中〜高分化型腺癌であった（図 11）。後に地元の病院にて小腸部分切除術を施行され，原発性の空腸癌との診断であった。

症例3：十二指腸早期癌[4]

症例は 69 歳，男性。好酸球増多に伴う慢性下痢症の精査目的に紹介受診。既往歴として胃癌に対しての胃全摘術と Roux-en-Y 吻合術を施行されていた。上下部内視鏡検査では異常所見を認めなかった。好酸球性腸炎を疑い，経口的ダブルバルーン内視鏡を施行した。内視鏡が輸入脚盲端まで到達したところ，盲端近傍に径 10 mm の平坦な隆起性病変を認め（図 12），生検結果は腺癌であった。後日，内視鏡的粘膜切除術を施行し（図 13），切除標本より高分化型腺癌で完全切除し得たことを確認した（図 14）。

3．これからの小腸腫瘍の診断の流れ

生検診断が可能である深部小腸の内視鏡検査はこれまで術中内視鏡しかなかった。したがって小腸腫瘍の確定診断をつけることは困難であり，かなり大きくなってからでないと診断されないことが多かった。我々の経験した小腸腫瘍の症例も症状が発現してから各種検査を行っても診断が付かず経過観察されていたものが多く，かなり進行した状態で診断されている。

今後ダブルバルーン内視鏡に加えてカプセル内視鏡も普及することにより，精度の高い小腸検査を早い段階で行えるようになり，より早期に小腸腫瘍の診断ができるようになると思われる。

小腸腫瘍の診断の流れとしては腹部CT，小腸造影X線検査などで初期診断を行い，プッシュ式小腸内視鏡での到達範囲外であれば開腹手術下に必要に応じて術中内視鏡検査を行い，外科的手術で治療するというのが通常であった．今後はカプセル内視鏡，ダブルバルーン内視鏡の登場により初期診断にカプセル内視鏡の果たす役割が大きくなり，確定診断のためにはダブルバルーン内視鏡による精密検査がスタンダードとなることが予想される．早期に発見することにより腫瘍のタイプによってはダブルバルーン内視鏡下に内視鏡治療を行い，外科的治療が必要な場合でも腹腔鏡治療，小切開による開腹手術など低侵襲治療を選択することが可能となる．

おわりに

深部小腸でも狙撃生検を含めた精査の行えるダブルバルーン内視鏡システムを中心にこれからの小腸腫瘍の内視鏡診断について述べた．ダブルバルーン内視鏡の出現により小腸腫瘍も胃や大腸の腫瘍と同様，内視鏡検査で術前病理診断を確定したうえで治療方針を決定することが可能となった．

文　献

1) Yamamoto H, Yano T, Kita H, Sunada K, Ido K, Sugano K : New system of double-balloon enteroscopy for diagnosis and treatment of small intestinal disorders. Gastroenterology 125 : 1556-1556, 2003
2) Yamamoto H, Kita H, Sunada K, Hayashi Y, Sato H, Yano T, Iwamoto M, Sekine Y, Miyata T, Kuno A, Ajibe H, Ido K, Sugano K : Clinical Outcomes of Double-Balloon Endoscopy for the Diagnosis and Treatment of Small Intestinal Diseases. Clinical Gastroenterology and Hepatology 2 : 1010-1016, 2004
3) Nishimura M, Yamamoto H, Kita H, Yano T, Sunada K, Miyata T, Sugimoto T, Iino S, Sekine Y, Iwamoto M, Onishi N, Kuno A, Sakurai S, Ido K, Sugano K : A Case of Gastrointestinal Stromal Tumor in the Jejunum ; Diagnosis and Control of Bleeding with Electrocoagulation by Using Double-balloon Enteroscopy. Journal of Gastroenterology 39 : 1001-1004, 2004
4) Kuno A, Yamamoto H, Kita H, Sunada K, Yano T, Hayashi Y, Sato H, Miyata T, Sekine Y, Iwamoto M, Ido K, Sugano K : Application of double-balloon enteroscopy through Roux-en-Y anastomosis for the endoscopic mucosal resection of an early carcinoma in the duodenal afferent limb. Gastrointestinal Endoscopy (in press)

〔山本博徳，林芳和〕

小腸疾患

2 カプセル内視鏡

はじめに

消化器内視鏡は，消化管疾患の診断に欠かすことのできない医療機器である。消化器内視鏡は，硬性胃鏡から始まり近年ではファイバースコープからビデオスコープ（電子内視鏡）へと進歩し，解像度の向上に伴い精度の高い診断が可能になっている。そのため現在，一般に上部消化管（食道，胃，十二指腸）や下部消化管（大腸）疾患の診断には内視鏡が汎用されている。しかし，小腸疾患の診断においては，小腸造影検査や従来法の小腸内視鏡検査などがこれまで一般的であった。従来法の小腸内視鏡検査では，被検者の身体的苦痛や不快感を伴う場合が少なくなく，小腸全域を観察することは困難である。また，小腸造影検査でも満足できる画像を得るのは容易ではないのが実状であった。ところが最近，専用の機器を用いた新規の小腸内視鏡挿入法の開発[1]により，小腸検査は新たな展開を迎えている。しかし，この方法でもスクリーニングとして一般化するのは困難である。

2000年に，内服薬のように口から飲み込まれた後消化管を通過しながらその内部を撮影することができるカプセル型の小型内視鏡（カプセル内視鏡）の開発が報告された[2]。Wireless capsule endoscopy として発表されたカプセル内視鏡は，一度の検査でほぼ小腸全域を観察することができるため，簡便で被検者の苦痛のない小腸スクリーニング法として脚光を浴びている。2004年7月現在，実用化され臨床応用されているカプセル内視鏡およびシステムは，イスラエルの GIVEN Imaging 社製の M2A のみである。M2A は，2001 年米国 FDA（Food and Drug Administration）の認可後，欧米を中心に 2004 年 7 月までの間に世界 52 カ国以上で約 10 万人に使用されている。この M2A カプセル内視

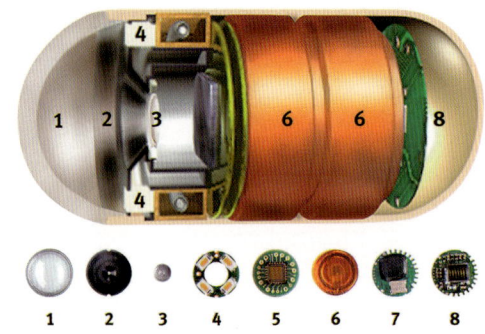

INSIDE THE M2A™ CAPSULE

1. Optical dome
2. Lens holder
3. Lens
4. Illuminating LEDs (Light Emitting Diode)
5. CMOS (Complementary Metal Oxide Semiconductor) imager
6. Battery
7. ASIC (Application Specific Integrated Circuit) transmitter
8. Antenna

図1 M2A カプセル内視鏡本体の内部構造

鏡システムおよび検査法について解説する。

1．カプセル内視鏡システム

GIVEN 社製のカプセル内視鏡システムは，以下の 3 つの機器で構成されている。

1）カプセル内視鏡本体である M2A（図1）

M2A は，ストロボ付きのビデオカメラ，極小バッテリー，発信器およびアンテナを長径 26 mm，直径 11 mm の生体適合性プラスチックカプセルに組み込んだもので，重さは 3.7 g である。カプセル内視鏡は 1 秒間に 2 回発光すると同時に写真を撮影する。カプセル内視鏡本体内のバッテリーは 7〜8 時間程度持続するため約

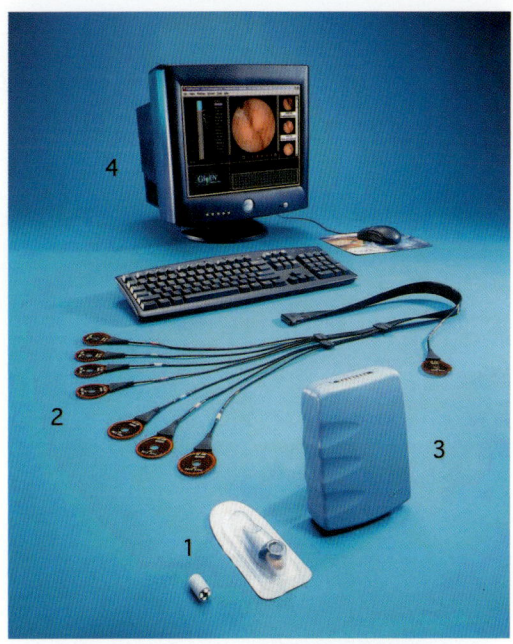

図2　カプセル内視鏡システム構成
1．M2A カプセル　2．Sensor Array
3．Data Recorder　4．RAPID Workstation

5万枚の内視鏡画像を撮影し送信する。送気・送水・吸引はできないが，カプセルの一端が透明なドーム状となっており，その中にカメラがセットされているため消化管粘膜と近接状態になっても可能な限り視野を保つことができるように工夫されている。カプセル内視鏡画像は8倍拡大であり，絨毛の構造も比較的明瞭に確認できる。

2）カプセル内視鏡から送られた画像データを受信するセンサー（Sensor Array）（図2-2）および外部記憶装置であるデータレコーダー（図2-3）

カプセル内視鏡は被検者の体に貼り付けたセンサーにデータを無線送信し，そのデータはデータレコーダーに保存される。胸腹部に貼り付けた8個のセンサーが受けるシグナルの強弱によってカプセル内視鏡の腸管内での位置を同定する。データレコーダー電源は，ニッケル1.2 V の8本のバッテリーであり充電式で約7〜8時間の使用が可能である。

3）記録されたデータを解析・画像処理するための専用ソフト RAPID（Reporting And Processing of Images and Data）Workstation（図2-4）

データレコーダーに記録されたデータを画解析・画像処理するための専用ワークステーションにダウンロードする。診断医は，ワークステーションのモニターで画像を読影し，レポートを作成する。画像の再生スピードは調節可能で，動画としてだけでなく静止画としても観察が可能である。時間軸，カプセルの位置，画像が対応しており，通過時間や体内でのカプセル内視鏡の位置も確認できる。また，消化管内の赤い色調の領域を時間軸にマークする SBI（Suspected blood indicator）機能が搭載されており，出血部位を素早く特定できるようになっている。

診断医は被検者一人あたり5万枚の静止画像を読影しなければならず，読影・診断のトレーニングをつみ診断能力を向上させる必要がある。

2．検査手技

被検者は，検査前8時間以上絶食する。被検者の胸腹部にカプセル内視鏡からデータを受信するセンサーを位置ガイドに従い貼り付ける。受信したデータを保存するデータレコーダーとバッテリーを接続し，腰部装着ベルト（Recorder Belt）にセットし被検者に装着させた後，センサーとデータレコーダーを接続する。その後カプセル内視鏡を少量の水とともに嚥下する。カプセル内視鏡は，消化管の蠕動により生理的に運ばれ，最終的には便とともに自然排泄される（Single use）。

カプセル内視鏡が排泄されるまで，MRI装置などの強い磁場への接近を避けることと激しい運動を避ける必要がある以外は行動制限がなく，通常の生活が可能である。検査中の飲食は，カプセル内視鏡嚥下2時間後から飲水可能，4時間後から軽食摂取可能であるが，画像診断上は飲水のみが望ましい。カプセル内視鏡は，通常の消化器内視鏡検査と違い鎮痙剤などの前処置を必要としないため，生理的な状態の消化管

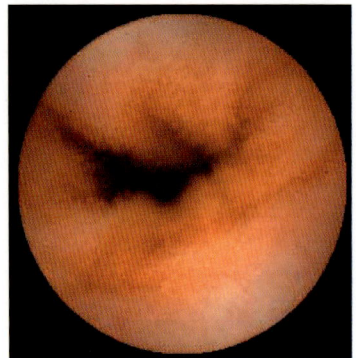
図3 正常小腸粘膜

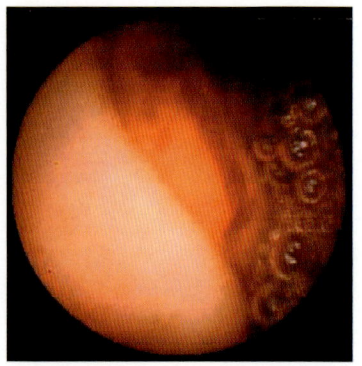
図4 小腸出血

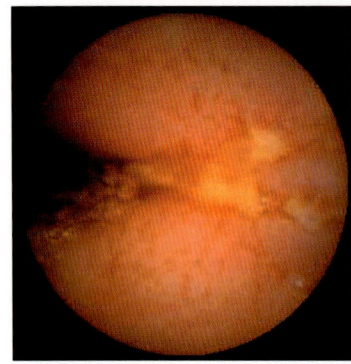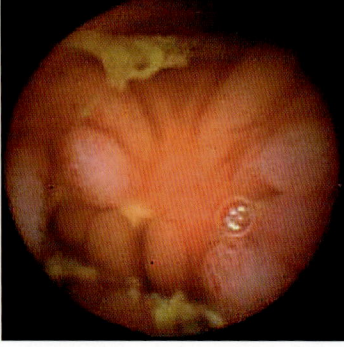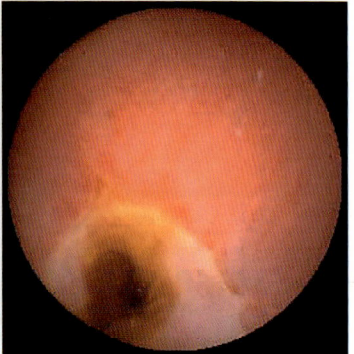

図5 クローン病　　　　　　　　　a|b|c
a．縦走潰瘍　b．潰瘍瘢痕　c．狭窄

内腔を観察することができる。そのため，食道・胃・小腸の通過時間も測定でき，いままで困難であった消化管運動の検討も可能である。

3．適応疾患と禁忌

カプセル内視鏡の最もよい適応は，通常の上下部消化管内視鏡検査では観察できない小腸疾患のスクリーニング検査である（図3）[3)〜6)]。欧米でのプッシュ式小腸内視鏡検査とカプセル内視鏡検査での診断の比較試験においては，カプセル内視鏡での新規診断が47.4％，小腸内視鏡での新規診断が14.9％，どちらの検査でも陽性・陰性37.7％であり，カプセル内視鏡での診断率は85.1％であるとされている[7)]。小腸造影検査とカプセル内視鏡検査との比較試験でも同様の結果となっている[7)]。上下部内視鏡検査で出血源不明の消化管出血（図4）[8),9)]やクローン病（図5-a〜c）[10)]等の炎症性腸疾患，小腸腫瘍やポリープ（図6），セリアック病などの吸収不良症候群などがよい適応となる。

カプセル内視鏡の最大の合併症は狭窄部の近位にカプセル内視鏡が滞留することである。したがって，他の画像診断ですでに腸閉塞や狭窄・瘻孔が疑われる症例やNSAIDsの長期間内服症例[11)]，腹部放射線治療例（放射線性腸炎）は滞留の危険性があるため除外すべきであると考えられ，詳細な病歴の聴取が必要である。カプセル内視鏡は，滞留しても腸閉塞などの症状を生じることは少なく，自然排泄されることが多い。しかし，腹痛などの症状が生じたり，長期間体内に滞留した場合には，内視鏡的あるいは腹腔鏡を含む外科的な摘出が必要となる。2001年8月から2003年9月にかけて，米国で施行された37530例のカプセル内視鏡のうちGIVEN社に報告のあった滞留症例は35例（0.09％），滞留の原因となった基礎疾患はクローン病が最も多く22例（62.9％）であった。

その他に嚥下障害のある場合や妊婦，ペース

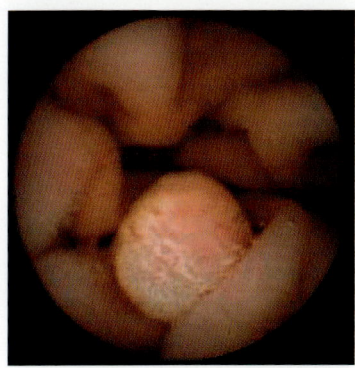

図6 小腸ポリープ

メーカーなどの電子機器を体内に埋め込んでいる場合も適応外である。

おわりに

カプセル内視鏡は，被検者の苦痛なしに小腸全域を観察可能な画期的な内視鏡である．これまでほぼ未知の領域に近かった小腸のスクリーニングが可能となり，小腸疾患の臨床研究に新たな展開が期待される．

文　献

1) Yamamoto H, Sekine Y, Sato Y, et al：Total enteroscopy with a nonsurgical steerable double-balloon method. Gastrointest Endosc **53**：216-220, 2001
2) Iddan G, Meron G, Glukhovsky A, et al：Wireless capsule endoscopy. Nature **405**：417, 2000
3) Scapa E, Jacob H, Lewkowicz S, et al：Initial experience of wireless-capsule endoscopy for evaluating occult gastrointestinal bleeding and suspected small bowel pathology. Am J Gastroenterol **97**：2776-2779, 2002
4) Appleyard M, Fireman Z, Gluhovsky A, et al：A randomized trial comparing wireless capsule endoscopy with push enteroscopy for the detection of small-bowel lesions. Gastroenterology **199**：1431-1438, 2000
5) Ginsberg GG, Barkun AN, Bosco JJ, et al：Wireless capsule endoscopy. Gastrointest Endosc **56**：621-624, 2002
6) Costamagna G, Shah SK, Riccioni ME, et al：A prospective trial comparing small bowel radiographs and video capsule endoscopy for suspected small bowel disease. Gastroenterology **123**：999-1005, 2002
7) Friedman S：Comparison of capsule endoscopy to other modalities in small bowel. Gastrointest Endosc Clin N Am **14**：51-60, 2004
8) Lewis BS, Swain P：Capsule endoscopy in the evaluation of patients with suspected small intestinal bleeding：result of a pilot study. Gastrointest Endosc **56**：349-353, 2002
9) Appleyard M, Glukhovsky A, Swain P：Wireless-capsule diagnostic endoscopy for recurrent small-bowel bleeding. N Engl J Med **344**：232-234, 2001
10) Fireman Z, Mahajna E, Shapiro M, et al：Diagnosing small bowel Crohn's disease with wireless capsule endoscopy. Gut **52**：390-392, 2003
11) Bhinder F, Schneider DR, Farris K, et al：NSAIDs associated small intestinal ulcers and strictures；diagnosis by video capsule andoscopy [abstract]. Gastroenterology **122**：A345, 2002

〔中野道子，菅家一成，平石秀幸〕

大腸疾患

1 進行大腸癌の治療選択と病理診断

はじめに

　癌の治療戦略上，病理組織学的診断やそれに基づくステージ分類が，治療法の決定およびadjuvant therapy の施行の有無と選択に重要な役割を担っている。大腸癌を含む消化管の癌はその深達度とステージ分類が予後と相関しており，内視鏡あるいは大腸透視による肉眼形態分類による深達度診断が治療選択上重要な役割を占める。しかしながら早期大腸癌に関しては1990年代に表面型大腸腫瘍が多数報告されるようになったこともあり，肉眼分類とそれに基づく深達度診断についての議論はいまだ完全な見解の一致が得られていない。病理組織学的診断については粘膜下層浸潤癌（sm癌）の診断が治療法の選択上（内視鏡的治療か外科治療）最も重要であり，今後は粘膜下層浸潤の深さ（絶対値・相対値分類），脈管侵襲の有無，簇出，組織型などをもとにした治療戦略の体系化が必要である。一方進行大腸癌の治療は手術が中心であるが，化学療法，放射線療法，免疫療法，遺伝子治療など多岐にわたり個々の症例に合わせた最適な治療法の選択が求められている。進行癌の病理組織診断は，adjuvant あるいは neoadjuvant therapy としての化学療法あるいは放射線療法の治療効果判定や，免疫染色などによる治療感受性の検索などが治療法選択の key となる。本稿では進行大腸癌を中心に，それぞれの治療法ごとに適応や問題点を呈示し，各治療法における病理診断の位置付けについて詳述する。

A．外科治療

　大腸癌の外科治療に関しては，解剖学的あるいは臨床的観点からも結腸癌と直腸癌は分けるほうが理解しやすい。

1．進行結腸癌の外科治療

　結腸癌に対する術式は開腹手術であれ腹腔鏡手術であれ，系統的リンパ節郭清を伴う腸切除術を原則とする。基本的には no-touch isolation technique[1]を遵守した腸間膜動脈根部周囲郭清（D3 郭清）が標準術式である。結腸は解剖学的には上行，下行結腸が後腹膜に固定されているだけの二次元的構造であり，剝離，授動を行うことで容易に小さな創から腹腔外に露出することが可能である。それゆえ腹腔鏡手術の良い適応と考えられている。本術式の適応については各施設では未だ一定のものはないが当科では術前深達度 SS 以浅を適応とし，横行結腸のD3 郭清を要する病変，直径 5 cm 以上の bulky tumor，イレウスを伴うもの，他臓器浸潤の明らかなものは除外している。再建は Gambee 縫合や Albert-Lembert 縫合を用いた手縫い吻合が今なお主流であるが，腸管の浮腫予防の目的に短時間での吻合操作の実践を目的として functional end-to-end anastomosis[2]やサージアシストシステムを用いた器械吻合が頻繁に行われるようになった。従来より問題視されていたポートサイト再発も実際にはほとんど見られず，最近では腹腔鏡手術用の各種デバイスの改良や画像診断の進歩により，より精度の高い手術が可能となった。

2．進行直腸癌の外科治療

　進行直腸癌の術式には肛門括約筋機能を温存する高位，低位，超低位前方切除術と人工肛門を造設する直腸切断術などがある。最近では局所解剖の詳細な把握と症例の集積により根治性と機能温存の両立が可能となり括約筋温存手術の割合が増加している。しかしながら，従来で

は肛門を温存できなかった肛門縁に近い病変については，狭い骨盤内での手術操作が困難であり，括約筋群および骨盤神経叢の温存と根治性の真の両立には高度な手技を必要とする。全神経を温存しつつ両側郭清が可能とする報告[3]もあるが，施設ごとに適応は異なり未だ一般的手術とはいえない。低位の進行直腸癌における側方向へのリンパ節転移頻度は約10％であり，低位進行直腸癌全例に拡大郭清（側方郭清）が必要か否かについても議論のあるところである。術前に正確な深達度診断とリンパ節転移診断をすることが最も重要であり，今後はMRIやCT，PETなどの画像診断を組み合わせることにより至適リンパ節郭清範囲と術式のオーダーメイド化が可能になることが期待される。

腹腔鏡手術に関しては結腸癌同様，直腸癌についても適応は拡大されつつある。骨盤底の視野の良さや，拡大視効果による神経の確実な温存などについては，むしろ開腹手術より優れている部分もあるが，病変部分を把持せず剥離を進め，かつ安全確実に切除と吻合をするためにはまだまだ改良の余地を残しているのが現状である。当科ではMP以浅の直腸癌に対しては積極的に腹腔鏡手術を採用している。我々は腸管の剥離授動と上方向のリンパ節郭清を鏡視下に行い，恥毛上縁の小横切開にて開腹し，直視下に安全かつ確実に切除と吻合を行っており，これは腹腔鏡と開腹のそれぞれの利点を生かしたいわゆるfusion techniqueである。

今後，進行直腸癌に対する適応の拡大に関しては長期成績が明らかになるまでもうしばらく慎重な姿勢で望むべきであろう。

〜病理診断の位置付け〜

手術の根治性と病期診断のために，摘出された標本は大腸癌取り扱い規約に準じ，病理学的に深達度および最先進部のリンパ節転移部位が検索されステージ分類がなされる。わが国における癌取り扱い規約[4]は，手術やリンパ節郭清範囲にとどまらず，組織分類や補助化学療法，放射線治療の効果判定基準なども含む詳細かつ包括的な規約である。この規約をもとに全国的にほぼ標準化された診断と治療がなされている。しかし欧米を中心としたDukes分類やTNM分類とは基準が若干異なり，国際的なデータを日本にそのまま置き換えることが困難であるばかりでなく，日本でのデータが欧米に受け入れられていないということもまた事実である。深達度診断については，直腸癌において癌取り扱い規約とTNM分類の間に若干の差異を認める。すなわち日本では結腸癌の深達度と直腸癌のそれを平行して考えるとss＝a1であり，se＝a2と認識されているが，TNM分類ではa1とa2の分類はなく共にT3となっている。a1，a2の診断は施設あるいは病理医の間で差があるとする報告もあり，stage分類や予後因子としての意義または治療選択においてa1とa2を分けることが妥当かどうか現在，大腸癌研究会において検討中である。リンパ節転移についても病理学的診断そのものに差はないが，取り扱い規約では腫瘍からの距離と主幹動脈に沿って1〜4群に分類されている。TNM分類との基本的相違点は，取り扱い規約は最進部のリンパ節転移でn-numberを規定しているのに対し，TNM分類では腫瘍からの距離や主幹動脈に沿った分類によらず転移個数でn-numberを規定するというシンプルなものであるということである。また郭清範囲（D）とリンパ節転移（n）の間に非治癒因子を規定する取り決めがない点も異なる。

現在，大腸癌研究会規約委員会において，規約の国際化を目指し改定のための審議が行われているが，現在までの集積された症例とそれに基づくデータを生かしつつ欧米との整合性をはかり，日本の大腸癌データが国際的に広く認知されることを期待する。

B．化学療法

大腸癌に対する化学療法に関して以前はあまり効果が期待できないという印象が強かった。しかし投与方法やbiochemical modurationに代表されるcombination chemotherapyの工夫，近年の新規抗癌剤の開発などにより腫瘍縮小効果ばかりでなく，生存期間の延長やQOLの改善

も認められるようになった。これらは欧米を中心とした無作為比較試験によって有効性が証明されつつある。

1．術後補助化学療法

大腸癌に対する術後補助化学療法は，1990年にMoertel[5]が結腸癌について5-FU/levamisole（Lev）が手術単独群より優れていることを初めて示した。その後5-FU/leucovorin（LV）など様々なregimenが試みられ，いずれも手術単独群に比し生存率の向上を認めた。ヨーロッパにおいてはLevとLVのいずれが5-FUのmoduratorとして優れているかという点についていくつかのstudyにより検討が行われた。1999年，NSABP C-04[6]において，5-FU/Lev，5-FU/LV（RPMI regimen），5-FU/LV/Levの3群の比較検討が行われたが，5-FU/LVが5-FU/Levに比しDFS（無再発生存率）において有意に優れた効果を示した。しかし5-FU/LVへのLevの上乗せ効果は認められなかった。さらに2001年のAGO[7]からの報告では，5-FU/LVと5-FU/Levの12カ月投与の比較で前者が有意に優れており，5-FU/LV 6カ月投与と5-FU/Lev 12カ月投与はほぼ同等の効果であることを報告した。5-FU/LVの投与法の比較については，イギリスのQUASARグループ[8]が低用量LV群（l-LV 25 mg/m^2）と高用量群（l-LV 175 mg/m^2）の比較検討が行われたがl-LVの投与量による効果の差はないことを報告した。これらphaseⅢの結果を受けて，現在ヨーロッパにおいてはstageⅢ結腸癌に対する術後補助化学療法としては5-FU/LVの6カ月投与が標準となっている。

stageⅡ結腸癌については，手術単独においても5年生存率が80％と良好なこともあり，術後補助化学療法が必要かどうかについては議論が続いており現在まで確立したregimenはない。1999年IMPACT B2[9]によるメタアナリシスの結果が報告された。stageⅡ（Dukes B）結腸癌における5-FU/LV群と手術単独群の比較において5年生存率において有意差は認められなかった。

2．切除不能進行，再発大腸癌に対する化学療法

切除不能進行，再発大腸癌に対する化学療法の有用性に関しては，1993年，Scheithauerら[10]が報告している。化学療法群（5FU/LV/CDDP）と無治療群（best supportive care：BSC）のRCTにおいて，生存期間中央値は化学療法群11.0カ月，BSC群5.0カ月であり生存期間が延長することが示された。使用される薬剤は，key drugである5-fluorouracil（5FU）を中心に，biochemical modulatorとしてleucovorin（LV），5FUと交叉耐性をもたない新規抗癌剤として，DNA修復酵素であるtopoisomeraseⅠ阻害剤であるIrinotecan（CPT-11），新規プラチナ製剤であるOxaliplatin（l-OHP）などがある。また以前はEBMが乏しいという理由で欧米ではほとんど用いられなかった経口フッ化ピリミジン系薬剤が効果，安全性，経済性の面から見直され，UFT，S-1，capecitabineなどが有力な候補として5-FUに変わる薬剤として注目されている。新規抗癌剤として最近大きな潮流となりつつあるのが分子標的薬剤である。EGFRに対するモノクローナル抗体であるCetuximabやVEGFに対するモノクローナル抗体であるbevacizumabが最も有力視されている。2003年ASCOにてHurwitzら[11]がbevacizumabに関する報告を行い注目を浴びている。転移性大腸癌初回治療例925例に対し，IFL（CPT-11/5-FU/LV）+placebo群，IFL+bevacizumub群，5-FU/LV+bevacizumub群の3群によるphaseⅢである。bevacizumub併用群はplacebo群に対し生存期間中央値で20.3カ月 vs 15.6カ月，RRで45％ vs 35％でいずれも併用群で優れた結果を示した。このように現時点ではこれらモノクローナル抗体に代表される分子標的薬は単剤ではなく併用薬として既存regimenへの上乗せ効果が期待される薬剤である。

～病理診断の位置付け～

大腸癌に対する化学療法については，現在biochemical modulation（BCM）の理論に基づいた5-FUを中心とした治療法が主体である。BCM理論においては5-FUの代謝経路の

thymidine synthase（TS）と dihydropyrimidine dehydrogenase（DPD）が重要な key enzyme として知られている。TS はピリミジン合成の律速酵素であり，TS 活性が 5-FU 系薬剤の効果予測因子であると同時に，TS 高活性を示す腫瘍は予後が悪いという報告も見られる[12]。また DPD は 5-FU の不活化酵素であり，腫瘍内 DPD 濃度が高いと 5-FU の抗腫瘍効果が低いと報告されている[13]。したがって DPD を阻害することで抗腫瘍効果を高めることが可能と考えられている。TS, DPD 活性は新鮮凍結標本約 500 mg を用いて蛋白活性を測定するのが一般的であるが，病理組織学的に免疫染色を行い染色領域と染色強度から scoring することも可能である。この方法を用いれば術前生検標本のような少量の検体でも活性を測定することが可能であり，術前に補助化学療法の効果予測が可能であるばかりでなく，再発や切除不能病変に対しての化学療法をより効果的に行うことができる。また薬剤耐性に関わる因子の一つとして，銅の膜輸送体である Cooper-tarnsporting P-Type Adenosine Triphosphatase（ATP7B）が最近注目されている。in vitro ではシスプラチンの耐性に関与すると報告されているが，大腸癌，肝癌[14]，食道癌[15]，胃癌[16]，卵巣癌など各種癌において免疫染色で発現が確認されており，卵巣癌[17]，食道癌の陽性例ではシスプラチン治療抵抗性を示すことが報告されている。このようにあらたな標的分子の検索と同定によってより効果的な癌化学療法の確立が可能になるばかりでなく，新規分子標的治療法の開発[18]にも寄与するものと考える。

C．放射線療法

大腸癌に対する放射線療法の意義は，主として進行直腸癌に対する術前，術後の補助療法である。

術前照射と術後照射どちらが優れているかに関する検討は，1993 年 Frykholm ら[19]による RCT によって報告された。471 例を対象に，術前照射群（25.5 Gy/5fractions）と術後照射群（60 Gy/7～8 weeks）に分けて検討した結果，局所再発率は 12% vs 22%と有意に（p=0.02）術前照射群が優れていたが，overall survival では差が認められなかった。合併症に関しても腸閉塞などの長期合併症が術後照射群に多いという結果であった。

術前照射に関しては 1975～1997 年まで 10 を超える RCT が報告された。このうち 4 つの RCT では局所再発率，生存率において照射群と非照射群との間に差がなかったと報告しているが，それ以外の RCT では生存率に差はないが局所再発は有意に抑制するという結果であった。また Camma ら[20]が 2000 年に 14 の RCT を metaanalysis した結果を報告した。6426 例を対象とした解析において局所再発率，生存率ともに照射群において有意に良好であったと報告している。しかし翌 2001 年，Colorectal Cancer Colaborative Group（CCCG）[21]が同様に 14 の RCT を metaanalysis しているが，局所再発率は照射群で有意に低かったが（12.5%に対し非照射群では 22.2%，p=0.00001），生存率においては差がないと報告した。なお単独の RCT で，照射群における局所再発率および生存率の向上を認めたのは，1997 年 Swedish Rectal Cancer Trial（SRCT）[22]のみであり，これによれば局所再発率は照射群 11%，非照射群 27%（p＜0.004），5 年生存率は照射群 58%，非照射群 48%（p＜0.04）であった。照射方法は 1990 年までは一回照射量 2 Gy 前後を 10～18 回照射する方法が一般的であったが，1999 年以降は一回照射量 5 Gy，4～5 回照射という短期照射法が主流となっている。当科においては術前 MP 以深と診断した下部直腸癌に対しては局所制御の目的で SRCT の regimen で術前放射線療法を施行している。照射後約 2～3 週間のインターバルをおき，この間に治療効果の判定を行い手術に臨んでいる。

併用療法としての化学療法，温熱療法に関する効果については現在まで大規模な RCT は行われておらず，今後の課題と言える。

～病理診断の位置付け～

大腸癌取り扱い規約によれば放射線治療に限

らず，化学療法においても治療効果の判定に病理組織学的所見が必要である．評価には癌細胞が治療により修飾され bizarre cell として認められたり，癌が消失しその部位が fibrosis に置換される現象をもとに判定される．癌が消失した場合は問題がないが，bizarre cell に変性している場合，それが真に癌細胞としての viability が失われたことになるかどうかは疑問が残る場合がある．今後，新しい染色法や分子生物学的手法などによって証明されることが期待される．また放射線治療による治療効果は主にDNA ダメージによるアポトーシスによってもたらされるため，アポトーシス関連遺伝子である p53, p21 が感受性予測因子となる可能性が報告されている．組織学的因子としては，p53, p21, Ki67, アポトーシス，PCNA などが有力視されており，特に術前放射線療法においては効果予測として，生検組織による p53, p21 の免疫染色やアポトーシスの検出が有用と報告されている．

D．遺伝子療法

大腸癌の約 70％は局所に限局し，治癒切除された場合は良好な成績が得られている．しかし術後再発をきたす，あるいは診断時すでに切除不能となっているものがあることも事実である．これらに対しては化学療法あるいは放射線療法，免疫療法を組み合わせた集学的治療が行われるが，一定の縮小あるいは延命効果が得られても根治に導くことはきわめて困難なのが現状である．"全ての癌は遺伝子の異常によって生じる病気である"この基本的概念をもとに癌細胞に治療用の遺伝子を導入することによって根本的治療を目指すのが遺伝子治療である．現在世界で行われている遺伝子治療は機序別に免疫遺伝子療法，癌抑制遺伝子療法，自殺遺伝子療法，血管新生抑制療法の 4 つに大別されるが免疫遺伝子療法と癌抑制遺伝子療法で全体の約 8 割を占める．

1．免疫遺伝子療法

遺伝子導入によって癌免疫の増強を計る治療法である．大別すると 1）Th1 免疫反応の増強を目的とし抗原提示細胞である樹状細胞に *ex vivo* で CEA などの癌抗原ペプチドや RNA をパルスし皮内，静脈内，局所注入する方法，2）生体内に直接投与するペプチドワクチン，DNA ワクチンがある．1）では大腸癌肝転移に対しアデノウィルスをベクターとして IL-12 遺伝子を US ガイド下に転移巣に局注する phase I が進行中である[23]．2）では CEA 発現切除不能癌に対し CEA 遺伝子と B7.1 遺伝子をポックスウィルスに搭載し皮内注する DNA ワクチンの phase II が行われている[24]．当科においては 1）としては切除不能あるいは転移性消化器癌に対し，TNF-α にて maturation させた樹状細胞に CEA-A24, A2, HER2, MUC-1 など複数の peptide をパルスしこれを皮下投与する regimen を施行しており，最近ではこれに化学療法を加える combination therapy により効果増強を計っている[25]．これら免疫遺伝子療法は現在行われている遺伝子治療の約 6 割を占める方法である．

2．癌抑制遺伝子療法

大腸癌は adenoma-carcinoma sequence や *de novo* など発癌経路の解明が進んでいる癌の一つである．これら発癌経路の中で様々な遺伝子異常が多段階に蓄積し，発癌，進展を促進している．大腸癌発癌，進展の中で最も高頻度（60〜70％）に異常が認められる遺伝子が癌抑制遺伝子である p53 である．正常 p53 蛋白はアポトーシスを誘導し異常細胞を排除する働きがあるが，遺伝子変異により癌細胞の無秩序な増殖を引き起こすとされている．p53 を用いた遺伝子治療としては大腸癌肝転移に対し正常 p53 を搭載したアデノウィルスベクター（SCH58500）を肝動注する phase I, II が終了している[26]．また大腸癌肝転移に対し p53 転写制御因子の転写標的である cyclin G1 の dominant negative gene を搭載したレトロウィルスを肝動注する phase I が進行中である．これら大腸癌に対する遺伝子治療は，主に肝転移巣を中心に全世界で

すでに20〜30のプロトコールが行われているが，まだ著効例は少ない。理由は対象となる癌細胞すべてに遺伝子を導入できないという点に尽きる。現在癌特異的で導入効率の高いベクターの開発が行われているが，同時に，発癌や癌免疫のメカニズムの解明が重要であり，これらを基にした安全なプロトコールによる臨床研究が進展することを期待する。

〜病理診断の位置づけ〜

現時点で遺伝子治療と病理診断の間に明確な関連は見出せないが，将来遺伝子治療の臨床応用が進めば，治療効果の判定や効果予測という点において，病理診断が重要な役割を果たすものと考える。

まとめ

大腸癌に限らず，癌治療におけるEBMが重要視されるようになった現在，エビデンスに基づく治療のガイドライン化が必要な時代となりつつある。しかし進行大腸癌の治療は本稿で紹介した手術，化学療法，放射線治療，遺伝子治療など多岐にわたり，宿主の状態や進行度，あるいは癌の個性に応じたテーラーメイド治療が求められていることもまた現実である。プロテオーム解析を基盤とした研究が進歩する一方，stage分類はもとより，病変の悪性度の判定や，治療効果の病理組織学的判定や効果予測などに関する病理組織診断の役割はまだまだ大きい。今後はこれらの症例に関する膨大なデータから個別に治療戦略を構築し実践することが重要と考える。

文　献

1) Turnbull RB Jr, Kyle K, Watson FR, Spratt J：Cancer of colon：the influence of the no-touch isolation technique on survival rates. Ann Surg 166：420-427, 1967
2) 渡邊昌彦，長谷川博俊，馬場秀雄，他：大腸切除後の再建術　腹腔鏡下大腸切除後の再建術．消化器外科 25（1）：51-56, 2002
3) 野正道，森武生：QOL改善を目指した治療戦略（1）自律神経温存術と排尿，性機能維持．臨床消化器内科 15（12）：1607-1613, 2000
4) 大腸癌研究会（編）：大腸癌取り扱い規約，改訂第6版，金原出版，1998
5) Moertel CG, et al：Levamisole and fluorouracil for adjuvant therapy of resected colon carcinoma. N Engl J Med 322：352-358, 1990
6) Wolmark N, et al：Clinical trial to assess the relative efficacy of fluorouracil and leucovorin, fluorouracil and levamisole, and fluorouracil, leucovorin, and levamisole in patients with Dukes' B and C carcinoma of the colon：results from National Surgical Adjuvant Breast and Bowel Project C-04. J Clin Oncol 17：3553-3559, 1999
7) Porschen R, et al：Fluorouracil plus leucovorin as effective adjuvant chemotherapy in curatively resected stage III colon cancer：results of the trial adjCCA-01. J Clin Oncol 19：1787-1794, 2001
8) QUASER Collaborative Group：Comparison of fluorouracil with additional levamisole, higher-dose folinic acid, or both, as adjuvant chemotherapy for colorectal cancer：a randomized trial. Lancet 355：1588-1596, 2000
9) International Multicentre Pooled Analysis of B2 Colon Cancer Trials（IMPACT B2）investigators：Efficacy of adjuvant fluorouracil and folinic acid in B2 colon cancer. J Clin Oncol 17：1356-1363, 1999
10) Scheithauer W, et al：Randomised comparison of combination chemotherapy plus supportive care with supportive care alone in patients wth metastatic colorectal cancer. BMJ 306：752-755, 1993
11) Hurwitz H, et al：Bevacizumub（a monoclonal antibody to vascular endothelial growth factor）prolongs survival in first-line colorectal cancer（CRC）：Results of a phase III trial of bevacizumub in combination with bolus IFL（irinotecan, 5-fluorouracil, leucovorin）as first line therapy in subjects with metastatic CRC. Proc Am Soc Clin Oncol 22：2003（abstr 3646）
12) Peters GJ, et al：Thymidylate synthase from untreated human colorectal cancer and colonic mucosa：Enzyme activity and inhibition by 5-fluoro-2´-deoxy-uridine-5´-monophosphate. Eur J Cancer 27：263-267. 1991
13) Spears CP, et al：*In vivo* kinetics of tymidylate

synthetase in cells exposed to 5-fluorouracil-sensitive and resistant murine colon adenocarcinomas. Cancer Res 42：450-456, 1982
14) Sugeno H, et al：Expression of cooper-transporting P-type adenosine triphosphatase (ATP7B) in human hepatocellular carcinoma. Anticancer Res 24：1045-1048, 2004
15) Higashimoto M, et al：Expression of cooper-transporting P-type adenosine triphosphatase in human esophageal carcinoma. Int J Mol Med 11：337-341, 2003
16) Ohbu M, et al：Cooper-transporting P-type adenosine triphosphatase (ATP7B) is expressed in human gastric carcinoma. Cancer Lett 189：33-38, 2003
17) Nakayama K, et al：Cooper-transeporting P-type adenosine triphosphatase (ATP7B) as a cisplatine based chemoresistance marker in ovarian carcinoma：comparative analysis with expression of MDR1, MPR1, MPR2, LRP and BCRP. Int J Cancer 101：488-495, 2002
18) 竹林勇二, 管崎敦子, 東本昌之, 他：消化器癌における新しい分子標的治療法開発の実際―膜輸送体ATP7Bの選択から阻害剤の開発まで―. 日本消化器病会誌 101：18-26, 2004
19) Frykholm GJ, et al：Preoperative or postoperative irradiation in adenocarcinoma of the rectum：final treatment results of a randomized trial and an evaluation of late secondary effects. Dis Colon Rectum 36：564-572, 1993
20) Camma C, et al：Preoperative radiotherapy for resectable rectal cancer：a meta-analysis. JAMA 284：1008-1015, 2000
21) Colorectal Cancer Collaborative Group：Adjuvant radiotherapy for rectal cancer：a systematic overview of 8507 patients from 22 randomized trials. Lancet 358：1291-1304, 2001
22) Swedish Rectal Cancer Trial：Improved survival with preoperative radiotherapy in resectable rectal cancer. N Engl J Med 336：980-987, 1997
23) http://www.clinicaltrials.gov/
24) von Mehren M, et al：Pilot study of dual gene recombinant avipox vaccine containing both carcinoembryonic antigen (CEA) and B7.1 tarnsgenes in patients with recurrent CEA-expressing adenocarcinomas. Clin Cancer Res 6：2219-2228, 2000
25) 金沢匡司, 森弥生, 吉原和恵, 他：高度進行癌症例に対する樹状細胞療法と抗癌剤の併用についての検討. 癌と化療 30 (11)：1655-1660, 2003
26) Reid T, et al：Intravascular adenovirus agents in cancer patients：Lessons from clinical trials. Cancer Gene Ther 9：979-986, 2002

〔大木進司, 関川浩司, 竹之下誠一〕

大腸疾患

2 大腸 EMR における現状─ESD との比較を念頭において

はじめに

近年，大腸内視鏡検査における内視鏡治療は，Laterally spreading tumor（LST）[1]の報告により，大きく変貌してきた。これらは，大きく扁平であり切除手技的にも難しい腫瘍であるからである。従来行われてきたスネアによる EMR も，スネアの改良，局注液の工夫などにより技術的に飛躍的に向上してきた[2,3]。一方で，従来の EMR 手技に変わって，IT ナイフ・フックナイフ・フレックスナイフなどで粘膜剥離し切除を行う Endoscopic submucosal dissection（ESD）が，徐々に大腸でも行われるようになってきた[4〜6]。ESD の手技は，大きい病変も一括で切除可能である反面，技術的難易度・安全面などでまだまだ多くの課題を残しており，現在議論も絶えない。本稿では，我々がこれまで標準的に行ってきた大腸 EMR の現状を示し，ESD との比較を念頭にいれて，分割切除はどこまで可能か，一括切除が可能な病変はどのような病変か，EMR のメリットとデメリットは何か，などに関して検討を行った。

1．大腸 EMR の分割切除と遺残再発の検討

大腸の EMR に関して，とくに LST のように大きくて切除が難しい病変に遭遇したとき，第一の目標は病変をいかに確実に遺残なく切除し，可能な限り一括でとりうるかである。スネアで行う EMR では，一定の大きさ以上の病変は，穿孔の危険から分割切除にならざるを得ない。

大腸 EMR の現状を確認するため，表面型腫瘍の EMR における分割切除の割合と遺残再発の状態を検討した（表1）。対象病変は，1995年 6 月から 2003 年 8 月までに，順天堂大学消化器内科で EMR が行われた 10 mm 以上の表面型腫瘍 291 病変（sm2 以深癌は除く）である。

表1 10 mm 以上表面型腫瘍 EMR─大きさ別分割切除率と遺残再発率

	10〜	15〜	20〜	25〜	30〜	35〜	40〜mm
分割切除率	29/151 (19.2)	27/65 (41.5)	24/43 (55.8)	5/8 (62.5)	9/13 (69.2)	7/7 (100)	4/4 (100)
遺残再発率	4/151 (2.6)	7/65 (10.8)	13/43 (30.2)	2/8 (25.0)	3/13 (23.1)	3/7 (42.9)	2/4 (50.0)

（ ）：%，1995.6〜2003.8，
Dept of Gastroenterology, Juntendo Univ

表2 10 mm 以上表面型腫瘍 EMR─部位別分割切除率と遺残再発率

	R	S	D	T	A	C
分割切除率	16/42 (38.1)	18/44 (40.9)	3/22 (13.6)	34/90 (37.8)	21/58 (36.2)	13/35 (37.1)
遺残再発率	7/42 (16.7)	5/44 (11.4)	0/22 (0)	9/90 (10.0)	9/58 (15.5)	4/35 (11.4)
病変平均径 (mm)	18.3	15.9	13.3	15.1	17.3	16.8

（ ）：%，1995.6〜2003.8，
Dept of Gastroenterology, Juntendo Univ

遺残再発（－）257 病変（88.3%）
（平均径 15.3 mm，分割切除率 30.7%，平均分割数 1.6 回）

遺残再発（＋）34 病変（11.7%）
（平均径 23.3 mm，分割切除率 76.5%，平均分割数 4.6 回）
→ 32 病変：その後の内視鏡治療で消失
　2 病変：外科的手術（0.7%）
→ A/C 20 mm ひだ裏の顆粒型 LST
　T/C 25 mm 屈曲部の顆粒型 LST

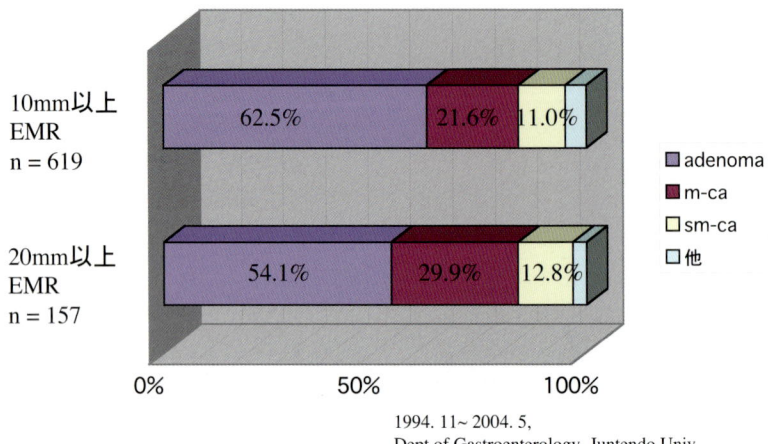

図 1　10 mm 以上表面型腫瘍 EMR—291 病変（adenoma218，m-ca60，sm1-ca13）
（ ）：%，1995.6〜2003.8,
Dept of Gastroenterology, Juntendo Univ

1994. 11~ 2004. 5,
Dept of Gastroenterology, Juntendo Univ

図 2　EMR 病変の組織型

内訳は肉眼型は，LST を含むⅡa 285 病変，Ⅱa＋Ⅱc 3 病変，Ⅱc＋Ⅱa 3 病変，病理学的には腺腫 218 病変，m 癌 60 病変，sm1 癌 13 病変である。

表 1 に，大きさ別 EMR 分割切除と遺残再発の割合を示す。これによると，分割切除と遺残再発の割合はいずれも病変の大きさの増大とともに徐々に増えている。特に 20 mm を越えると分割切除の割合は半数を超え，遺残再発の割合も急に増大する。つまり EMR では，20〜25 mm 前後までの病変が手技的には一括切除の可能病変群であるといえる。

部位別検討では，遺残再発は直腸・S 状結腸と上行結腸・盲腸に多く，これはこれらの部位に大きい病変が多くひだが深いことにより EMR 手技がやや難しいことに起因するのかもしれない（表 2）。また，下行結腸に分割切除病変と遺残再発が少ないのは，小さい病変が多いことと，屈曲が少ないことによるのかもしれない。

さて，291 病変の EMR のうち遺残再発のあったのは 34 病変（11.7%）であった（図 1）。再発群は平均径は 23.3 mm で，非再発群の 15.3 mm に比べて有意に大きく（$p<0.0001$），分割切除された病変の割合も 76.5%（26/34）と非再発群の 30.7%（79/257）に比べて有意に高かった（$p<0.0001$）。また，平均分割切除数は，再発群で 4.6 回，非再発群で 1.6 回であった。これらより，遺残再発は，大きい病変で，多くの回数で分割切除された病変ほど，多いことが明確である。

遺残再発のあった 34 病変のなかで最終的に手術に至ったのはわずか 2 病変（0.7%）で，他の 32 病変はいずれも再発後の再度の内視鏡切

穿孔　2 例				
Ra	24 mm	LSTG	一括 EMR	保存的に経過観察
C	29 mm	LSTG	一括 EMR	Operation

全 EMR 1461 病変　　　2/1461（0.1％）

10 mm 以上 637 病変　　2/637　（0.3％）

20 mm 以上 159 病変　　2/159　（1.3％）

図 3　EMR の合併症
1994.11〜2004.5,
Dept of Gastroenterology, Juntendo Univ

Video の見直しによる計測
局注針の穿刺から最終処置までの時間

1 症例平均―約 16 分

図 4　EMR に要する時間の検討―20 mm 以上の LST の EMR 44 例

除でいずれも消失している。この手術に至った症例は，上行結腸ひだ裏の 20 mm 顆粒型 LST（高度異型腺腫）と横行結腸屈曲部の 25 mm 顆粒型 LST（高度異型腺腫）であった。

このように，遺残再発の見地からは大きい病変では，できるだけ少ない分割数で切除する EMR が必要になる。しかし，臨床的には遺残再発をおこしても，ほとんどの症例でその後の内視鏡切除で病変は消失しうるため，大腸 EMR に関しては sm1 までの深達度の大きい病変でも分割切除であっても確実に行われていれば根治可能と考えられる。

今回の検討では，EMR の対象病変となった 10 mm 以上の 291 病変の表面型腫瘍のうち腺腫が 218 病変 74.9％も含まれていた。そこで，過去 10 年間の当科での 10 mm 以上の全 EMR の組織型の検討を行なった（図 2）。これによると，10 mm 以上の全 EMR 619 病変のうち，62.5％が腺腫であった。20 mm 以上の 157 病変を取り上げても，腺腫は 54.1％もあった。このことから，日常行われている大腸 EMR 病変の多くは腺腫がターゲットになっており，遺残再発をおこしても，ほとんどの症例でその後の内視鏡治療で対応可能であるということが判明した。

2．大腸 EMR の合併症

当科における大腸 EMR の最大の合併症である穿孔に関して検討を行った（図 3）。過去 10 年間での明らかな穿孔をおこした病変は 2 病変で，直腸の 24 mm の顆粒型 LST と盲腸の 29 mm の顆粒型 LST，いずれも一括切除の EMR の際に穿孔を併発した。1 例は保存的に経過，1 例は外科的手術を行った。穿孔した 2 例の頻度は，全 EMR 1461 病変に対して 0.1％，10 mm 以上の 637 病変に対しては 0.3％，20 mm 以上の 159 病変に対しては 1.3％であった。このことは，現状で大腸の ESD の穿孔の高い頻度を考えると，EMR はきわめて安全な処置と思われる。

3．大腸 EMR の切除時間

スネアによる大腸 EMR の切除に要する時間を計測した。対象は 20 mm 以上の LST 44 病変である。20 mm 以上の LST になると当然分割切除の比率が多くなる。計測方法は，ビデオの見直しにより，局注針の穿刺から最終処置の完了時までの時間を計測した。44 病変の EMR 処置の平均時間は 16 分であり，分割などの時間を考慮しても比較的短い時間で処置が行われていることがわかった（図 4）。

4．大腸 EMR にかかるコスト（図 5）

今回，大腸 EMR と ESD にかかるコストを調べた。現時点では，ESD としては保険点数はなく，EMR として大腸癌として 6740 点が認められている。局注液 20 ml のコストは，生理食塩水は 64 円，グリセオール 35 円，4 倍希釈ヒアルロン酸ナトリウム 3500 円。ディスポーザブル局注針は，オリンパス社製 5500 円，ボストン・サイエンティフィック社製 6100 円，クリニカル・サプライ社製 7900 円。ディスポーザブルスネアは，オリンパス社製 3000 円，ボストン・サイエンティフィック社製 5000 円。一方，ESD 処置具は，IT ナイフ 35000 円，フックナイフ 30000 円，フレックスナイフ 13500 円であった。現時点では，EMR にかかるコストは，ESD より明らかに安いが，これは保険点数

大腸癌 EMR の保険点数—6740 点
1，局注液（20 ml）—生理食塩水 64 円，グリセオール 35 円，4 倍希釈ヒアルロン酸 3500 円
2，ディスポーザブル局注針—5500 円（オリンパス），6010 円（ボストン），7900 円（クリニカルサプライ）
3，ディスポーザブルスネア—3000 円（オリンパス），5000 円（ボストン）
4，ESD 処置具—IT ナイフ 35000 円，フックナイフ 30000 円，フレックスナイフ 13500 円

図 5　EMR や ESD にかかるコスト

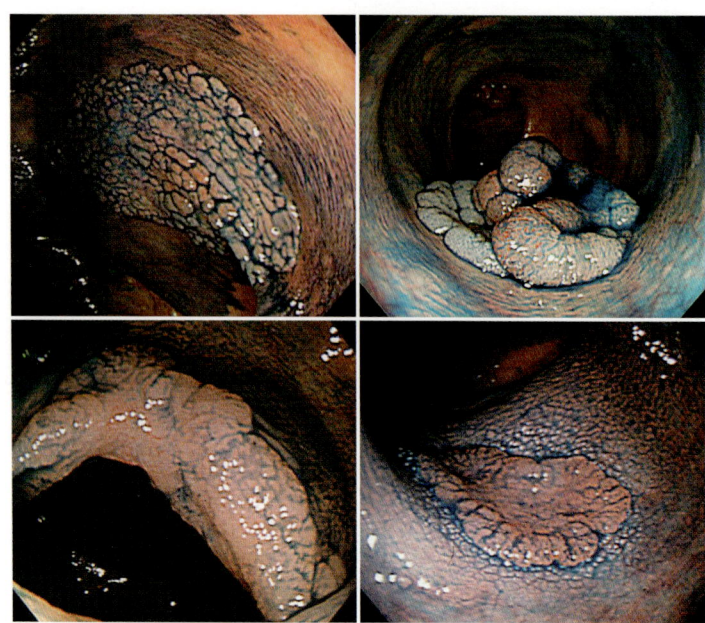

図 6

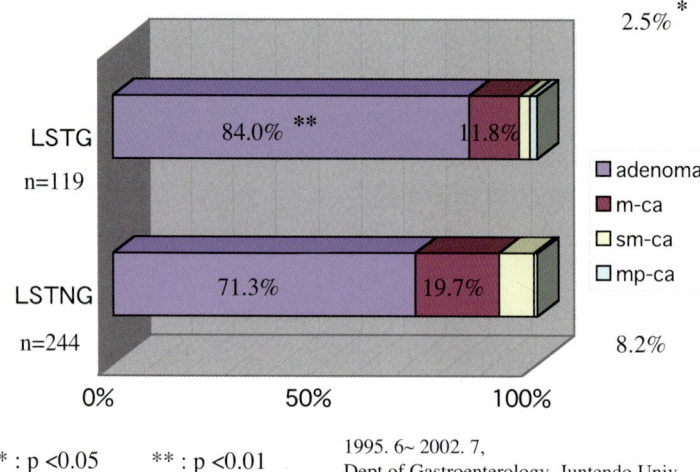

* : p <0.05　　** : p <0.01　　1995. 6〜 2002. 7,
Dept of Gastroenterology, Juntendo Univ

図 7　LST 病変の病理組織診断

などの改正などで情勢は変化するであろう。

5．LST の内視鏡切除に対する病理組織学的戦略

　大腸における EMR や ESD を考えた場合，多

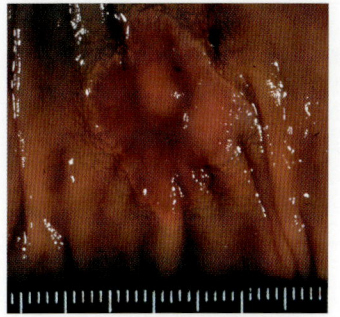

LSTG	1 / 7 (14.3%)
LSTNG	5 / 20 (25.0%)

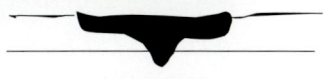
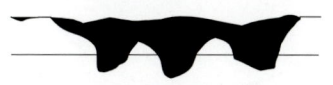

Mono-focal invasion　　**Multi-focal invasion**

図8　LST sm ca—multi-focal invasion した病変の割合

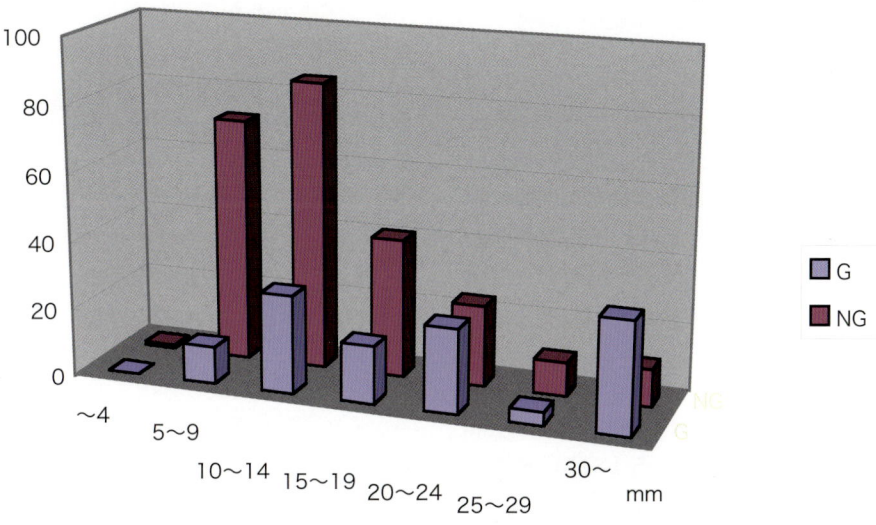

図9　LSTG と NG—大きさ別症例数

くの意味でターゲットになる病変は，LST である。LST には，図6のごとく扁平で顆粒を有する顆粒型（granular type，以下 LSTG）と，辺縁に花弁様はみだし構造を認め顆粒を有さない非顆粒型（non-granular type，以下 LSTNG）がある[1]。LST の内視鏡的切除を行う場合，これら LSTG と LSTNG の病理組織学的相違を考えて，戦略をたてる必要がある。

図7に LSTG 119病変と LSTNG 244病変の組織学的違いを示す。LSTG では腺腫が全体の84％であったのに対して，LSTNG では71.3％と有意に少なかった（p＜0.01）。一方，LSTNG では，sm 癌が8.2％であり，LSTG の2.5％に対して有意に多かった（p＜0.05）。さらに，LST の sm 癌27病変に関して，組織学的に sm 浸潤の様式を mono-focal invasion と multi-focal invasion に分けて，その浸潤様式の違いを検討した（図8）。その結果 multi-focal invasion した病変の割合が LSTG で14.3％であったのに対して，LSTNG では25％あった。すなわち，LSTNG は，LSTG に対して sm 癌が多く，その浸潤様式は multi-focal invasion の病変が多い

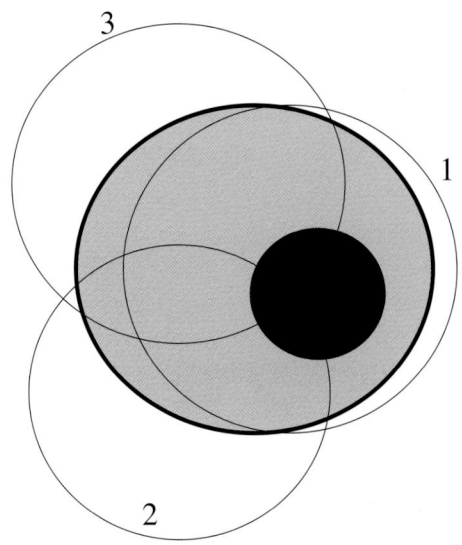

図10　EMR 分割切除の手順
黒色部が悪性度が高いと疑われる部位（腺腫内癌の癌部や sm 浸潤部），1，2，3 の順で悪性度が高い部より計画的に分割切除を行う．

	EMR	ESD
技術的難易度	易	難
大きい病変の一括切除率	低い	高い
大きい病変の遺残再発率	高い	低い
切除に要する時間	短い	長い
穿孔の頻度	低い	高い
必要器具のコスト	安い	高い
標準化への可能性	高い	低い

図11　EMR と ESD の比較

ということから，とくに 20 mm を越えた病変は分割より一括で切除し，組織学的に切除標本を検討する必要があると考えられる．しかし，LSTNG は図 9 のごとく 20 mm 前後から症例数は減少するという事実がある．このことは，阿部らの LSTNG は 20〜30 mm 前後で進行癌に発育していく可能性が高いという報告に裏付けられている[7]．実際の臨床の現場では，30 mm 以上の内視鏡切除の適応のある LSTNG に遭遇する機会は少ないであろうと考える．

一方，LSTG は，sm 癌は少なく，mono-focal invasion の病変が多いため，積極的に分割切除を行っていっていいと思われる．その場合，図10 のように癌や sm 浸潤を疑う部位から確実に切除を行い，残りの部位を計画的に分割切除していくのがよいと考えられる．

6．EMR と ESD，そして EMR の限界点

図 11 に現時点での，EMR と ESD の比較を示す．これまで述べてきたように，EMR は，ESD に比べて，技術的にやさしく，安全で，コストも安く，標準化医療としての可能性をもっている．しかも，大きい病変で分割切除となり，遺残再発をおこしても内視鏡的治療で消失し，LST のような病変も病理組織学的に治療戦略を立てて治療していくことで切除可能である．

しかし，EMR の限界も考慮しなければならない．図 11 に 20 mm 以上の LST 64 病変のEMR における分割切除数の結果を示す．これによると，78％の症例で 5 分割以内で切除されていることがわかる．しかし，一方で 10 分割以上の症例が 7 例，11％認めるのも事実である．EMR も，局注液やスネアの工夫や改良により，技術的にも格段の進歩をとげているが，約 1 割が 10 分割以上の切除となる場合があることも直視し，更なる手技の改良や工夫が望まれる．

現在，ESD は内視鏡治療学として体系化されるような勢いである．より安全で簡便な ESD の技術が開発される日も遠くないかもしれない．しかし，EMR も素晴らしい治療手技である．その EMR 手技でさえ標準化医療として確実に普及しているとはいえない現状もある．EMR がより安全で確実な内視鏡治療手技として，普及していくことを切望している．

7．症　例（図 13）

43 歳女性．大腸内視鏡検査で，上行結腸に 4 cm 前後の顆粒型 LST 病変を認めた．ひだにまたがる病変であったため，スコープを反転し口側に十分量の局注液を注入し，口側の病変部の切除後，スコープを肛門側に戻して肛門側の残存病変部を切除を行った．

おわりに

大腸 EMR に関して，ESD との比較を念頭にいれて，EMR の現状と治療戦略に関して述べた．EMR は，技術的にやさしく，安全で，コ

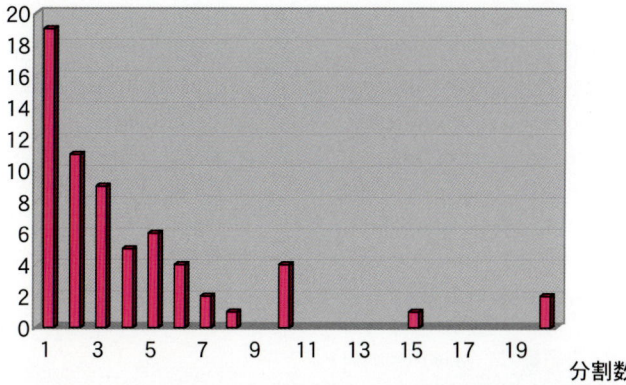

図12 20 mm 以上 LST の EMR64 例—分割切除数の検討

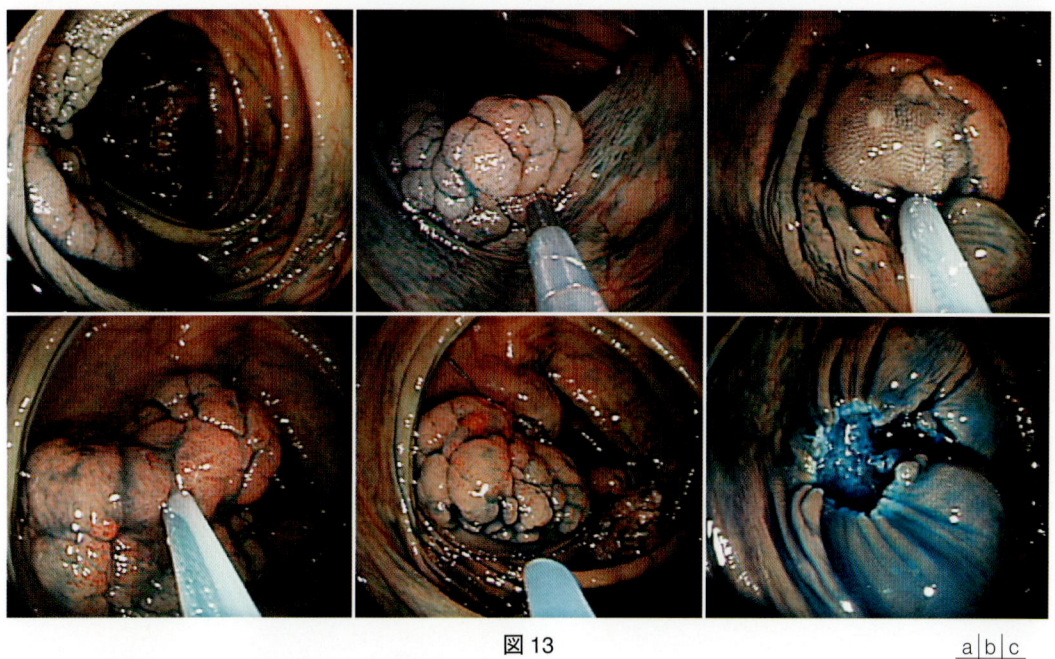

図13

| a | b | c |
| d | e | f |

a．上行結腸のひだにまたがる 42 mm 顆粒型 LST
b．スコープを反転して病変の口側に局注液を注入する。
c．病変口側の十分な膨隆を確認して，スネアリングして病変を切除していく。
d．スコープの反転を解除して，病変肛門側への局注後，肛門側の病変残存部を切除していく。
e．さらに肛門側の病変残存部を切除する。
f．病変の遺残がないか十分に切除面を観察する。病変は計 3 分割で切除された。病理診断は tubulovillous adenoma with severe atypia であった。

ストも安く，標準化医療としての重要性が確認された。一方，ESD は，EMR の限界も考慮したうえで，今後その適応病変を明確にしていくことが重要と考えられた。

文献

1) 寺井毅，今井靖，二瓶英人，他：LST の臨床的意義—臨床病理学的検討からみたその特殊性．早期大腸癌 2：505-516, 1998
2) Yamamoto H, Yube T, Isoda N, et al：A novel method of endoscopic mucosal resection using sodium hyaluronate. Gastrointest Endosc 50：251-256, 1999
3) 寺井毅，阿部哲史，別府加寿子，他：内視鏡切

除技術の進歩,スネアリングの技術工夫-大腸EMRにおける分割切除法の現状と技術的工夫.早期大腸癌 7:525-530,2003
4) Gotoda T, Kondo H, Ono H, et al：A new endoscopic mucosal resection procedure using an insulation-tipped electrosurgical knife for rectal flat lesions：report of two cases. Gastrointest Endosc 50：560-563, 1999
5) 山本博徳,川田浩,砂田圭二郎：先端細径透明フード,ヒアルロン酸ナトリウム局注を併用した内視鏡的粘膜切除術剥離法.Gastroenterol Endosc 44(Suppl. 1)：413, 2002
6) 矢作直久,藤城光弘,小俣政男：上下部消化管の大型病変に対する cutting EMR による一括切除の工夫.Gastroenterol Endosc 44(Suppl. 1)：414, 2002
7) 阿部哲史,寺井毅,坂本直人,他：LST由来進行癌の臨床病理学的特徴—とくに LST non-granular type(LST-NG)の自然史を巡って.早期大腸癌 7：129-137, 2003

〔寺井毅,阿部哲史,佐藤信紘〕

大腸疾患

3 大腸早期癌の内視鏡治療とリンパ節転移予測における病理診断の精度
大腸癌研究会 sm 癌取扱いプロジェクト研究委員会からの解析から

はじめに

近年の内視鏡的粘膜切除術の普及により大腸早期癌のうち，リンパ節転移がないとされる m 癌はもとより，sm 癌の一部にも内視鏡治療の適応拡大がなされてきた。sm 癌では，約10％[1,2]にリンパ節転移が認められるため，内視鏡切除標本の病理学的所見で根治度判定が行われる。

大腸 sm 癌の内視鏡切除後のリンパ節郭清を伴う追加腸切除に関しては，「大腸癌取り扱い規約（第6版）」[3]に記載されている。すなわち，次の1項目以上の存在を認めるとき，リンパ節転移の頻度が高いとされている。

1．明らかな脈管内癌浸潤
2．低分化腺癌あるいは未分化癌
3．断端近傍までの massive な癌浸潤

しかし，これらの危険因子に沿って追加腸切除を施行しても約10％[1,2]にしかリンパ節転移を認めず，さらなる症状の絞り込みが検討されている。1に関しては，脈管浸潤の正確な組織学的判定方法，2に関しては低分化型腺癌あるいは未分化癌の占める割合，3は極めて曖昧な表現であり，大腸癌取り扱い規約（第6版）では，"より深い粘膜下浸潤"を追加腸切除の条件としている。リンパ節転移を認めない絶対浸潤距離を知るために，多くの検討がなされてきたが，それらはいずれも「測定基準が適切ではない」，「一定していない」，「検討症例数が少ない」などといくつかの問題点があった。

そこで，大腸癌研究会 sm 癌取扱いプロジェクト委員会では，sm 浸潤度の判定方法を統一化したうえで，sm 浸潤距離をはじめ臨床病理学的因子について多施設を対象に大規模なアンケート調査を実施し，リンパ節転移陽性 sm 癌の臨床病理学的特徴を報告した[4]〜[8]。

本稿では，大腸癌研究会 sm 癌取扱いプロジェクト委員会で考案した浸潤度判定基準を概説し，同法に基づくアンケート結果を報告するとともに，同法の有用性とリンパ節転移を予測する病理診断の精度について考察した。

A．大腸癌研究会による浸潤度判定基準

①粘膜筋板が HE 染色標本または抗 desmin 抗体にて同定可能な病変（図1）

多くの sm 癌では粘膜下層への浸潤部において粘膜筋板が破壊，欠損しているが，数腺管単位の欠損であれば粘膜筋板は保持されていると判定し，これらの病変では，粘膜筋板の最下端

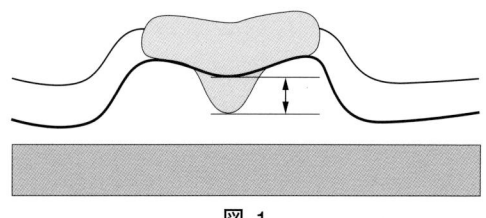

図1

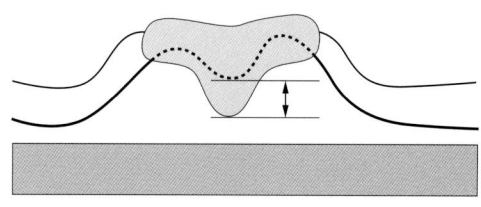

図2

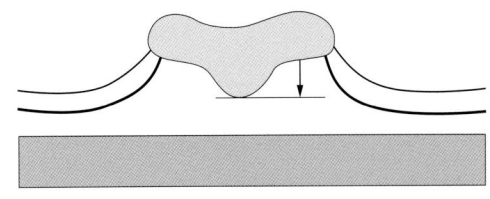

図3

から浸潤最深部までを測定した。
②粘膜筋板が不明瞭であるが HE 染色標本または抗 desmin 抗体にて想定可能な病変（図2）

　HE 染色標本で粘膜筋板の一部に破壊断裂を認めるものの断裂した粘膜筋板をつなぐことで，その走行が想定できる場合は，その想定ラインより，浸潤最深部までを測定した。また，抗 desmin 抗体免疫染色により desmoplastic reaction の中に残存している粘膜筋板が断片的ではあるが同定され，粘膜筋板の走行を想定できる場合も想定ラインより浸潤最深部までを測定した。
③粘膜筋板が HE 染色標本，抗 desmin 抗体免疫染色のいずれにおいても判定不可能な病変（図3）

　HE 染色標本，抗 desmin 抗体による免疫染色のいずれにおいても粘膜筋板の同定が不可能な病変は，粘膜下層が表面に露出し粘膜筋板が消失した病変と判定し，腫瘍の表層部より浸潤最深部までを測定した。
④有茎型病変において，粘膜筋板が錯綜しているため HE 染色標本，抗 desmin 抗体免疫染色いずれにおいても判定不可能な病変（図4）

　多くの有茎型病変において，粘膜筋板の位置を一つのレベルとして判定することが困難な病変に対しては，茎部から頸部における正常粘膜と腫瘍との粘膜境界部を基点にして左右に基準線を引き，その基準線より浸潤最深部までの垂直距離をもって浸潤実測値とした。浸潤最深部が基準線より上方にある場合は head invasion（浸潤値0μm）と判定した。

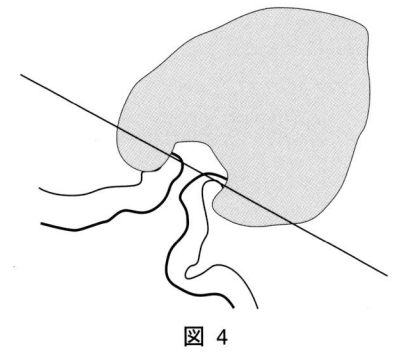

図4

B．大腸癌研究会 sm 癌プロジェクト研究班アンケート調査

　大腸癌研究会 sm 癌プロジェクトでは，上記に示した浸潤度判定基準を規定したうえで，大腸 sm 癌腸管手術例の臨床病理学的因子について多施設を対象としたアンケート調査を行い，sm 癌のリンパ節転移の予測に必要な臨床病理学的因子に関して以下の通りに報告した。

1．方　法

　6施設（大阪府立成人病センター，国立がんセンター中央病院，癌研究会癌研究所，新潟大学，福岡大学筑紫病院，獨協医科大学）における腸管切除大腸 sm 癌について，上記に示した浸潤度判定基準に基づいた sm 浸潤距離測定を行うとともに，その他の臨床病理学的因子についてアンケート形式にて調査した。調査項目は，性別，年齢，部位，内視鏡的肉眼型，サイズ，組織診断，粘膜筋板の状態，sm 層癌分化度，リンパ管侵襲，静脈侵襲，簇出[9]の各因子と転移の有無である。

2．結　果
1）大腸 sm 癌の特徴（表1）

　回答が得られた865例の大腸 sm 癌の臨床病理学的因子は表1に示す通りである。

2）リンパ節転移の有無別にみた臨床病理学的因子の比較（表2）

　大腸 sm 癌865例中87例（10.1%）にリンパ節転移がみられ，リンパ節転移陽性群と転移陰

表 1　大腸 sm 癌 865 例の特徴

臨床病理学的因子		症例数
年齢	63.2±10.6	
性別	男性	514
	女性	351
リンパ節転移	陽性	87
	陰性	778
大きさ（mm）	21.3±11.9	
sm 層浸潤距離（μm）	2792.2±2386.6	
部位	直腸	352
	S 状結腸	267
	下行結腸	30
	横行結腸	69
	上行結腸	103
	盲腸	44
内視鏡像	Ip	97
	Is, Isp	430
	IIa	108
	IIb	1
	IIc	24
	IIc+IIa	37
	IIa+IIc	124
	Type 2	9
	分類不能	35
粘膜筋板の状態	明瞭	130
	想定可能	207
	想定不可能	528
組織診断	wel	692
	mod	167
	por	6
粘膜下層癌分化度	wel	606
	mod	239
	por	20
リンパ管侵襲	陽性	278
	陰性	587
静脈侵襲	陽性	195
	陰性	670
簇出	陽性	366
	陰性	499
Total		865

性群に分類し各臨床病理学的因子について比較検討した。2 群間に有意差を認めたのは，sm 浸潤距離，sm 層癌分化度，リンパ管侵襲，静脈侵襲，簇出（p＝0.0013，p＝0.0421，p＜0.01，p＜0.01，p＜0.01）であった。

3）肉眼型別にみた臨床病理学的因子の比較（表 3）

有意差がみられた因子について，肉眼型別にリンパ節転移陽性群と陰性群に分類して比較検討した。

有茎型 141 例のうち，head invasio は 53 例で 3 例（5.7%）にリンパ節転移を認めた。リンパ管侵襲と，粘膜下層癌分化度に有意差を認め（p＝0.0194，p＝0.0021），リンパ節転移が陽性であった 3 例中 3 例はリンパ管侵襲陽性，2 例は sm 層癌分化度が por であった（表 3-1）。

Stalk invasion は 88 例で，7 例（8.0%）にリンパ節転移を認めた。リンパ管侵襲に有意差を認めた（p＝0.0219）（表 3-2）。

非有茎型 724 例のうち，77 例（10.6%）にリンパ節転移を認めた。転移陽性群の sm 浸潤距離は 3343.2±1539.7μm であり，転移陰性群の 2743.3±2468.5μm より有意に深かった（p＝0.0038）。その他にリンパ管侵襲，静脈侵襲，簇出の各因子に有意差を認めた（p＜0.01，p＜0.01，p＜0.01）（表 3-3）

4）浸潤距離別にみたリンパ節転移率と臨床病理学的因子

大腸 sm 癌を有茎型，非有茎型に分類してそれぞれ浸潤距離別にリンパ節転移例を検討した。

有茎型におけるリンパ節転移例は，表 4-1 に示す通りであった。Head invasion と stalk invasion の両者で有意差を認めたリンパ管侵襲を加味すると，3000μm 未満でリンパ節転移陽性であった 6 例はいずれもリンパ管侵襲陽性であった。また 3000μm 以上 3500μm 未満でリンパ節転移陽性であった 2 例のうち 1 例はリンパ管侵襲陰性であった（5125μm）。すなわち，3000μm 未満でリンパ管侵襲陰性を満たすリンパ節転移陽性病変はなかった。

非有茎型におけるリンパ節転移陽性例は，表 4-2 に示す通りであった。リンパ節転移陽性例の最小浸潤距離は1000μm であり，1000μm 未満であれば，有意差を認めた因子であるリンパ管侵襲，静脈侵襲，簇出の各因子が陽性であってもリンパ節転移を認めなかった。さらに，1000μm 以上1500μm 未満の範囲で，リンパ節転移陽性であった 6 例について上記 3 因子を検討すると，リンパ管侵襲については 3 例が陽性，静脈侵襲については 1 例が陽性，簇出については 4 例が陽性であった。このうち 1 例はリンパ管侵襲，静脈侵襲，簇出のすべての因子で陰性であった。すなわち，これらの 3 因子を加

表 2 リンパ節転移と各臨床病理学的因子の比較

臨床病理学的因子		リンパ節転移 陰性 (n=778)	リンパ節転移 陽性 (n=87)	P
年齢		63.4±10.5	60.9±11.4	NS
性別	男性	470	44	NS
	女性	308	43	
大きさ (mm)		21.5±12.1	19.1±9.3	NS
sm 層浸潤距離 (μm)		2743.3±2468.5	3343.2±1539.7	0.0013
部位	直腸	313	37	
	S状結腸	232	32	
	下行結腸	28	2	NS
	横行結腸	68	2	
	上行結腸	95	11	
	盲腸	42	3	
内視鏡像	Ip	91	6	
	Is, Isp	384	46	
	IIa	101	7	
	IIb	1	0	
	IIc	22	2	NS
	IIc+IIa	35	2	
	IIa+IIc	106	18	
	Type 2	7	2	
	分類不能	31	4	
粘膜筋板の状態	明瞭	122	8	
	想定可能	194	13	NS
	想定不可能	462	66	
組織診断	wel, mod	774	85	NS
	por	4	2	
sm 層癌分化度	wel, mod	763	82	0.0421
	por	15	5	
リンパ管侵襲	陽性	213	63	<0.01
	陰性	565	24	
静脈侵襲	陽性	158	36	<0.01
	陰性	620	51	
簇出	陽性	304	62	<0.01
	陰性	474	25	

味してもリンパ節転移を生じうる最小浸潤距離は1000μmであった。

さらに非有茎型病変において，浸潤距離 1000 μm 以上 2000 μm 未満の範囲で詳細に検討してみると，粘膜筋板を特定できた病変（浸潤度判定基準の①もしくは②の病変）では 82 例中 8 例（9.8％）にリンパ節転移が陽性であったのに対し，粘膜筋板の想定が不可能であった病変（浸潤度判定基準の③の病変）は 52 例中 8 例（15.4％）がリンパ節転移陽性であり，粘膜筋板の同定が不可能であった病変にリンパ節転移を多く認める傾向があることが示された。

注）本分類の要点は 1) 有茎性とその他では基準線の設定が異なる，2) 有茎性以外の病変では局所的であっても粘膜筋板が破壊されている状態と不連続であっても連続しているとみなす状態とを混同しないこと，などである。

C．リンパ節転移予測における病理診断の精度

アンケート調査結果より，大腸 sm 癌のリンパ節転移を予測する因子として有意差が得られたのは sm 浸潤度，脈管侵襲，癌先進部癌分化度，簇出であった。以下，これらの因子について考察を行い，今回のアンケート調査からも検討を加えた。

表 3 肉眼型別にみた臨床病理学的因子とリンパ節転移の比較

1. 有茎型（Head invasion）

臨床病理学的因子		リンパ節転移 陰性（n=50）	リンパ節転移 陽性（n=3）	P
リンパ管侵襲	陽性	12	3	0.0194
	陰性	38	0	
静脈侵襲	陽性	8	1	NS
	陰性	42	2	
簇出	陽性	13	2	NS
	陰性	37	1	
sm層癌分化度	wel, mod	50	1	0.0021
	por	0	2	

2. 有茎型（Stalk invasion）

臨床病理学的因子		リンパ節転移 陰性（n=81）	リンパ節転移 陽性（n=7）	P
sm浸潤距離（μm）		2500.3±1111.1	3455±1634.1	NS
リンパ管侵襲	陽性	21	5	0.0219
	陰性	60	2	
静脈侵襲	陽性	17	4	NS
	陰性	64	3	
簇出	陽性	30	4	NS
	陰性	51	3	
sm層癌分化度	wel, mod	78	6	NS
	por	3	1	

3. 非有茎型

臨床病理学的因子		リンパ節転移 陰性（n=647）	リンパ節転移 陽性（n=77）	P
sm浸潤距離（μm）		2743.3±2468.5	3343.2±1539.7	0.0038
リンパ管侵襲	陽性	180	55	<0.01
	陰性	467	22	
静脈侵襲	陽性	133	31	<0.01
	陰性	514	46	
簇出	陽性	261	56	<0.01
	陰性	386	21	
sm層癌分化度	wel, mod	635	75	NS
	por	12	2	

1．sm浸潤度

リンパ節転移を予測する因子のうち，最も重要視されているのがsm浸潤度判定である。大腸sm癌の浸潤度細分類には，相対分類と絶対分類があり，それぞれリンパ節転移予測に有用であるとされてきた。本邦では，粘膜下層を3等分して浸潤度を分ける相対分類が広く用いられてきた。工藤ら[10]の検討では，浸潤度がsm1cから脈管侵襲やリンパ節転移陽性例が多く出現するため，sm1cより深い癌にはリンパ節郭清を伴う手術が必要としている。

しかしながら相対分類は粘膜筋板の位置から固有筋層までの距離を3等分して浸潤度を分類するため，固有筋層が存在しない内視鏡切除材料では通常の方法での相対分類は不可能である。また，多くのsm癌で粘膜下層への癌浸潤に伴い粘膜筋板が不明瞭化あるいは消失しているために分類が困難な場合もある。腫瘍の肉眼型を考慮した相対分類としてHaggittの分類[11]がある。この分類では，sm癌を有茎型と非有茎型に大別し，有茎型病変では腫瘍の頭部まで浸潤したものをlevel 1，頭部と頸部の境界までをlevel 2，頸部までをlevel 3，頸部より深部に浸潤したものをlevel 4としている。また無茎型

表 4　sm 浸潤距離とリンパ節転移の関係

1. 有茎型

sm 浸潤距離（μm）	LNM (+)(%)	Ly (+)(%)	V (+)(%)	Sp (+)(%)	sm 層癌分化度	
					wel, mod (%)	por (%)
X=0 (n=53)	3 (5.7)	15 (28.3)	9 (17.0)	15 (28.3)	51 (96.2)	2 (3.8)
0＜X＜500 (n=10)	0 (0)	2 (20.0)	0 (0)	3 (33.3)	10 (100)	0 (0)
500≦X＜1000 (n=7)	0 (0)	1 (14.3)	0 (0)	2 (28.6)	7 (100)	0 (0)
1000≦X＜1500 (n=11)	1 (9.1)	2 (18.2)	3 (27.3)	7 (63.6)	11 (100)	0 (0)
1500≦X＜2000 (n=7)	1 (14.3)	4 (57.1)	0 (0)	5 (71.4)	7 (100)	0 (0)
2000≦X＜2500 (n=10)	1 (10.0)	4 (40.0)	3 (30.0)	1 (10.0)	9 (90.0)	1 (10.0)
2500≦X＜3000 (n=4)	0 (0)	0 (0)	2 (50)	1 (25.0)	4 (100)	0 (0)
3000≦X＜3500 (n=9)	2 (22.2)	4 (44.4)	3 (33.3)	5 (55.6)	8 (88.9)	1 (11.1)
3500≦X (n=30)	2 (6.7)	9 (30.0)	10 (33.3)	10 (33.3)	28 (93.3)	2 (6.7)

2. 非有茎型

sm 浸潤距離（μm）	LNM (+)(%)	Ly (+)(%)	V (+)(%)	Sp (+)(%)	sm 層癌分化度	
					wel, mod (%)	por (%)
0＜X＜500 (n=65)	0 (0)	5 (7.7)	3 (4.6)	9 (13.8)	64 (98.5)	1 (1.5)
500≦X＜1000 (n=58)	0 (0)	12 (20.7)	7 (12.1)	7 (12.1)	58 (0)	0 (0)
1000≦X＜1500 (n=52)	6 (11.5)	16 (30.8)	12 (23.1)	16 (30.8)	51 (98.1)	1 (1.9)
1500≦X＜2000 (n=82)	10 (12.2)	27 (32.9)	16 (19.5)	37 (45.1)	82 (100)	0 (0)
2000≦X＜2500 (n=84)	13 (15.5)	28 (33.3)	21 (25.0)	42 (50.0)	78 (92.9)	6 (7.1)
2500≦X＜3000 (n=71)	8 (11.3)	29 (40.8)	16 (22.5)	38 (53.5)	71 (100)	0 (0)
3000≦X＜3500 (n=72)	5 (6.9)	26 (36.1)	15 (20.8)	35 (48.6)	69 (95.8)	3 (0)
3500≦X (n=240)	35 (14.6)	92 (38.3)	74 (30.8)	133 (55.4)	237 (98.8)	3 (1.3)

病変は粘膜下層まで浸潤すればすべてが level 4 とし，リンパ節転移のリスクファクターとして level 4 の sm 浸潤度が最も重要であるとしている．しかし，有茎型病変の level 2 と level 3 の区別が曖昧であることや，表面型大腸癌が注目されている本邦では無茎型病変は粘膜下に浸潤すればすべて level 4 と判定されてしまう点でこの分類は普及していない．

近年，大腸 sm 癌の内視鏡的切除術の適応拡大がされる中，粘膜筋板と sm 浸潤最深部との距離の実測値によって細分類を行う絶対分類の必要性が高まっているが，絶対分類の問題点として，大腸 sm 癌では，癌の粘膜下層への浸潤により粘膜筋板が不明瞭化あるいは消失してい

る病変も多く存在し，浸潤距離を測定するうえで基準線となる粘膜内癌部と粘膜下層浸潤部との境界線が容易に判定できないことがあげられる．また腫瘍の形態を考慮した測定方法が行われていないために，有茎型病変では浸潤距離が過大評価されるという問題点があげられる．そのため，リンパ節転移の可能性のない sm 浸潤度の安全域の報告例は実測値で 300〜1500 $\mu m^{3), 12)\sim 16)}$ とばらつきがみられ，浸潤度測定については明確な基準がいまだに示されていない．

今回の大腸癌研究会における検討では，865例の大腸 sm 癌を肉眼型から有茎型と非有茎型に分類し，統一した基準線を設定して浸潤距離を測定した．その結果，非有茎型 sm 癌においては，たとえ ly が陽性であっても絶対浸潤距離 1000μm 未満であればリンパ節転移が 1 例も存在しなかった．一方，有茎型 sm 癌においては，ly 陰性かつ sm 浸潤距離 3000μm 未満の症例にリンパ節転移を 1 例も認めなかった．

また，内視鏡切除後にリンパ節郭清を含む外科手術を施行した大腸 sm 癌を対象にした検討＊においても，リンパ節転移を認めない条件は，特殊な 1 症例（浸潤距離 500μm, Isp type, 9 mm, wel, ly（＋）, v（－）, sp（＋）, 粘膜内に 30〜40％低分化型腺癌を含む）を除外すれば，前回の結果から逸脱するものはなかった．大腸癌研究会における絶対浸潤距離の測定方法は粘膜筋板が明らかな症例だけではなく，粘膜筋板が不明瞭・錯綜している症例や有茎性病変にも適用でき有用である．したがって，今後はこの測定方法による sm 癌の浸潤距離を集計して，大腸癌研究会の結果の妥当性をさらに評価することになる．

2．組織型

大腸癌取り扱い規約では，低分化腺癌・未分化癌という分化度の低い組織型にリンパ節転移の頻度が高いことから，内視鏡切除後の追加腸切除の条件の一つとしてあげられている．しかし，大腸癌の組織型のほとんどは高分化腺癌と中分化腺癌である．今回の集計においても低分化腺癌は 865 例中 6 例(0.7％)と低頻度であり，低分化腺癌が「追加腸切除を必要とする組織型である」とコンセンサスが得られていても，その頻度が極めて少ないことも事実である．

一方，腫瘍全体における面積的に最も優勢な主組織型ではなく，粘膜下層癌分化度，すなわち粘膜下層の低分化傾向がリンパ節転移と相関するという報告も多い[17),18)]．今回の検討でもリンパ節転移との間に有意差を認めたのは，主組織型ではなく，粘膜下層癌分化度であった．今後はこの粘膜下層における低分化傾向の所見がどの程度面積を占めた場合に有意か，その客観的評価方法も含めて検討されるべきであろう．

3．脈管侵襲

脈管侵襲に関しても，大腸癌取り扱い規約にリンパ節転移の危険因子として記載されており，明らかな脈管内癌浸潤を追加腸切除の指標として推奨している．今回の検討でも，リンパ節転移陽性群の ly 陽性率は 72.4％，転移陰性群の ly 陽性率は 27.4％ で有意差を認め，また，v 陽性率は，転移陽性群で 41.4％，転移陰性群で 20.3％ であり，リンパ節転移の予測因子として有用と考えられた．しかし，リンパ節転移陰性群にも 20〜27％ の症例で脈管侵襲（ly, v）が陽性であり，その意義に関する検討も今後必要である．

その他の脈管侵襲の問題点として，施設あるいは研究者による脈管侵襲の判定方法に違いがあることが指摘されており，判定方法の統一化も今後の重要な問題である[16,18)]．特にリンパ管は CD31 や CD34 などの特殊染色を施行しても，細静脈や毛細血管との鑑別が困難な場合がある．一方，リンパ節転移陽性 sm 癌における v 陽性の頻度に関しても様々な報告[13),19),20)]があり，その判定方法にも原因があると思われる．HE 染色に EVG 染色などの特殊染色を併用することの有用性も報告[21)]されており，sm 癌の内視鏡切除標本における特殊染色は，追加腸切除の適応を考えるうえで必須と思われる．今後はこれらの特殊染色がどれほど臨床的に意義を有するのかについての検討が重要である．

4. 簇出

簇出（sprouting）は大腸 sm 癌のリンパ節転移予測因子の一つとして以前から多数報告されており，報告によっては budding とも表現されている。長谷ら[22]は腫瘍先進部において低～未分化な癌細胞が個々に散在性に，あるいは 4～5 個以下の細胞が小塊状，索状細胞群を形成して組織間隙へ散布するように認められる所見を簇出と定義したうえで，簇出陽性例は陰性例に比べてリンパ節転移率が有意に高率であるとしている。また，sm 癌において簇出を評価する利点として，特殊染色を必要とせず，通常の HE 染色で判定できる点，脈管侵襲と比較して検出率が高いことをあげている。

先進部の低分化胞巣との区別が明確でないことはよく指摘され，また論文に提示される簇出の組織像も施設により異なっているので，報告の解釈には注意が必要である。今回の検討では癌浸潤部の間質内に主癌胞巣から離脱して微小癌胞巣，あるいは低分化腺癌を形成する状態と定義した[9]。この定義による簇出陽性率はリンパ節転移陽性群で 71.3%，陰性群で 39.% と有意差を認め，リンパ節転移の予測因子として有用と考えられる。

おわりに

大腸癌研究会 sm 癌プロジェクトによるアンケート結果を報告し，リンパ節転移の病理学的危険因子について検討した。今回のアンケートは初めての全国規模の多数例の検討である。この結果をもとに転移のない大腸 sm 癌の条件が改めて検討されるであろうが，特に浸潤度に関しては，浸潤距離測定方法の統一化と，転移のない浸潤値が示された。今回の結果から逸脱する症例については，特殊染色を用いた脈管侵襲の再確認，深切りによる浸潤最深部の再評価など，積極的に臨床病理学的因子について追加検討することにより，さらにこれらの症例の特徴を明確にする必要がある。また組織所見だけでは，転移の予測に限界があることも事実であり，分子生物学的な手法を用いた検索が行われるようになることを期待する。

謝辞

今回は，大腸癌研究会（武藤徹一郎会長）の「大腸 sm 癌取扱いプロジェクト研究会（長廻紘委員長）」にて検討された大腸 sm 癌の浸潤度判定基準とアンケート調査の結果を引用させていただいた。このプロジェクトの主旨は，これまでにも報告がなされており，必要なものについては参考文献で示した。症例の検討に携わっていただいた先生方に感謝致しますとともに，発表の承諾と研究全般にわたり御指導頂きました先生方に深く感謝いたします。

文献

1) 小平進，八尾恒良，中村恭一，他：sm 癌再分類からみた転移陽性大腸 sm 癌の実体──アンケート集計報告．胃と腸 29：911，1994
2) 武藤徹一郎，西澤護，小平進，他：大腸 sm 癌アンケート集計報告──sm 癌の転移リスクファクターを求めて．胃と腸 26：911-918，1991
3) 大腸癌取扱い規約，第 6 版，大腸癌研究会，編．金原出版，東京，1998
4) 富永圭一，藤井茂彦，武川賢一郎，他：大腸 sm 癌のリンパ節転移の予測（病理学的評価）──大腸癌研究会の報告をもとに．Modern Physicion 24：1175-1181，2004
5) Kitajima K, Fujimori T, Fujii S, et al: Correlations between lymph node metastasis and depth of submucosal invasion in submucosal invashive colorectal carcinoma: a Japanese collaborative sutudy. J Gastroenterol 6：534-543, 2004
6) 喜多嶋和晃，藤盛孝博，藤井茂彦，他：武藤徹一郎監修 大腸疾患 2004．大腸 sm 癌の取り扱い．日本メデイカルセンター：49-59，2004
7) 長廻紘，藤盛孝博，石黒慎吾，他．大腸 sm 癌の取扱い．大腸癌研究会 sm 癌プロジェクトアンケート：病理報告を中心に．胃と腸 37：1636-1638，2002
8) 藤井茂彦：大腸 sm がんの絶対分類・相対分類．藤盛孝博，星原芳雄，編：21 世紀の消化管がんの内科治療．新興医学出版社，東京，2001，149-156
9) 藤盛孝博：簇出ってなあに？消化器内視鏡 16：490-491，2002
10) 工藤進英，曽我淳，下田聡，他．大腸 sm 癌の sm 浸潤の分析と治療方針──sm 浸潤度分類

について.胃と腸 19：1349-1356, 1984
11) Haggitt RC, Clotzbach RE, Soffer EE, et al. Prognostic factors in colorectal carcinomas in arising in adenomas. Gastroenterology 89：328-336, 1985
12) 西上隆之, 山田章彦, 中正恵二, 他. 転移（リンパ節, 遠隔転移）からみた適応と限界――」(3) 病理組織像からみた EMR の適応と限界. 早期大腸癌 2：669-675, 1998
13) 井上雄志, 鈴木衛, 吉田勝俊, 他. 大腸 sm 癌 sm 浸潤に関する検討――sm 癌浸潤の絶対的評価と相対的評価との対比から. 日本大腸肛門病学会雑誌 52：1-7, 1999
14) 岡部聡. 大腸 sm 癌の転移リスクファクターに関する検討. 日本大腸肛門病学会雑誌 47：564-575, 1994
15) 田中信治, 春間賢, 大江啓常, 他. 深達度からみた大腸 sm 癌の内視鏡治療適応拡大の可能性と危険性. 胃と腸 34：757-764, 1999
16) 味岡洋一, 渡辺英伸, 小林正明, 他. 大腸 sm 癌の細分類（浸潤度分類）とその問題点. 胃と腸 29：1117-1125, 1994
17) Coverlizza S, Risso M, Ferrari A, et al：Colorectal adenomas containing invasive carcinomas containing invasive carcinomas. Pathologic assessment of lymph node metastatic potential. Cancer 64：1937-1947, 1989
18) Cooper HS, Deppisch LM, Kahn EI, et al：Pathology of the malignant colorectal polyp. Hum Pathol 29：15-26, 1998
19) Netzer P, Binek J, Hammer B, et al：Significance of histologic criteria for the management of patients with malignant colorectal polyps and polypectomy. Scand J Gastroenterol 32：910-916, 1997
20) Kyzer S, Begin LR, Gordon PH, et al：The care of patients with colorectal polyps that contain invasive adenocarcinoma. Endoscopic polypectomy or colectomy? Cancer 70：2044-2050, 1992
21) 三富弘之, 館林妙子, 五十嵐正広, 他：大腸の脈管構造と大腸癌の脈管侵襲の判定方法――特殊染色の有用性も含めて. 早期大腸癌 5：441-447, 2001
22) 長谷和生, 望月英隆, 宇都宮勝之, 他：長期追跡結果からみた大腸 sm 癌の治療方針に関する検討. 日本消化器外科学会雑誌 29：1013-1021, 1996

〔喜多嶋和晃, 藤井茂彦, 熊本俊秀〕

大腸疾患

4 潰瘍性大腸炎のdysplasiaを内視鏡・生検診断する問題点

はじめに

　潰瘍性大腸炎の長期罹患症例には癌合併のリスクが高いことが知られており，癌発見のために定期的に大腸内視鏡検査を行うサーベイランスの重要性が指摘され，欧米を中心として，サーベイランスが行われてきた[1)～4)]。潰瘍性大腸炎に合併する癌は，びまん性浸潤を示すこともあり，その発見が容易でない場合がある。一方，潰瘍性大腸炎の癌合併例では，癌病変の他にdysplasia（異型上皮）を合併している頻度が高いため，dysplasiaの発見は癌の早期発見のために重要であると考えられている[2)]。このため，サーベイランスでは，癌あるいはdysplasiaを発見するために大腸粘膜から生検を行うが，最適な生検の採取方法，すなわち生検の採取部位，あるいは採取する生検標本の個数に関しては，十分なコンセンサスが得られていないのが現状である。欧米からは，30個，あるいは40個以上の生検が必要とする報告がある一方，拡大内視鏡あるいは色素内視鏡による狙撃生検を行うことにより，サーベイランスをより効率的にできるとする報告が近年なされている。深達度診断をはじめとした大腸腫瘍における拡大内視鏡によるpit pattern診断の有用性が報告されているが[5)～7)]，これを潰瘍性大腸炎合併腫瘍に応用しようとするものである。本稿では，これらの最近の動向も含めて，サーベイランスの生検採取方法の問題点について概説する。

1．サーベイランスのマーカーとしてのdysplasia

　潰瘍性大腸炎に合併する大腸癌の特徴としては，扁平，平坦で，びまん浸潤性，境界不明瞭な肉眼型を呈し，筋層以深に浸潤しても表面の凹凸変化が少ない場合も稀ではないため，内視鏡検査，注腸造影検査による診断は必ずしも容易ではない。そこで，癌発見のためにdysplasiaが有用なマーカーとして注目されている。dysplasiaとは，潰瘍性大腸炎症例の大腸粘膜に認められる異型上皮である。癌合併の潰瘍性大腸炎症例には，dysplasiaが癌病変の近傍あるいは癌から離れた部位に高頻度に認められ，逆にdysplasiaが認められた場合には，その近傍あるいは他の部位に癌を合併する頻度が高いことが知られている。すなわちサーベイランス時に大腸粘膜から生検標本を採取し，dysplasiaの有無を確認することにより，癌の合併しているリスクを判定しようとするもので，dysplasiaを癌の早期発見の有用なマーカーとしてサーベイランスを行うものである。dysplasiaはlow grade dysplasiaとhigh grade dysplasiaに分類されるが，high grade dysplasiaが認められた場合，大腸のその他の部位に癌が認められるのは43%，low grade dysplasiaでは17%と報告されている[4)]。また，dysplasiaのうち，隆起型のものはDALM（dysplasia associated lesion or mass）と呼ばれ，DALMが認められた場合，平坦型のdysplasiaに比べてより高率に癌を合併すると報告されている。

2．Dysplasia発見のための生検方法

　サーベイランスの対象は，全大腸炎型では発症後8～10年とするものが多い[8)9)]。左側大腸炎型は発症後12～15年とするものが多いが，一方全大腸炎型と同様に，発症後8～10年とする報告もある。生検の方法は，通常平坦粘膜から採取し，さらに粘膜の発赤部やDALMが疑われる隆起性病変が認められた場合には，これら部分からの生検も同時に行う。しかし，dysplasiaが通常内視鏡観察で必ずしも容易に発見できないことを考慮すると，何個生検標本を採取すれば十分か，この点がサーベイランスを行う際の

表1 癌・dysplasia 発見のために必要な生検標本数（文献12より改変）

診断法	dysplasia	癌
組織学的診断		
95% confidence	56	64
90% confidence	33	34
Flow Cytometry による診断		
95% confidence	30	14
90% confidence	20	8

最も重要な問題点となる。

Rosenstock らは，生検標本を10個採取しても，全大腸粘膜の0.05％しかカバーしていないことを報告している[10]。そこで，Levine らは，内視鏡の吸引を用いて生検する方法を考案し，この"turn-and-suction"法によると通常の方法では，生検標本の最大径が4.72 mm であったのに対して，7.35 mm と従来の方法より56％大きな標本を採取できると報告している[11]。Rubinらは，この Levine らの"turn-and-suction"法を用いて生検を行い，dysplasia 発見のために必要な生検標本個数の検討を行っている[12]。彼らは，全大腸に渡り10 cm 毎に4個づつの生検を行い，平均1症例で40個の生検標本を採取し，HE 染色による病理診断と Flow Cytometry を用いた DNA aneuplidy の診断により dysplasia 発見のための必要生検標本数を検討した。この結果，HE 染色による検討では，90％の確率で dysplasia を診断するためには，33個，95％の確率で診断するためには，56個の生検標本が必要であると報告している（表1）。Flow Cytometry を用いた診断では，これらよりも若干少ない標本数での診断が可能としているが，何れにしてもかなり多数の生検が必要としている。従来の報告では，サーベイランスの生検に関しては，10 cm おきに採取するとするものが多かったが，最近の欧米から報告されているガイドラインによると，Rubin らの成績が引用され，かなり多数の生検標本を採取する必要があると報告されている。2002 年に Eaden らにより報告されているガイドラインでは，全大腸にわたり10 cm 毎に2個から4個の生検を行い，さらに有所見部からの生検を追加するとされており，Farrell らの報告でも，33個の jumbo biopsy あるいは10 cm 毎に4個の生検を行うこととしている[9][13]。米国のガイドラインでも，1997年のガイドラインでは，具体的な生検標本数に言及していないが，2003年のガイドラインでは，やはり10 cm 毎に4個ずつの生検を行うとしている[8][14]。さらに，40個から50個の生検標本の採取が必要であるとする報告もある。しかし，現実的には数十個に及ぶ多数の生検は，患者への侵襲，医療経済の面からも必ずしも妥当な方法とは考えにくい。

このような状況の中，一方ではサーベイランスの効率化を図る様々な工夫が報告されている。これらを代表するものが，色素内視鏡による観察や拡大内視鏡による pit pattern 診断である。

3．新しいサーベイランスの方法

サーベイランスにおける色素内視鏡の有用性が Matsumoto らにより報告されている[15]。彼らは，発症後5年以上経過した57例の潰瘍性大腸炎症例に対して施行した合計117回のサーベイランス内視鏡検査を行い，生検組織の採取部位を，隆起性病変（Polypoid lesion）と平坦粘膜に分け，さらに平坦粘膜を，色素内視鏡により確認できた粘膜表面性状の異常部位（Visible flat lesion）とそれ以外（Flat mucosa）に分類して検討した。この結果，腫瘍性変化を示した生検標本のうち85.7％（18/21）が Polypoid lesion（38.1％）あるいは Visible flat lesion（47.6％）から採取され，Flat mucosa から採取されたのは14.3％（3/21）であったことから，サーベイランス内視鏡において色素内視鏡が有用であると報告している（表2）。

Matsumoto らの検討は，インジゴカルミンを用いた色素内視鏡であったが，Kiesslich らは潰瘍性大腸炎合併の癌・dysplasia の発見にメチレンブルーを用いた色素内視鏡の有用性を報告している[16]。対象症例を従来の大腸内視鏡検査を行う群（81例）と色素内視鏡を行う群（84例）に分けて prospective に検討した結果，色素内視鏡を用いた場合の方が有意に高率に腫瘍性病変の発見が可能であった。さらに，平坦粘膜における腫瘍性病変も色素内視鏡群で有意に高

表2　内視鏡所見と組織型との相関（文献15より改変）

	Polypoid,	Visible Flat	Flat mucosa
Adenoma	100%（7/7）	--------	--------
Dysplasia	38.1%（8/21）	47.6%（10/21）	
	85.7%（18/21）		14.3%（3/21）

表3　生検方法別 dysplasia 発見率（文献17より改変）

Method of biopsy	No. of biopsy specimens	Dysplastic lesions	Detection rate of dysplasia	
Non-targeted quadrantic	2904	No dysplastic lesion	0%（0/100）	⎤ P＝0.02
Pre-dye spray targeted	43	2 dysplastic lesions in 2 patients	2%（2/100）	⎦ P＝0.06
Dye spray targeted	114	9 dysplastic lesions in 7 patients	7%（7/100）	

率に発見が可能であったことからサーベイランスにおいて，色素内視鏡により狙撃生検が可能であると報告している。

また，Kiesslich らによる検討では，色素内視鏡と通常内視鏡観察の 2 群に分けて比較検討しているが，同一症例に対して通常内視鏡および色素内視鏡を行い，色素内視鏡の有効性について検討した結果が Rutter らにより報告されている[17]。彼らは生検標本を，先ず通常内視鏡により 10 cm 毎に採取した "Non-targeted biopsy"，粘膜の "irregularity" が認められた部分から採取した "Pre-dye spray targeted biopsy"，次ぎに，内視鏡を再挿入して色素内視鏡を行い狙撃生検を行った "Dye spray targeted biopsy" の 3 種類に分類して検討を行っている（表3）。この結果，症例単位での dysplasia の発見率を見ると，全体では 100 例の対象症例のうち 7 例（7%）に dysplasia が認められ，各々の生検採取方法による dysplasia の発見率は，"Non-targeted biopsy" で 0%，"Pre-dye spray targeted biopsy" で 2%，"Dye spray targeted biopsy" で 7%であった。すなわち，"Dye spray targeted biopsy" は，"Non-targeted biopsy"（p＝0.02）および "Pre-dye spray targeted biopsy"（p＝0.06）よりも dysplasia の発見率が高く，色素内視鏡の有用性が認められると報告している。

また，サーベイランスにおける pit pattern 診断の有用性も報告されている。Kiesslich らは，pit pattern 診断により，潰瘍性大腸炎大腸粘膜

表4　pit pattern と組織型（文献16より改変）

	生検採取部位	
	腫瘍性	非腫瘍性
pit pattern（III-IV）	30	6
pit pattern（I or II）	2	80

における腫瘍性病変の判定を行った結果，sensitivity, specificity ともに93%で腫瘍性病変の判定が可能であり，サーベイランスにおける pit pattern 診断の有用性を報告している[16]（表4）。

4．今後の課題

サーベイランスにおいて数十個におよぶ生検組織の採取は非現実的であり，このような状況を背景として拡大内視鏡あるいは色素内視鏡の有用性が報告された[18]〜[20]。従来の拡大内視鏡による pit pattern 診断は腫瘍・非腫瘍の鑑別以外に早期癌病変の深達度診断にも大きな意義を持つと考えられている。一方，潰瘍性大腸炎においては，治療方針を決定する上で特に重要なのは，炎症のある，あるいは炎症を繰り返した粘膜における腫瘍・非腫瘍の鑑別である。Kieslich らは，潰瘍性大腸炎では炎症による影響があるため，内視鏡施行時の注意事項を含めたガイドラインを示した上で，潰瘍性大腸炎のサーベイランスにおける拡大内視鏡，色素内視鏡の golden era がまさに始まろうとしていると報告している[19]。一方，炎症を繰り返している潰瘍性大腸炎の粘膜において，従来の pit pattern では判定できない場合がある問題点も指摘されている．サーベイランスにおいて従来のpit pattern 診断をそのまま応用できるのか，新たな分類が必要なのか，あるいは潰瘍性大腸炎における腫瘍判定に pit pattern 診断自体が有用とならないのか，これらは今後の症例の積み重ねにより明らかにしていくしかない．有用とならないのであれば，それはデータに基づいた検証を行うべきである．サーベイランスにおける拡大観察，色素内視鏡などの本当の有用性は今後の検討にかかっている．

おわりに

潰瘍性大腸炎合併癌の早期発見のためのサーベイランスの現況および問題点について述べた．現在は，如何にその効率を高めるかという点が最も重要な課題である．なお，本稿は「渡邉聡明，名川弘一．潰瘍性大腸炎の dysplasia を内視鏡・生検診断する問題点．Modern Physician 24（7）：1239-1241，2004」の内容を一部改変・加筆したものである．

文　献

1) Eaden JA, Abrams KR, Mayberry JF：The risk of colorectal cancer in ulcerative colitis：a meta-analysis. Gut 48（4）：526-535, 2001
2) Morson BC, Pang LS：Rectal biopsy as an aid to cancer control in ulcerative colitis. Gut 8：423-434, 1967
3) Lennard-Jones JE, Melville DM, Morson BC, et al：Precancer and cancer in extensive ulcerative colitis：findings among 401 patients over 22 years. Gut 31（7）：800-806, 1990
4) Bernstein CN, Shanahan F, Weinstein WM：Are we telling patients the truth about surveillance colonoscopy in ulcerative colitis? Lancet 343（8889）：71-74, 1994
5) Kudo S, Tamura S, Nakajima T, et al：Diagnosis of colorectal tumorous lesions by magnifying endoscopy. Gastrointest Endosc 44（1）：8-14, 1996
6) Fujii T, Rembacken BJ, Dixon MF, et al：Flat adenomas in the United Kingdom：are treatable cancers being missed? Endoscopy 30（5）：437-443, 1998
7) Saitoh Y, Waxman I, West AB, et al：Prevalence and distinctive biologic features of flat colorectal adenomas in a North American population. Gastroenterology 120（7）：1657-1665, 2001
8) Winawer S, Fletcher R, Rex D, et al：Colorectal cancer screening and surveillance：clinical guidelines and rationale-Update based on new evidence. Gastroenterology 124（2）：544-560, 2003
9) Eaden JA, Mayberry JF；British Society for Gastroenterology；Association of Coloproctology for Great Britain and Ireland：Guidelines for screening and surveillance of asymptomatic colorectal cancer in patients with inflammatory bowel disease. Gut 51（Suppl 5）：V10-2, 2002
10) Rosenstock E, Farmer RG, Petras R, et al：Surveillance for colonic carcinoma in ulcerative colitis. Gastroenterology 89（6）：1342-1346, 1985
11) Levine DS, Reid BJ：Endoscopic biopsy technique for acquiring larger mucosal samples. Gastrointest Endosc 37（3）：332-337, 1991
12) Rubin CE, Haggitt RC, Burmer GC, et al：DNA aneuploidy in colonic biopsies predicts future development of dysplasia in ulcerative colitis. Gastroenterology 103（5）：1611-1620, 1992
13) Farrell RJ, Peppercorn MA：Ulcerative colitis. Lancet 26；359（9303）：331-340, 2002
14) Winawer SJ, Fletcher RH, Miller L, et al：Colorectal cancer screening：clinical guidelines and rationale. Gastroenterology 112（2）：594-642, 1997
15) Matsumoto T, Nakamura S, Jo Y, et al：Chromoscopy might improve diagnostic accuracy in cancer surveillance for ulcerative colitis. Am J Gastroenterol 98（8）：1827-1833, 2003
16) Kiesslich R, Fritsch J, Holtmann M, et al：Methylene blue-aided chromoendoscopy for the detection of intraepithelial neoplasia and colon cancer in ulcerative colitis. Gastroenterology 124（4）：880-888, 2003
17) Rutter MD, Saunders BP, Schofield G, et al：Pancolonic indigo carmine dye spraying for the detection of dysplasia in ulcerative colitis. Gut 53（2）：256-260, 2004
18) Hata K, Watanabe T, Motoi T, et al：Pitfalls of pit pattern diagnosis in ulcerative colitis-associ-

ated dysplasia. Gastroenterology 126 (1) : 374-376, 2004
19) Kiesslich R, Neurath MF : Surveillance colonoscopy in ulcerative colitis : magnifying chromoendoscopy in the spotlight. Gut 53 (2) : 165-167, 2004
20) Kiesslich R, Jung M, DiSario JA, et al : Perspectives of chromo and magnifying endoscopy : how, how much, when, and whom should we stain? J Clin Gastroenterol 38 (1) : 7-13, 2004

〔渡邉聡明, 名川弘一〕

大腸疾患

5　IBDの生検診断のポイント

はじめに

　大腸炎の生検診断について述べる前に，混乱を避けるために用語を定義する。特発性炎症性腸疾患（idiopathic inflammatory bowel disease：IBD）はCrohn病（Crohn's disease：CD）と潰瘍性大腸炎（ulcerative colitis：UC）に限定して用い，その他の虚血性大腸炎や感染性腸炎などはnon-IBDとして取り扱う。十分な検査にもかかわらず確定診断が得られない症例のうち，IBDであることが確実なものはindeterminate colitis（IC），IBDか否かも不明なものはunclassified colitisとする。

　大腸の炎症性疾患は多種多様な疾患からなることに加え，CDの類上皮肉芽腫などを除けば疾患特異的な組織所見に乏しい。このため生検は診断の限界のみが強調され，内視鏡診断を追認する第二義的な役割に甘んじてきた。しかし，実用的レベルの診断精度と簡便性を備えた新しいスコア化診断基準[1,2]の登場により，客観的・積極的に鑑別診断できるツールとして認識されつつある。本稿では薬物治療抵抗性のUCを予測する診断基準[3,4]についても言及し，急性期・活動期大腸炎の生検診断について解説する。

1．生検法と診断手順

　大腸炎の診断は臨床医と病理医の共同作業である。内視鏡診断のみならず生検診断でも病変分布の把握は重要であるので，内視鏡的正常部を含めた大腸全域からの生検が必要である。内視鏡的に全大腸炎であっても直腸に陰窩の配列異常がまったく観察されない場合は，UCの診断に否定的なメッセージが病理報告書に盛り込まれることがある。その逆に内視鏡的には正常にみえた粘膜からIBDやcollagenous colitisなどの組織所見が検出されることもある。ちなみに弘前大学第一内科と関連病院における平均生検数は，CD 10.6±4.0個，UC 7.6±3.7個である[5]。

　内視鏡診断に追従しない独立した立場でなされる生検診断は内視鏡医にとっても価値の高い情報の1つになる。そのためには病理医は組織所見から診断仮説を立て，その後に臨床的事項や内視鏡所見との整合性を検証していくべきである。その際，直感的に診断するよりも，図1のアルゴリズムに従って鑑別を進めたほうが再現性が高く，見落としも少ないと考えられる。

　本格的な鑑別診断に入る前に，collagenous colitisやアミロイドーシスなどに特異的な所見を見逃さないようにする（図1）。肉芽腫があれば，その時点でCD，腸結核，エルシニア腸炎などの診断ができる。これらが観察されない場合，次に虚血性大腸炎や粘膜脱症候群などで見られる特徴的所見がないか調べる。偽膜性腸炎は記述的診断名にすぎず，その中には抗生物質起因性腸炎や*Clostridium difficile*などの感染性腸炎をはじめ多くの腸炎が含まれている。病因を明らかにするには臨床事項と培養結果の検討が不可欠である。以上の特異的・特徴的所見に関連する疾患の具体的な生検診断については筆者らの図書を参照されたい[6]。

　診断手順の次のステップでは，CD，UC，non-IBDの3者を第1診断基準と第2診断基準を用いて2段階で鑑別する（図1）。最初にIBDとnon-IBDを鑑別診断する理由は，ベーチェット病や腸結核などを除くnon-IBDの多くがacute self-limitedの疾患であるのに対し，IBDは慢性の経過を辿り，治療方法や予後が大きく異なることである。また，実際に両者を鑑別できることも理由の1つであるから，初回内視鏡後にIBDとしての治療を開始すべきか否か逡巡した場合の指標として活用できる。

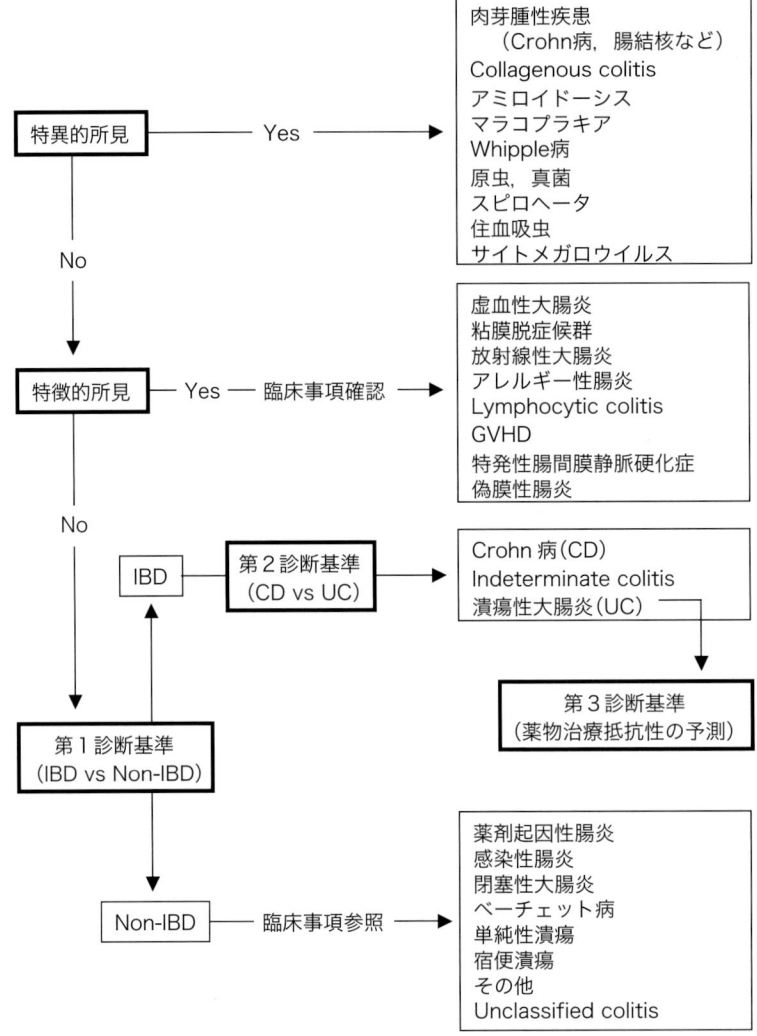

図1 診断基準を用いた生検診断のアルゴリズム

2．第1診断基準を用いたIBDとnon-IBDの鑑別

　これまでの古典的な診断基準[7)~9)]に代わり，最近では多変量解析を用いて作成されたものが報告されているが，実際に使用されているとは言えない[10)~14)]。その最大の理由は，筆者らの研究[1),2)]を除けば，non-IBD症例の対象は健常者，大腸憩室症，acute self-limited colitis（おそらく多くは感染性大腸炎）のみに限定されており，日常診療で遭遇するnon-IBD症例の全体をカバーできるとは考えにくいことである。また，Theodossiら[12)]と筆者ら[1)]の論文以外では回帰係数が示されておらず，実際に予測式を組み立てて診断基準を使用してみることができない。Theodossiらの診断基準の問題点は，IBDと健常者を対象としたものであることと感度が低いことである。Dundasら[14)]の高い感度・特異度は直腸生検のみで十分なような印象を与えるが，IBD症例の内訳はUCが74例に対してCDは7例のみであり，実際にはUCとacute self-limited colitisの鑑別に限定した成績である。

　表1は筆者らのスコア化診断基準である[2),4)]。第1診断基準に示すIBDの4つの所見（H_1～H_4）は，70項目の組織所見からLogistic

表1 スコア化生検診断基準

第1診断基準：IBD と non-IBD の鑑別

診断カテゴリー	定義	IBD-Score (S_{IBD}) = $2H_1+3H_2+3H_3+2H_4-4$
IBD 確診	$S_{IBD} \geq 2$	H_1：陰窩の萎縮
IBD 疑診	$S_{IBD} = 1$	H_2：陰窩の捻れ
保留	$S_{IBD} = 0$	H_3：basal plasmacytosis＋高度単核細胞浸潤
non-IBD 疑診	$S_{IBD} = -1$	H_4：パネート細胞化生（肝彎曲部より肛側で）
non-IBD 確診	$S_{IBD} \leq -2$	

第2診断基準：Crohn 病（CD）と潰瘍性大腸炎（UC）の鑑別

診断カテゴリー	定義	CD-Score (S_{CD}) = $2H_5+3H_6+2H_7+3H_8-3H_9-5$
CD 確診	$1.0 \leq S_{CD}$ or 類上皮肉芽腫	H_5：分節的な陰窩の配列異常
CD 疑診	$0.3 \leq S_{CD} < 1.0$	H_6：分節的な杯細胞減少
Indeterminate	$-0.3 \leq S_{CD} < 0.3$	H_7：杯細胞温存（潰瘍縁や周囲に好中球を伴う陰窩で）
UC 疑診	$-1.0 < S_{CD} \leq -0.3$	H_8：単核細胞浸潤のある生検のうち，浸潤が focal な生検数の比
UC 確診	$S_{CD} \leq -1.0$	H_9：高度単核細胞浸潤のある生検のうち，陰窩の萎縮を示す生検数の比

第3診断基準：薬物治療抵抗性の UC（UC-S）を予測する生検診断基準

診断カテゴリー	定義	UC-S Score (S_{UC-S}) = $2X_1+3X_2+6X_3+3X_4-3X_5+3X_6-9$
Highest-risk	$2 \leq S_{UC-S}$	X_1：びらん・潰瘍（0＝なし，1＝びらん，2＝潰瘍）
High-risk	$1 \leq S_{UC-S} < 2$	X_2：陰窩膿瘍スコア*
Unpredictable	$-1 < S_{UC-S} < 1$	X_3：単核細胞浸潤のある生検のうち，浸潤が focal な生検数の比
Low-risk	$-2 < S_{UC-S} \leq -1$	X_4：単核細胞浸潤の大腸内分布（0＝連続的，1＝軽度分節的，2＝著明に分節的）
Lowest-risk	$S_{UC-S} \leq -2$	X_5：好酸球スコア**
		X_6：内視鏡的罹患範囲（0＝直腸炎型，1＝左側大腸炎型，2＝全大腸炎型）

*陰窩膿瘍は生検ごとに 0＝なし，1＝3 個未満，2＝3 個以上（個数/2 mm 長）として記録
　陰窩膿瘍スコア＝記録点数の合計/生検数（罹患範囲内での比）
**好酸球は生検内での最高密度を 0＝25 個未満，1＝25～59 個，2＝60 個以上（個数/40 倍の対物レンズ 1 視野）として記録
　好酸球スコア＝記録点数の合計/生検数（罹患範囲内での比）

回帰分析によって選ばれた有意項目である。対数計算を要するオリジナルの診断基準[1]を基に作成されたスコア化診断基準では，煩雑な計算は一切不要である。$H_1 \sim H_4$ の組織所見の有無（有＝1，無＝0）から暗算で IBD-Score（S_{IBD}）値を計算するのみで「IBD 確診」から「non-IBD 確診」までのカテゴリーのうちのいずれであるか診断することができる。「疑診」レベルでの感度・特異度は 96％以上であり，スコア化に伴う診断精度の低下はほとんどない。

本診断基準を 454 例の non-IBD に適用した場合の誤診例は頻度順に，アミロイドーシス（2/6, 33.3％），宿便潰瘍（2/7, 28.6％），粘膜脱症候群（2/13, 15.4％），放射線性大腸炎（1/7, 14.3％），薬剤起因性大腸炎（3/78, 3.8％），感染性大腸炎（6/258, 2.3％），虚血性大腸炎（1/77, 1.3％）であった[5]。しかし，実際にはこれらの症例がすべて誤診されるわけではない。図1のアルゴリズムに従えばアミロイドーシスなどの 6 例は初期段階で生検診断できるからである。さらに病歴や培養結果などから正しく診断できる症例もある。なお，診断者間におけるカテゴリー診断の一致率を Spearman の順位相関係数でみると，3 名の病理医間では 0.92～0.97，医学部学生を加えた 5 名間でも 0.76～0.97 であり，安定した診断が得られることが確認されている[15]。

3．第2診断基準を用いた CD と UC の鑑別

症例が IBD と診断された場合は CD と UC を鑑別する作業に移る（図1）。類上皮肉芽腫は

CDにほぼ特異的な所見であるが，その出現率は生検症例では15～55％にとどまる[16]．CDとUCの鑑別については感度と特異度の両立が難しく，両者が72％を超える生検診断基準はなかった[10]～[13]．しかし筆者ら[1],[2]は，組織所見の大腸内分布を反映した項目を診断基準に盛り込むことにより，飛躍的に高い感度（92％以上）と特異度（94％以上）の両立を実現した．

スコア化診断基準[2]の第2基準（表1）にある組織所見のうち，H_5～H_8の4項目はCDを，H_9はUCを示唆する項目である（H_9のみマイナスの係数）．前述の大腸内分布（分節的＝1，直腸から連続的＝0）をみるための項目としては，陰窩の配列異常（H_5：萎縮または捻れ）と杯細胞減少（H_6）の2つがLogistic回帰分析で選ばれた[1]．今回新たに発見された項目は，潰瘍縁や好中球浸潤を伴う活動性の高い粘膜での杯細胞温存所見（H_7；原著論文[1]の写真参照）である．肉芽腫ほどの特異性はなく感染性腸炎やUC症例でも10％程度に観察されるが，CDを示唆する重要所見の1つである．単核細胞（リンパ球と形質細胞）の浸潤態度は，CDではfocal，UCではdiffuseな生検が圧倒的に多い．また，陰窩の萎縮を示す生検はCDよりUCで多く認められる傾向がある．これらの所見は個々の生検レベルでは多様であるので，炎症所見を示す生検全体における比率（生検数比）として調べることになる（H_8とH_9）．

症例が「CD確診」から「UC確診」のどのカテゴリーに属するか診断するために，H_5～H_9の有無（1 or 0）や比を第2診断基準の式に代入してCD-Score（S_{CD}）値を計算する（表1）．注意点は非乾酪壊死性類上皮肉芽腫が認められた場合は，S_{CD}値に関わらず「CD確診」とすることである．肉芽腫がないために「CD確診」とならなかった症例はごく少数であり，肉芽腫のみに依存したCDの診断は過去のものになりつつある．カテゴリー診断については，Spearmanの順位相関係数が3名の病理医間では0.86～0.90，医学部学生を加えた5名間でも0.74～0.90であり，診断者間で有意に相関していた[15]．

現在利用できる生検診断基準すべてに共通する注意点は，その使用が活動期腸炎に限定されていることである．筆者らの第2診断基準でも，緩解期や回復期のIBD症例に適用した場合の感度はCDで69.6％，UCで82.7％にとどまっている[5]．また，UC症例でも初発時や座剤使用中，長期経過例ではrectal sparingがしばしばみられ，分節的な病変分布を呈してくることにも注意する必要がある[17]～[19]．

4．第3基準を用いたUC患者での薬物治療抵抗性の予測

UC症例の17～38％はステロイド不応もしくは離脱困難であるために全大腸切除術が必要になる．これら手術例の2/3は再燃緩解型や慢性持続型であり，長期のステロイド投与や頻回の入院などによりQOLが低下して外科的治療を選択している．残り1/3は重症例で，リスクの高い緊急手術になりがちである．Colitic canerやdysplasia以外の理由による手術症例を予測するパラメーターとして年齢，発熱，体重減少，罹患範囲など多数の候補が挙げられてはいるものの，単独の方法で信頼できるものは知られていない．

筆者ら[3]は，UCのうち生検後2年以内に手術を要した症例（UC-Surgery，UC-S）と2年以上薬物治療のみで経過している症例（UC-Medication：UC-M）についてLogistic回帰分析を行った．その結果から薬物治療抵抗性症例の特徴は，潰瘍（X_1），多数の陰窩膿瘍（X_2），focalかつ分節的な単核細胞浸潤（X_3とX_4），乏しい好酸球浸潤（X_5），広範な内視鏡の病変（X_6）であることが分かった．表1のスコア化第3診断基準[4]はこのデータを基に作成されたものである．予測精度は全国11施設が参加したmulticenter studyでUC-S 121例，UC-M 186例が検討され，感度86％以上・特異度95％以上であった[4]．

5．症例提示

第1・第2・第3診断基準を用いた生検診断の実際を例示する．大腸各部位より採取された生検組織（図2）には，図1に示す肉芽腫などの特異的所見や虚血性大腸炎などを積極的に示

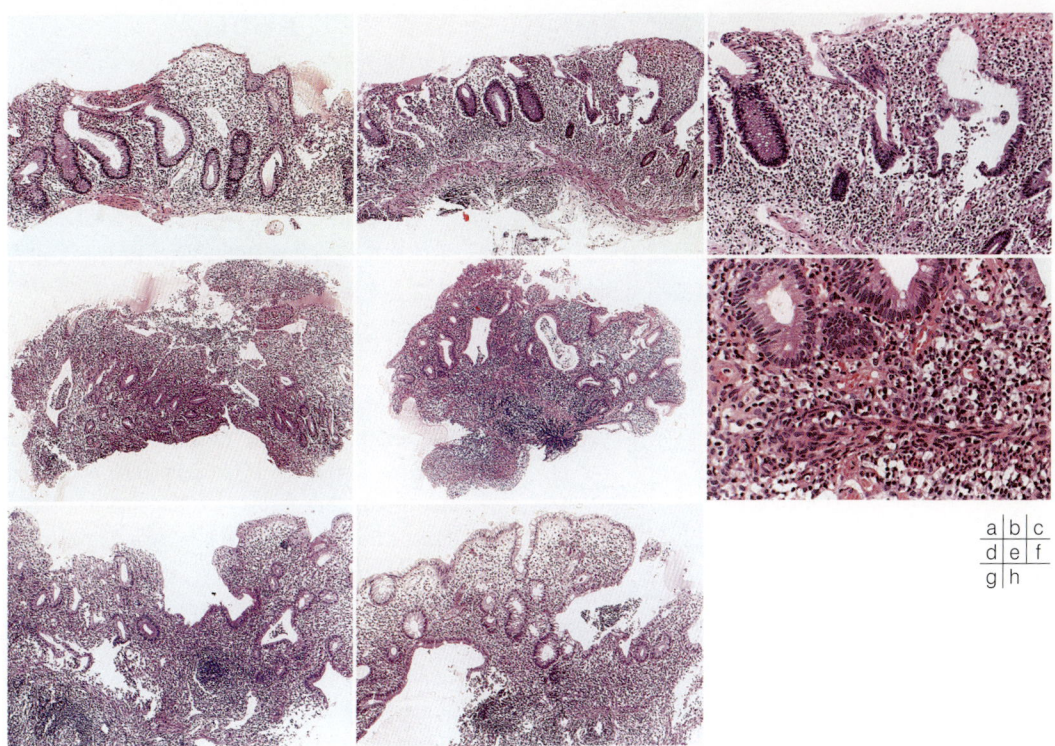

図2 提示症例の生検組織
生検部位は直腸(a), S状結腸(b, c), 下行結腸(d), 横行結腸(e, f), 上行結腸(g), 盲腸(h)である。組織所見の詳細は表2を参照。

表2 提示症例の生検所見のまとめ

	組織所見項目	第1基準	第2基準	第3基準	直腸	S状	下行	横行	上行	盲腸
表面	びらん(＋)・潰瘍(＋＋)			X_1	−	−	＋	＋＋	−	−
陰窩	陰窩の萎縮	H_1	H_5, H_9		−	＋	−	−	＋	＋
	陰窩の捻れ	H_2	H_5		＋	＋	＋	＋	＋	＋
	杯細胞減少		H_6		＋＋	＋＋	＋＋	＋＋	＋＋	＋＋
	杯細胞温存		H_7		−	−	−	−	−	−
	陰窩膿瘍			X_2	＋	＋＋	＋＋	＋＋	＋	−
炎症	単核細胞浸潤	H_3	H_9	X_4	＋	＋＋	＋＋	＋＋	＋＋	＋
	Focal (F) or Diffuse (D)		H_8	X_3	F	D	D	F	D	F
	Basal plasmacytosis	H_3			＋	−	−	＋	＋	＋
	好酸球浸潤			X_5	−	−	−	−	−	−
パネート細胞化生		H_4			−	−	−	−	−	−
類上皮肉芽腫			有無		−	−	−	−	−	−
内視鏡的病変				X_6	＋	＋	＋	＋	＋	＋

唆する特徴的所見は観察されない。そこで表1のスコア化生検診断基準を適用してみる。

第1診断基準が要求する組織所見項目のうち、陰窩の萎縮(H_1), 陰窩の捻れ(H_2), 高度単核細胞浸潤を伴うbasal plasmacytosis(H_3)が1個以上の生検に観察される(表2)。もしパネート細胞化生(H_4)が肝彎曲部から直腸の間にあればIBDを示唆する所見の1つとなりうるが、この症例では指摘できない。$S_{IBD}=2+3+3+0−4=4$ と計算され、2以上であるので「IBD確診」と診断できる。

IBDであることが確実であるので、次に第2

診断基準を適用する。陰窩の配列異常（萎縮あるいは捻れ）と杯細胞減少は直腸から盲腸まで連続的に分布している（$H_5=0$，$H_6=0$）。潰瘍縁や周囲に好中球浸潤を伴う活動性炎症部の陰窩で杯細胞温存所見はみられない（$H_7=0$）。単核細胞浸潤は 6 個の生検のすべてに観察されるが，そのうち不均一（focal）な浸潤を示すものは 3 個である（$H_8=3/6$）。単核細胞浸潤が高度である 4 個の生検中，2 個のみに陰窩の萎縮が観察できる（$H_9=2/4$）。$S_{CD}=0+0+0+3\times3/6-3\times2/4-5=-5$ と計算される。S_{CD} 値が－1.0 以下であることと類上皮肉芽腫が認められないことより，「UC 確診」の診断を得ることができる。

第 3 診断基準を適用して薬物治療への抵抗性・依存性を予測する。下行結腸にびらんがあるが，それより深い潰瘍病変が横行結腸に指摘できる（$X_1=2$）。もし潰瘍部から生検が採取されていなくても，潰瘍の存在が内視鏡的に明かであれば $X_1=2$ としてよい。しかし，内視鏡的にびらんに見えても組織学的にはびらんが証明できないことの方が多いので，内視鏡所見のみで $X_1=1$ とはしない。単核細胞浸潤は半数の生検で focal であり（$X_3=3/6$），直腸での浸潤が口側に比して軽いため軽度分節的と判定される（$X_4=1$）。罹患範囲は内視鏡所見で決めるが，この症例では生検所見からも炎症が全大腸に及んでいることは明らかである（$X_6=2$）。したがって，陰窩膿瘍と好酸球は 6 個の生検すべてを用いてスコアすることとなり，陰窩膿瘍スコア（X_2）＝$(1+2+2+2+1-0)/6=8/6$，好酸球スコア（X_5）＝$(0+0+0+0+0+0)/6=0$ となる。予測式の値＝$2\times2+3\times8/6+6\times3/6+3\times1-3\times0+3\times2-9=4+4+3+3-0+6-9=11$ と計算され，2 以上であるので「Highest-risk」と診断される。

以上から，提示症例は生検組織学的に UC であり，ステロイドに不応もしくは離脱困難な症例と予測できる。この症例はステロイドパルス療法にもかかわらず炎症所見の改善が認められないため，発症から 10 日後に大腸切除術が施行された。手術標本の組織学的診断も UC であった。

おわりに

IBD の歴史が長い欧米のセンター病院では，CD と UC の積極的な生検診断を日常的に行っている。今回紹介した新しい診断基準とアルゴリズムを活用することにより，わが国での生検診断も第二義的な位置づけから一歩踏み込んで，主体性を持った客観的診断手段として認識されることを願って稿を終える。

文　献

1) Tanaka M, Riddell RH, Saito H, et al：Morphologic criteria applicable to biopsy specimens for effective distinction of inflammatory bowel disease from other forms of colitis and of Crohn's disease from ulcerative colitis. Scand J Gastroenterol 34：55-67, 1999
2) Tanaka M, Saito H, Fukuda S, et al：Simple mucosal biopsy criteria differentiating among Crohn disease, ulcerative colitis, and other forms of colitis：measurement of validity. Scand J Gastroenterol 35：281-286, 2000
3) Tanaka M, Saito H, Kusumi T, et al：Biopsy pathology predicts patients with ulcerative colitis subsequently requiring surgery. Scand J Gastroenterol 37：200-205, 2002
4) Tanaka M, Kusumi T, Oshitani N, et al：Validity of simple mucosal biopsy criteria combined with endoscopy predicting patients with ulcerative colitis ultimately requiring surgery：a multicenter study. Scand J Gastroenterol 38：594-598, 2003
5) 山形和史，田中正則，福田真作，他：炎症性腸疾患における内視鏡下生検診断基準運用上の注意点．日本大腸検査学会誌 19：108-110, 2002
6) 田中正則：IBD の生検診断とスコア化診断基準．In：澤田俊夫，藤盛孝博，飯塚文瑛（編）．IBD 診療の展望―診断・治療・ケアのコツとトピックス―．東京：メディカルレビュー社；2001．p22-45
7) Frei JV, Morson BC：Medical audit of rectal biopsy diagnosis of inflammatory bowel disease. J Clin Pathol 35：341-344, 1982
8) Surawicz CM, Belic L：Rectal biopsy helps to distinguish acute self-limited colitis from idiopathic inflammatory bowel disease. Gastroenter-

ology 86：104-113, 1984
9) Nostrant TT, Kumar NB, Appelman HD：Histopathology differentiates acute self-limited colitis from ulcerative colitis. Gastroenterology 92：318-328, 1987
10) Schmitz-Moormann P, Himmelmann GW：Does quantitative histology of rectal biopsy improve the differential diagnosis of Crohn's disease and ulcerative colitis in adult? Pathol Res Pract 183：481-488, 1988
11) Seldenrijk CA, Morson BC, Meuwissen SGM, et al：Histopathological evaluation of colonic mucosal biopsy specimens in chronic inflammatory bowel disease：diagnostic implications. Gut 32：1514-1520, 1991
12) Theodossi A, Spiegelhalter DJ, Jass J, et al：Observer variation and discriminatory value of biopsy features in inflammatory bowel disease. Gut 35：961-968, 1994
13) Le Berre N, Heresbach D, Kerbaol M, et al：Histological discrimination of idiopathic inflammatory bowel disease from other types of colitis. J Clin Pathol 48：749-753, 1995
14) Dundas SAC, Dutton J, Skipworth P：Reliability of rectal biopsy in distinguishing between chronic inflammatory bowel disease and acute self-limiting colitis. Histopathology 31：60-66, 1997
15) Tanaka M, Masuda T, Yao T, et al：Observer variation of diagnoses based on simple biopsy criteria differentiating among Crohn's disease, ulcerative colitis, and other forms of colitis. J Gastroenterol Hepatol 16：1368-1372, 2001
16) Tanaka M, Riddell RH：The pathological diagnosis and differential diagnosis of Crohn's disease. Hepato-gastroenterol 37：18-31, 1990
17) Bernstein CN, Shnahan F, Anton PA, et al：Patchness of mucosal inflammation in treated ulcerative colitis：a prospective study. Gastrointest Endosc 42：232-237, 1995
18) Markowitz J, Kahn E, Grancher K, et al：Atypical rectosigmoid histology in children with newly diagnosed ulcerative colitis. Am J Gastroenterol 88：2034-2037, 1993
19) Odze R, Antonioli D, Peppercorn M, et al：Effect of topical 5-aminosalicylic acid（5-ASA）therapy on rectal mucosal biopsy morphology in chronic ulcerative colitis. Am J Surg Pathol 17：869-875, 1993

〔田中正則，相澤弘，千葉裕樹〕

大腸疾患

6 虚血性疾患の内視鏡と生検診断

はじめに

大腸の炎症性疾患は大なり小なり虚血が関与しており，虚血性腸疾患を字義の如く解釈すれば，「分布する血管に生じた循環障害を原因とした腸管の炎症性病変」ということになる。

1963年 Boley ら[1]，1966年 Marston ら[2]の報告以来，明らかな主幹動脈閉塞を伴わない可逆性の虚血を原因とした腸炎を，虚血性大腸炎として独立した疾患と認識されるようになった。しかし，これには様々な疾患群が紛れ込む可能性があり，Williams ら[3]はこれらを区別する目的に，いくつかの criteria を提唱した。また更なる診断の画一化を測り，本邦でも改定案が試みられている[4)～6)]。しかしながらこれらの基準を満たしたとしても，他疾患が混在する可能性があり，最近では虚血性大腸症候群と表現するのが妥当と考えられている。

本稿では上記の基準を満たした，いわゆる虚血性大腸炎の特徴的な内視鏡像と生検組織所見を中心に述べるとともに，最近経験した虚血性腸病変である，静脈硬化症による腸炎と，アナフィラクトイド紫斑に伴う腸炎，腸管出血性大腸菌 O157 による腸炎を提示する。

A．虚血性大腸炎

飯田ら[5]は虚血性腸疾患の臨床的分類を試みているが（表1），いわゆる虚血性大腸炎は特発性の虚血性大腸炎ということになる。この疾患ついて，経過観察された自験例29例の結果[7]を述べる。

1．主　訴

腹痛，下痢，下血が trias とされており，自験例における初発症状は腹痛19例（65.5%），水様下痢13例（44.8%），血性下痢9例（31.0%），腹満1例（3.4%），嘔気1例（3.4%）である。このうち血性下痢は，初発症状に続いて生じた17例（58.6%）を加えると，全体で89.6%にも及び特徴的症状と言える。

2．基礎疾患

基礎疾患を有する症例は24.1%で，心血管病変が13.8%にみられ，その内訳は心房細動，TIA，陳旧性心筋梗塞，腹部大動脈瘤である。一般に血管側因子として，高血圧，狭心症，糖

表1　飯田らの臨床的分類（文献5）より引用）

1．急性腸管不全 　1）腸間膜血管閉塞症 　2）急性出血性腸壊死 2．慢性腸管不全 　1）腸管アンギーナ 　2）腹腔動脈圧迫症候群 3．虚血性腸炎（特発性） 　1）虚血性大腸炎（狭窄型，一過性型） 　2）虚血性小腸炎（狭窄型，一過性型） 4．虚血性腸炎（続発性） 　1）閉塞性大腸炎 　2）外傷後の虚血性狭窄 　3）血管手術後の虚血性腸炎 　4）薬剤起因性虚血性腸炎（経口避妊薬）	5．その他の虚血性病変 　1）静脈硬化症による虚血性腸病変 　2）絞扼性イレウス 　3）アミロイドーシス 　4）膠原病（SLE，PN，RA） 　5）放射線腸炎 　6）Schönlein-Henoch 紫斑病 　7）宿便性潰瘍 　8）急性出血性直腸潰瘍 6．虚血性変化の関与が疑われている炎症性疾患 　1）合成ペニシリン起因性大腸炎 　2）病原性大腸菌（O 157：H7）による出血性大腸炎 　3）潰瘍性大腸炎 　4）Crohn 病

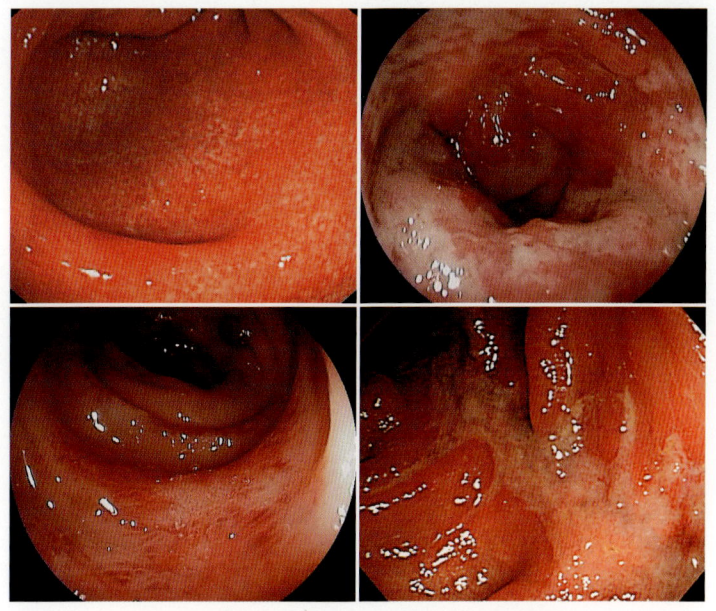

図1 虚血性大腸炎急性期初期の内視鏡像

尿病,不整脈,慢性腎不全(人工腎透析)などが挙げられている.また,腸管側因子としては便秘,下痢,浣腸の他に,近年では大腸検査の前処置が注目されている[8),9)].虚血性腸炎には一過性型と狭窄型があるが,大川ら[10)]は血管側因子は有意に狭窄型に多く存在し,腸管側因子には差がないとしている.一方,竹島ら[11)]は血管側因子や腸管側因子を有する症例は狭窄型で40%,一過性型で70%と報告しており,一定の見解が得られていない.基礎疾患が何らかの影響を及ぼしているようであるが,一過性型,狭窄型といった病型の分類には必ずしも相関はなく,局所に生じた虚血の程度により規定されていると考えられる.

3.内視鏡像

本疾患は急性疾患であり,病変は経時的に推移するため,時期を区切って内視鏡像を観察する必要がある.

急性期初期(第1~2病日)には,発赤(図1a)や浮腫(図1b)がみられ,その程度は様々である.潰瘍性病変はびらん(図1c),縦走潰瘍(図1d),全周性潰瘍が認められる.縦走潰瘍は大部分の症例で結腸紐上に存在し,そこから短軸方向に進展すると思われる.

急性期後期(第3~4病日)には,発赤,浮腫は引き続きみられるが,若干軽快傾向にある.潰瘍性病変は急性期初期とほぼ同様であるが,全周性潰瘍では白苔はより厚く,暗赤色調を示す例(図2a, b),結腸紐上特に半月襞との交差部に縦走配列する例(図2c),強い粘膜壊死を示唆する灰緑色調の粘膜異常(図2d)を示す例などが観察される.

回復期(第5~11病日)には,発赤は散在性または縦走性分布を示す例が多く,浮腫は依然残存するが軽度となる.潰瘍は再生上皮で覆われ,発赤隆起や白苔を伴わない浅い陥凹面となり,回復の徴候を示すようになる.

瘢痕期(第12病日以降)には,浮腫はほぼ消失し,縦走傾向の発赤を残し(図3a),潰瘍は瘢痕化(図3b)する.また,急性期後期に灰緑色調の粘膜壊死を有する症例では,高度な全周性狭窄(図3c)となる可能性が高い.

4.生検診断

生検組織は内視鏡像の一部を側面から観察することとなり,内視鏡所見に特徴があるならば組織像に反映しているはずである.しかし,生検組織は粘膜あるいは粘膜下層までの情報であることや採取部位により所見が異なる可能性が

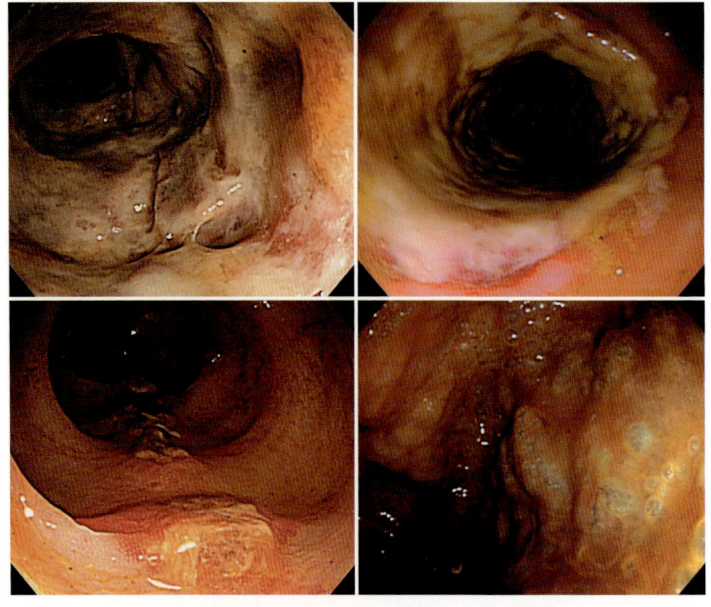

図2　虚血性大腸炎急性期後期の内視鏡像

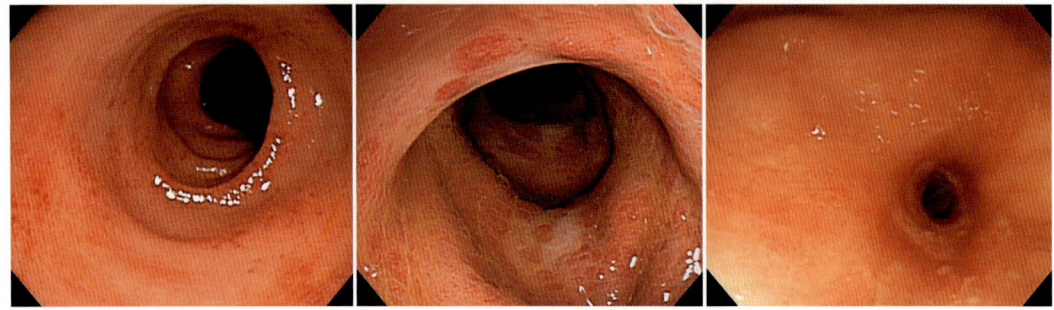

図3　虚血性大腸炎瘢痕期の内視鏡像　　　　　　　　a|b|c

あるなど，問題点も存在している．さらに本症の如く急性病変では発症時期に近いほど特徴的な組織所見が得られ，時期を経て感染などの二次的修飾が加わると，積極的な診断は困難となる．この特徴的な所見が得られる期間は3日以内とされている．

特徴的な組織所見としては，病変が高度であれば腺管の立ち枯れ像（goast-like appearance）（図4）や粘膜壊死が，軽度であれば出血やうっ血，杯細胞の減少，線維素性浸出物，線維素血栓などがみられる．回復期には担鉄細胞もみられるが，これは出血を反映しており，本症に特異的ではない．

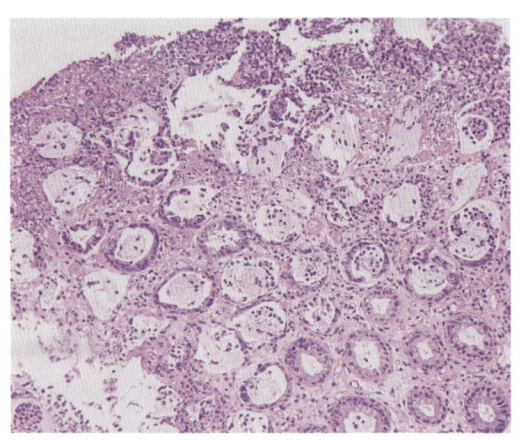

図4　虚血性大腸炎生検像
粘膜表層にびらんを認め，杯細胞の減少と腺管の立ち枯れ像（goast-like appearance）を認める．

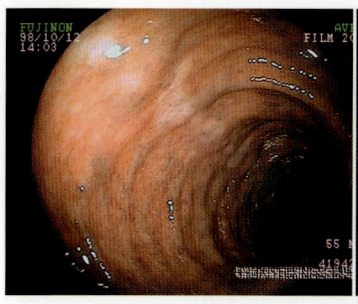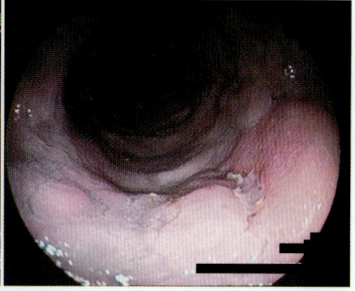

図5 静脈硬化症による虚血性腸炎の内視鏡像　a|b
a：半月襞の腫大を伴う青銅色調の腸粘膜。テニア上に潰瘍瘢痕を認める。
b：周囲が発赤腫脹した不整形潰瘍。

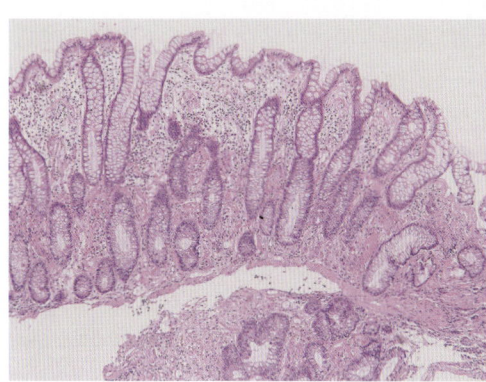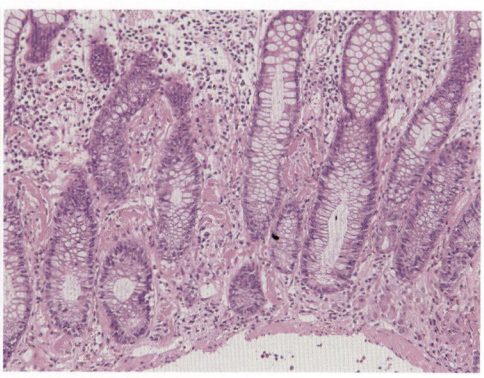

図6 静脈硬化症による虚血性腸炎の病理組織像　a|b
a：粘膜固有層深部に硝子様物質の沈着を認める。
b：同部の拡大像。

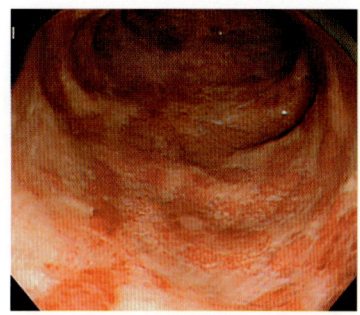

図7　アナフィラクトイド紫斑に伴う腸炎の内視鏡像
全周性に血管透見像は消失し，半周に及ぶ縦走性の浅い潰瘍を認める

B．症例提示

1．静脈硬化症

症　例：54歳，男性。
主　訴：なし（便潜血陽性）
既往歴：紅斑性天疱瘡（36歳時），十二指腸潰瘍（38歳時）
経　過：便潜血陽性のため実施された注腸造影にて異常を指摘され，精査目的に受診となった。腹部単純X線で盲腸から横行結腸に，腸管壁に沿った石灰化像が認められた。大腸内視鏡検査にて，盲腸から横行結腸にかけて粘膜は凹凸で青銅色調を示し，横行結腸には不整形潰瘍が観察された（図5）。生検組織所見は，粘膜固有層深部の間質に膠原線維の沈着がみられた（図6）。下行結腸より肛門側に異常はなかった。

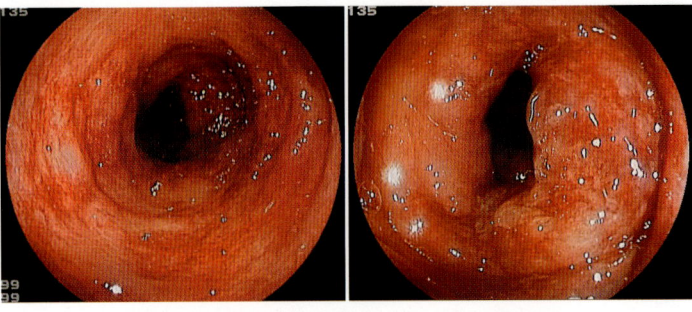

図8　腸管出血性大腸菌 O157 の内視鏡像　a|b
a：S 状結腸は浮腫状で，縦走性の粘膜内出血を認める。
b：出血性びらんを伴う著明な腸管浮腫像

　概　念：1991 年に小山ら[12]が虚血性大腸炎とは全く臨床像の異なる「慢性的経過を呈した右側狭窄型虚血性大腸炎の1例」を報告した。その後，1993 年に岩下ら[13]は静脈硬化症による大腸虚血病変の3例を報告し，その概念を提唱した。
　病変は盲腸，上行結腸に好発し，主訴は病変が右側結腸に好発するため，右側腹部痛が高率で，その他，嘔気，食欲低下，全身倦怠感，腹満などがみられる。
　腹部単純 X 線では，本例の如く腸壁に沿った淡い石灰化像が特徴である。
　内視鏡的に，粘膜は暗紫色調または青銅色調[14]を呈し，半月襞の腫大・消失，壁の著明な肥厚と硬化，不整形潰瘍などを呈する。
　組織学的には，生検で得ることのできる粘膜固有層の間質，小血管周囲に膠原線維の沈着がみられるため，診断には有効な手段である。さらに粘膜下層静脈周囲に高度な膠原線維の沈着，線維性肥厚を伴う静脈の蛇行像，小動脈の線維性肥厚が見られる。また，これら所見は時間経過とともに粘膜全層に及び，腺管の脱落も散見されると報告されている[13),15)]。原因は不明であるが，最近になり抗セントロメア抗体陽性の症例が報告され，CREST 症候群との関連性が示唆されている[16)]。

2．アナフィラクトイド紫斑に伴う腸炎
　症　例：54 歳，男性。
　主　訴：下血
　経　過：四肢の皮疹にて，当院皮膚科受診，皮膚生検にてアナフィラクトイド紫斑と診断され，ステロイド内服加療を受けていた。その後，主訴が出現したため，当科にて消化管精査を行ったところ，全大腸に出血を伴うびらんや浅い潰瘍がびまん性に認められた（図7）。組織生検では非特異的な炎症像であった。
　概　念：小児に好発し，皮膚病変以外にも腎，関節，消化管に病変を合併することが多い全身性の血管炎である。原因は不明であるが，多くの症例では先行する感染症が存在し，感染症との関連が示唆されている。
　全消化管に病変を来たす可能性があり，その頻度は 30〜60％で，症状は腹痛，悪心，嘔吐，下痢，血便を生じる。病態は，血管炎による虚血が原因となり，浮腫やびらんが生じると考えられている。血管炎の程度が高度な場合には，血栓を生じ，虚血は深刻な情況となり潰瘍形成や腸管壊死，さらには穿孔も来たしうる。
　生検組織では好中球を含む炎症細胞浸潤を呈し，血管炎は必ずしも同定される訳ではない。さらに皮膚病変と同じく血管壁への IgA の沈着もみられるとの報告[17),18)]もある。

3．腸管出血性大腸菌 O157 による腸炎
　症　例：22 歳，女性。
　主　訴：腹痛，発熱，血便。
　既往歴：特記すべきことなし。
　経　過：腹部全体に疼痛出現，時間経過とともに増強し，38℃台の発熱および血便も出現したため当院受診となった。
　大腸内視鏡検査では，直腸から S 状結腸まで

縦走性発赤，浮腫，出血性びらんが認められた（図8）。S状結腸より口側への挿入は不可能であった。

生検組織像は間質の浮腫が主体で，炎症細胞浸潤は軽度，胚細胞の減少および腺管の立ち枯れ像（goast-like appearance）が認められた。

後日，血清抗LPS抗体陽性にて腸管出血性大腸菌O157による腸炎と診断した。

概念：激しい腹痛，血性下痢が特徴とされているが，軽度の腹痛と下痢といった軽症例や，溶血性尿毒症症候群（HUS）や急性脳症など他臓器に合併症を生じる重症例まで多彩である。

本菌は承知のとおりVero毒素を産生することにより腸管上皮細胞を刺激し，各種のサイトカインを誘導し炎症を惹起させるとともに，同様なメカニズムにより血管内皮細胞も傷害される。また，Vero毒素は腸管の攣縮を増強させるため，粘膜での微小循環を障害し，結果的に虚血状態を生じると考えられている。

内視鏡的には浮腫，発赤，出血，びらん，縦走性または全周性潰瘍を認め，いわゆる虚血性大腸炎の急性期像と酷似していることも少なくないが，深部大腸に病変を有することが多く，罹患部位の違いが診断に重要である。

病理学的には虚血性大腸炎との鑑別は困難であり，便培養，便中O157抗原，便中toxin，血清抗LPS抗体検査が診断に有効である。

おわりに

虚血性腸疾患における内視鏡観察は，病変の存在部位，範囲と規則性，程度を見極め，また詳細な背景因子や発症から観察までの時間経過を加味し行わなければならず，特徴を有する早期の内視鏡像の観察や生検組織採取が大切である。しかし類似した疾患も多いため，臨床像，内視鏡像，生検組織像の所見から総合的診断をすることが大切である。

文献

1) Boley SJ, Schwartz S, Lash J, et al：Reversible occlusion of the colon. Surg Glynecol Obstet 116：53-60, 1963
2) Marston A, Pheils MT, Thomas ML, et al：Ischemic colitis. Gut 7：1-15, 1966
3) Williams JF, Wittenberg J：Ischemic colitis—an useful clinical diagnosis, but is it ischemic? Ann-Surg 182：439-448, 1975
4) 長廻紘，長谷川かをり，谷口友章，他：虚血性腸病変の診断と内視鏡．大腸肛門誌 34：631-639，1981
5) 飯田三雄，松本主之，廣田千治，他：虚血性腸病変の臨床像—虚血性大腸炎の再評価と問題点を中心に．胃と腸 28：899-912，1993
6) 勝又伴栄，五十嵐正広，佐田美和，他：虚血性大腸炎の内視鏡診断と最新の知見．消化器内視鏡 9：1689-1697，1997
7) 平良悟，西正孝，川上浩平，他：虚血性大腸炎の内視鏡像—病期別特徴とその推移—．大腸検査学会雑誌 20：49-54，2003
8) 月岡佳久，円岡寿，伊藤喜三男，他：大腸X線検査の前処置が原因と思われる虚血性大腸炎の1例．Progress of Digestive Endoscopy 47：109-112，1995
9) 中沢和之，森畠康策，前田浩輝，他：大腸内視鏡検査前処置が誘因と考えられる虚血性大腸炎の1例．消化器科 37：327-330，2003
10) 大川清孝，北野厚生，中村志郎，他：虚血性大腸炎の臨床的検討—背景因子と内視鏡像を中心として．Gastroenterol Endoscopy 32：365-376，1990
11) 竹島史直，牧山和也：虚血性腸炎の診断基準．臨床消化器内科 17：1669-1674，2002
12) 小山登，小山洋，花島得三，他：慢性的経過を呈した右側狭窄型虚血性大腸炎の1例．胃と腸 26：455-460，1991
13) 岩下明徳，竹村聡，山田豊，他：原因別にみた虚血性腸病変の病理形態．胃と腸 28：927-941，1993
14) 安田有利，石塚大輔，堀高史朗，他：腸管静脈硬化症による虚血性腸病変の1例．Progress of Digestive Endoscopy 54：73-76，1999
15) 帆足俊男，前田和弘，松井俊幸，他：著名な静脈の石灰化を伴った静脈硬化症による虚血性腸炎の1例．胃と腸 28：967-973，1993
16) Kitamura T, Kubo M, Nakanishi T, et al：Phlebosclerosis of the colon with positive anti-centromere antibody. Intern Med 38：416-421, 1999
17) 野崎重之，肥後尚孝，角地智加子，他：内視鏡で消化器病変を観察しえたアナフィラクトイ

ド紫斑の 1 例. 臨床皮膚科 50：427-429, 1996
18) 渋谷秀則, 加藤晴一, 長沼広, 他：著明な大腸粘膜病変を呈した Hench-Schönlein 紫斑病の 1 例. 日小児会雑 97：157-161, 1993

〔平良悟, 高垣信一, 宮岡正明〕

肝・胆・膵

1 肝細胞癌（病理診断の問題点）

はじめに

本邦においては，各種画像診断法の進歩・普及，ならびに肝細胞癌（肝癌）発生高危険群のfollow-up体制の確立により，早期の段階の微小な肝癌の診断が可能になったことは周知のごとくである．それに従い，「原発性肝癌取り扱い規約，第4版」[1]では，肉眼的に境界不明瞭な小結節高分化型肝癌を「早期肝細胞癌」と定義し，WHO分類[2]でもその概念は受け入れられている．しかし，早期高分化型肝癌と境界病変ともいえる異型腺腫様過形成（atypical adenomatous hyperplasia）の鑑別は困難であり，特に生検診断では鑑別は不可能といっても過言ではない．さらに，近年，欧米において肝硬変，肝癌の治療に肝移植が盛んに行われるようになるにともない，摘出肝に早期肝細胞癌，腺腫様過形成，異型腺腫様過形成に相当する小結節性病変が存在することに欧米の肝病理医も気づき，関心を示すようになった．しかし，本邦と欧米の間において，それらの病変，特に早期肝細胞癌の病理診断，ならびに用語に混乱が生じ新たな問題となっている．このほか，硬化型肝癌，混合型肝癌の病理診断にも少なからぬ混乱がある．

本稿では，肝細胞癌の病理学的特徴と診断を巡る問題点について概説する．

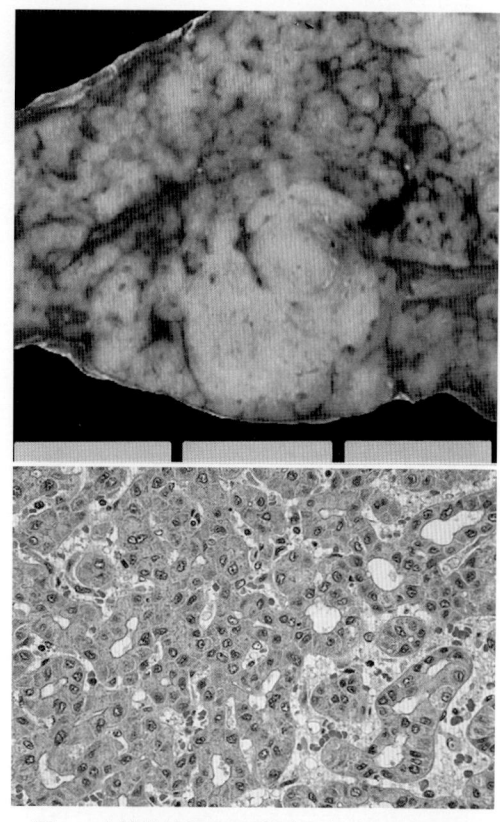

図1 小結節境界不明瞭型肝癌（早期肝細胞癌）
C型肝硬変を背景に径1.3 cmの境界不明瞭な結節は，不規則な細索状および偽腺管構造を伴う異型に乏しい高分化癌細胞よりなっている．

1．早期肝細胞癌

早期の微小な肝癌の多くは，古典的な肝癌と異なり異型に乏しい高分化癌組織からなるため，従来の肝癌の病理学的知識では十分に対応できない．過去，10数年の間に，多くの微小な肝癌の切除例および生検例の検討により，多くの病理学的特徴が明らかにされてきた[3)～5)]．早期肝細胞癌と定義されている小結節境界不明瞭型肝癌には門脈域が介在し，約80％は高分化癌組織のみよりなり（図1），他の20％では高分化癌組織内に種々の程度に中分化癌組織が混在している．臨床的に早期肝細胞癌の40～50％は，癌細胞の脂肪化のため高エコー結節として検出される．また，動脈性腫瘍血管の発達が不十分であるため，血管造影ではhypovascular像を示す．さらに周囲肝組織に比べ数は著明に減少しているが癌組織内に門脈域を含んでいるため[6)]，門脈造影で門脈欠損像を示さない．このように早期肝細胞癌では古典的肝癌とは異なる

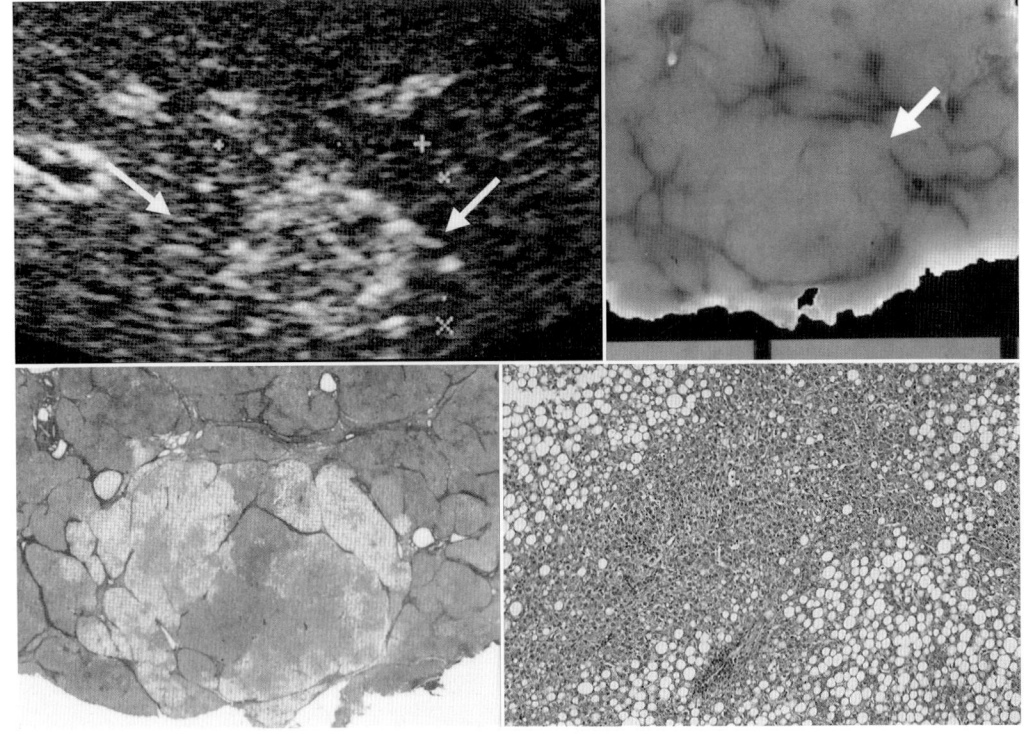

図2 脂肪化を伴う早期肝細胞癌
C型肝硬変の経過観察中に検出された径1.5 cmの高エコー結節は，高分化癌結節に高度の脂肪化を伴っている。

画像所見を示すため診断が困難であり，生検による病理診断が不可欠となる。

1）脂肪化

高頻度に見られる脂肪化は早期肝細胞癌の特徴的病理所見の一つといえる（図2）。外科切除例の検討において，癌組織の面積の1/3以上に脂肪化が認められる頻度は腫瘍径1.5 cm前後で最も高く約40％の症例に見られ，腫瘍径の増大とともに頻度は低下し，3 cmを越えるようになると10％，4 cm以上ではほとんど見られなくなる。この脂肪化の発現機序についてはいまだ議論があるが，筆者らは動脈血および門脈血の減少に関連していると考える[7]。すなわち，高分化癌が増殖を強める径1.5 cm前後では，単位面積あたりの動脈性腫瘍血管の数は進行癌の約1/2～1/3と少なく，かつ内包される門脈域は著しく減少する。このためこの段階で癌組織は動脈血，門脈血とも不十分となり一時的に乏酸素状態となり脂肪化を生じ，腫瘍径が増大し動脈性腫瘍血管が発達するとともに動脈血優位となり脂肪化が解消されるものと推察される。

2）"結節内結節"像

早期肝細胞癌のなかに明瞭な小結節を内包することがしばしば経験され，"結節内結節"（nodule-in-nodule）像と呼ばれる（図3）。これは高分化癌細胞が脱分化し中分化癌細胞が生じ，高分化癌組織内で膨脹性に増殖することによる。腫瘍径の増大とともに内部の中分化癌の面積が増し，径2～3 cmになると高分化癌組織は中分化癌で完全に置換されるか，残っていても辺縁にわずかに見られる程度となる。このため"結節内結節"像は早期肝細胞癌の脱分化の形態的表現とも言える。"結節内結節"像を示す症例において，高分化癌組織が脂肪化を伴う場合は，超音波診断で低エコー結節を内包する高エコー結節として描出され，腫瘍径の増大とともに内部の低エコー結節が範囲を増し，3 cm前後に至ると低エコー結節が周囲の高エコー部分を完全

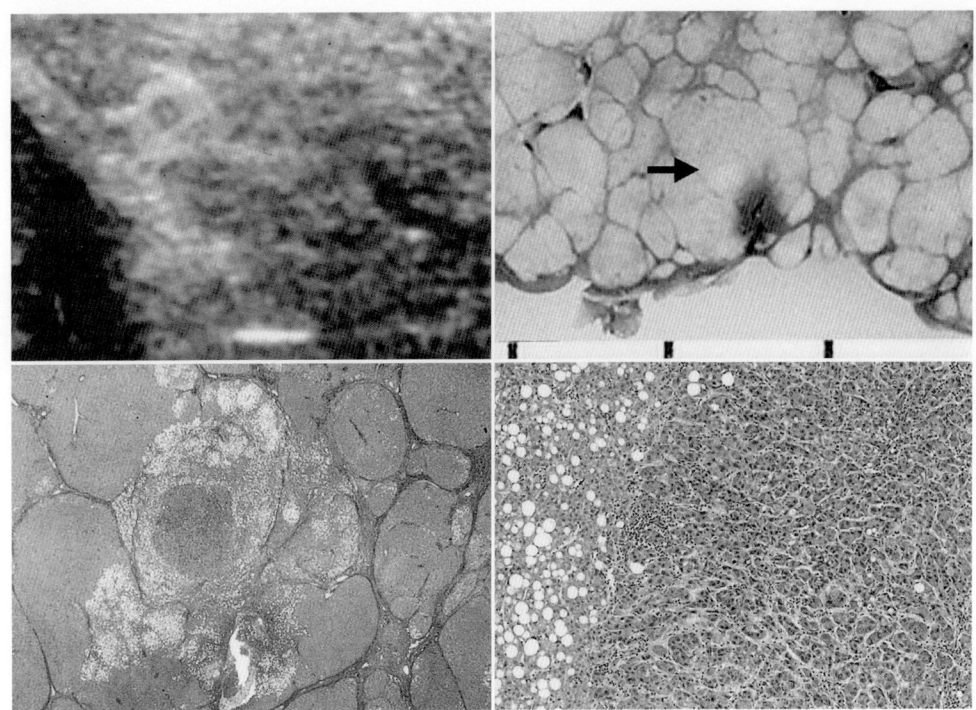

図3 "結節内結節"像を示す小肝癌結節
高エコー結節内に明瞭な低エコー結節を伴う病変は，境界不明瞭な結節内に明瞭な小結節（矢印）をみる．組織学的には，脂肪化を伴う高分化癌のなかに脂肪化のない中分化癌が境界明瞭に存在する．

に置換してしまう．このような画像の推移は臨床的に高分化型肝癌の脱分化過程をリアルタイムに反映したものと言える．また内包される中分化癌組織は動脈性腫瘍血管が発達しているのに対し，周囲の高分化癌組織では未発達のため，造影エコーや造影 CT などの血管造影では，hypovascular 結節の内部に微小な hypervascular 結節が描出される．

2．早期肝細胞癌を巡る病理診断の問題点

本邦においては症例の蓄積により，早期肝細胞癌を巡る病理診断の混乱はほぼ解消されたといえるが，欧米の肝病理医の見解に大きな隔たりがある．本邦と欧米における早期肝細胞癌の病理診断の問題点を，2002年4月の第1回国際コンセンサス会議，および2004年5月ルーベン（ベルギー）で行った同第2回会議の結果をもとに述べる．第1回会議は肝腫瘍病理の専門家国内7名，欧米9名，韓国1名，および国内の肝画像診断の専門家3名の出席のもと，30例の肝硬変に発生した1〜2 cm 大の結節性病変を事前に配付し，それらの診断について討論した．その結果，図1，2に示すような早期肝細胞癌の診断一致率は国内および韓国の専門家では90％と高かったのに対し，欧米の専門家との間では診断一致率は53％と低かった．このことから，日本において早期肝細胞癌とする症例の約半数は，欧米では high-grade または low-grade dysplastic nodule（腺腫様過形成あるいは異型腺腫様過形成）と診断されることが判った．このような東西の見解の相違は，消化管の粘膜内癌の見解の相違と同じく，欧米では破壊性増殖のない"上皮内癌"に相当するような早期の癌病変は severe dysplasia と診断し，まだ癌とはみなさないことによる．しかし，第1回会議において，早期肝細胞癌における破壊性増殖を示す所見として，結節内に介在する門脈域への種々の程度の癌細胞浸潤を重視し[8]，これを "stromal invasion" と定義し，癌とみなす診断基準とすることで欧米の肝病理医との意見の一致

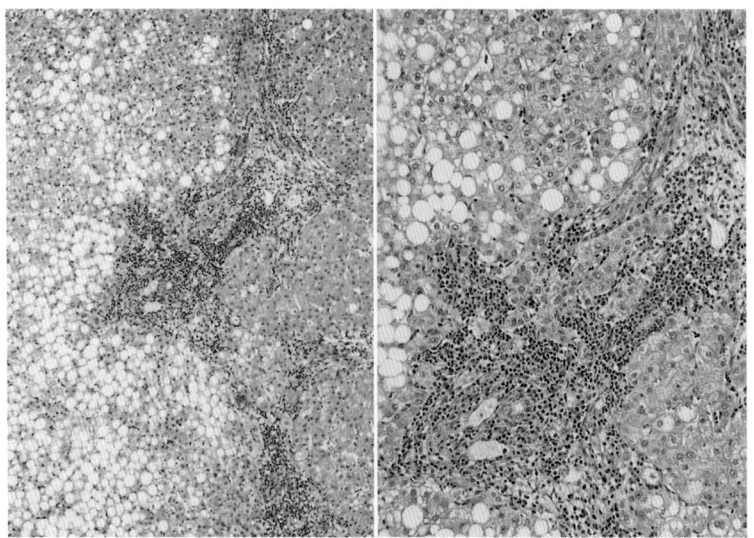

図4　早期肝細胞癌に見られる間質浸潤（stromal invasion）
脂肪化を伴う高分化癌結節内の門脈域に癌細胞が浸潤している。異型腺腫様過形成との鑑別に最も有力な所見である。

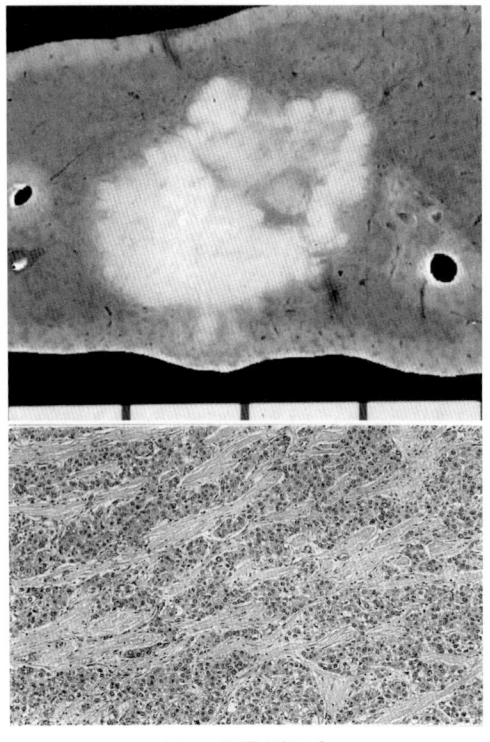

図5　硬化型肝癌
癌結節は被膜はなく，びまん性の線維化のため胆管細胞癌に類似した肉眼像を示す。組織学的には，肝癌の間質に相当する血洞が線維化によって置換され，癌細胞索は萎縮傾向にある。

を得たことは大きな収穫であった（図4）。ほぼ同じ参加者のもとに2004年5月に行った第2回会議では，より客観的な診断を目指して，早期肝細胞癌，異型腺腫様過形成，腺腫様過形成などの，核異型，構造異型，核胞体比をgrade 1～3にscore化した見本例，ならびにstromal invasionの定型像を前もって配付した後，26結節を全員で検討した結果，高分化型肝癌と腺腫様過形成，あるいは異型腺腫様過形成の診断が大きく食い違った症例はわずか3例（11.5％）と少なく，高い診断一致率を見た。この結果を踏まえ，早期の高分化型肝癌の診断にscoring systemを参考資料として取り入れることにより，東西の診断の混乱を解消できることが期待される。

3．硬化型肝細胞癌 hepatocellular carcinoma, scirrhous type

硬化型肝癌は未治療の肝癌組織に高度の線維化を伴うものをいうが，硬化型と診断するための線維化の程度は定義はされていない。筆者らは癌結節の最大割面面積の30％以上に線維化を認めるものを硬化型肝癌としているが，詳細な検討が可能であった579肝癌切除例では，17例（2.9％）が硬化型であった。

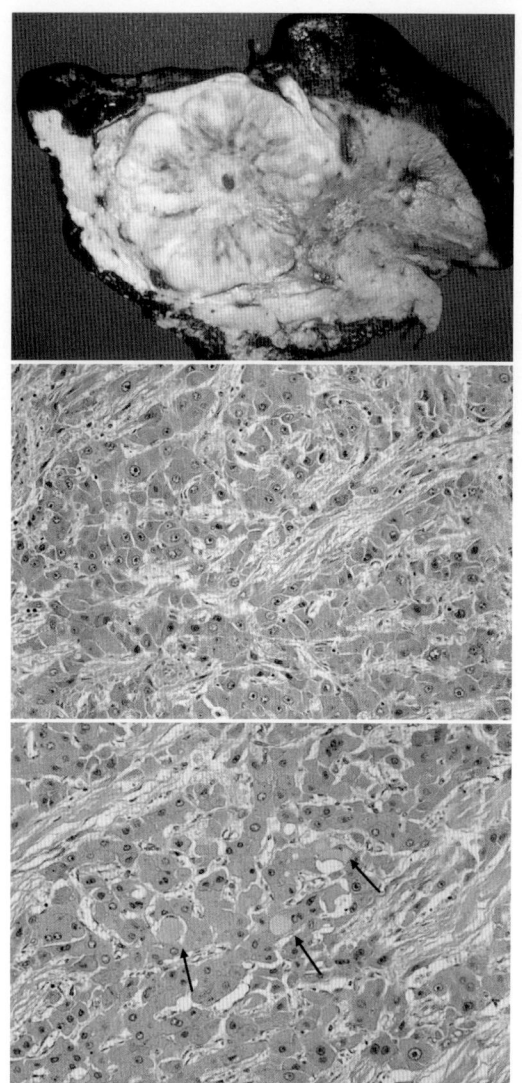

図6 Fibrolamellar carcinoma
癌結節は中心瘢痕を有し，一見すると限局性結節性過形成のように見える。
組織学的には，豊富な好酸性の胞体と明瞭な核小体，層状の線維化が特徴的である。また，pale body と呼ばれる胞体内封入体が見られる（矢印）。

肉眼的には被膜のない症例が多くを占め，硬化像の高度なものは胆管細胞癌様を呈する。組織学的には肝癌の間質である血洞に沿って線維が進展し，癌細胞索の種々の程度の萎縮をみる（図5）。Fibrolamellar carcinoma[9]に高頻度にみられる pale body を認めることもある。再発頻度が低く，予後良好な硬化型肝癌の症例報告もあるが[10),11)]，筆者の施設における最近の切除症

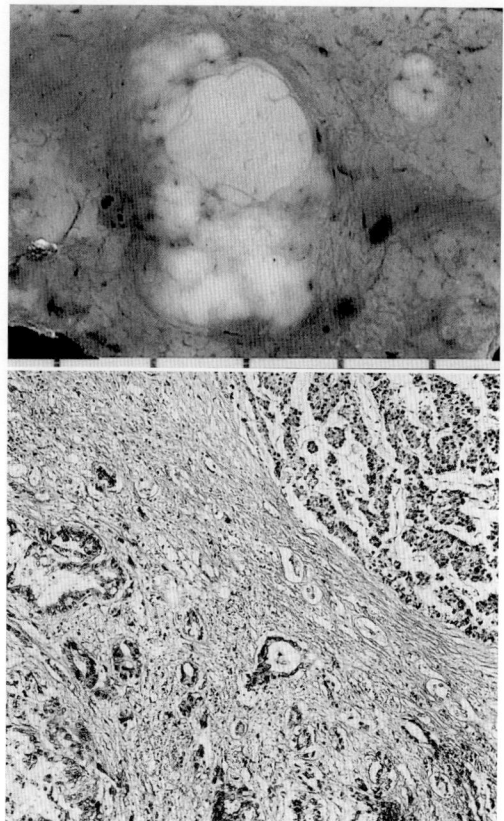

図7 混合型肝癌定型像
結節形成明瞭な肝細胞成分の周囲に浸潤性に増殖する胆管細胞癌を認める。

例では通常の症例と比べ再発率に有意差は見られない。

診断に当たって鑑別を要するものに Fibrolamellar carcinoma（FLC）と sclerosing hepatic carcinoma が挙げられる。FLC と誤診される症例の多くは，硬化型肝癌における線維化が lamellar pattern（層状）を呈する場合である。FLC は若年成人に多く，肝炎ウイルス陰性のことが多いという臨床病理学的特徴，ならびに癌細胞は好酸性の豊富な細胞質よりなる，類円形の核は好酸性の大きくて明瞭な核小体を有する，層状の線維化像を認める，Mallory body や pale body などの封入体がしばしば見られる，などの特徴的な病理形態像を良く理解する必要がある（図6）。硬化型肝癌でも，層状の線維および Mallory body や pale body を認めることはあるが，癌細胞自体は通常の肝癌と比べ特に目

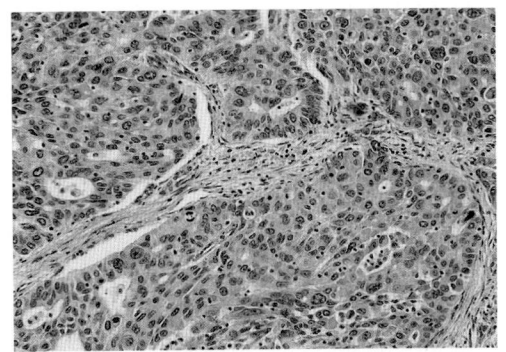

図8 混合型肝癌に見られた肝細胞癌と胆管細胞癌の中間像
索状に増殖する癌細胞は，類円形から卵円形の核を有し，部分的に粘液産生を伴う腺管構造を示し，肝細胞癌と胆管細胞癌の中間像とも解釈される。

立った差はない。また，Omataら[12]によって報告されたsclerosing hepatic carcinomaは，硬化型肝癌のみならず，混合型肝癌および胆管細胞癌をも含んだ硬化像の強い肝臓原発の癌を総称したものであることから，WHO分類[2]では肝細胞癌の亜型から除外されている。

4．混合型（肝細胞癌・胆管細胞癌）肝癌

肝細胞癌と胆管細胞癌の成分が同一癌結節内に種々の程度に混在するものを，combined hepatocellular and cholangiocarcinomaと分類し，通常，混合型肝癌と略して呼んでいる[1)2)]（図7），組織発生に関しては，肝細胞と胆管細胞の両方向への分化能を有する中間型細胞あるいは肝幹細胞が癌化し，肝細胞癌と胆管細胞癌の両方向への分化を呈した可能性が示唆される。事実，混合型肝癌の多くでは肝細胞癌と胆管細胞癌の中間像を示す部が種々の程度に見られる[13]（図8）。さらに，肝細胞あるいは胆管細胞由来いずれともとれる癌細胞が充実性ないし索状に増殖するものがあり，intermediate typeの肝癌と呼ばれることもある[14]。その他の機序として，肝細胞癌として発生した後，その一部が（腺癌）胆管細胞癌へ分化した可能性も考えられる。筆者らは定型的な中分化型肝細胞癌の培養細胞株が，継体を重ねるに連れて腺癌細胞へ変化したものを経験している[15]。

混合型肝癌の診断では，肝癌と胆管細胞癌の成分が明らかな症例では問題ないが，両成分の判別が困難なこともあり，粘液染色，および免疫組織学的にcytokeratin（CK）による両成分の判定が必要となる。一般に，肝細胞癌成分の証明にはHep-1，CK8，albuminなどが陽性，胆管細胞癌成分にはCK7，CK19が陽性となる。筆者らの経験では，肝細胞癌あるいは胆管細胞癌の中間の像を示す症例の多くは，免疫組織学的により胆管細胞癌に近い所見を呈する傾向にある。また，混合型肝癌のうち，胆管細胞癌成分に加え細胆管癌cholangiolocarcinomaが併存していることがしばしばある。このことは門脈域近傍の肝細胞索から胆管への移行部であるHering管には，hepatic stem cellが分布していることが明らかにされており[16),17]，Hering管細胞起源とされている細胆管癌cholangiolocarcinoma[18),19]もhepatic stem cell起源が示唆される。混合型肝癌の発生，診断に関する諸問題は現在なお流動的であり，hepatic stem cellの研究がさらに進むとともに新たな展開が予測され，疾患概念そのものが大きく替わることも考えられる。

文　献

1) 日本肝癌研究会：臨床・病理，原発性肝癌取り扱い規約，第4版．金原出版，東京，2000
2) Hamilton SR, Aaltonen LA：Pathology and Genetics；Tumours of the Digestive System. WHO Classification of Tumours. IARC Press, Lyon, 2000
3) Kanai T, Hirohashi S, Upton M, et al：Pathology of small hepatocellular carcinoma. A proposal for a new gross classification. Cancer 60：810-819, 1987
4) Sakamoto M, Hirohashi S, Shimosato Y：Early stage of multistep hepatocarcinogenesis：Adenomatous hyperplasia and early hepatocellular carcinoma. Hum Pathol 22：172-178, 1991
5) Nakashima O, Sugihara S, Kage M, et al：Pathomorphologic characteristics of small hepatocellular carcinoma：A special reference to small hepatocellular carcinoma with indistinct margins. Hepatology 22：101-105, 1995
6) Nakashima Y, Nakashima O, Hsia C, et al：Vas-

cularization of small hepatocellular carcinomas : correlation with differentiation. Liver 19 : 12-18, 1999
7) Kutami R, Nakashima Y, Nakashima O, et al : Pathomorphologic study on the mechanism of fatty change in small hepatocellular carcinoma of humans. J Hepatol 33 : 282-289, 2000
8) Tomizawa M, Kondo F, Kondo Y, et al : Growth patterns and interstitial invasion of small hepatocellular carcinoma. Pathol Int 45 : 352-358, 1995
9) Craig JR, Peters RL, Edmondson HA, Omata M : Fibrolamellar carcinoma of the liver : a tumor of adolescents and young adults with distinct clinicopathologic features. Cancer 46 : 372-379, 1980
10) 梶川昌二, 堀米直人, 塩原栄一, 他：肝切除後長期無再発生存中の硬化型肝細胞癌の1例： Therapeutic Research 14 : 1290-1293, 1993
11) 増田了, 森孝郎, 池田哲也, 他：硬化型肝細胞癌の1例. 日消外会誌 24 : 876-879, 1989
12) Omata M, Peteres RL, Tatter D : Sclerosing hepatic carcinoma : relationship to hypercalcemia. Liver 1 : 33-49, 1981
13) Kim H, Park C, Han KH, et al : Promary liver carcinoma of intermediate (hepatocyte-cholangiocyte) phenotype. J Hepatol (in press)
14) Taguchi J, Nakashima O, Yanaka M, et al : A clinicopathological study on combined hepatocellular and cholangiocarcinoma. J Gastroentelol Hepatol 11 : 758-764, 1996
15) Yano H, Kojiro M, Nakashima T : A new human hepatocellular carcinoma ell line (KYN-1) with a transformation to adenocarcinoma. In Vitro Cell Dev Biol 22 : 637-646, 1986
16) Theise ND, Saxena R, Portmann BC, et al : The cannal of hering and hepatic stem cells in human. Hepatology 30 : 1425-1433, 1999
17) Tania Roslkams : Progenitor cell involvement in cirrhotic human liver disdeases : from controversynto consensus. J Hepatol 39 : 431-434, 2003
18) Steiner PE, Higginson J : Cholangiolocellular carcinoma of the liver. Cancer 12 : 753-759, 1959
19) Shiota K, Taguchi J, Nakashima O, et al : Clinicopathologic study on cholangiolocellular carcinoma. Oncol Rep 8 : 263-268, 2001

〔神代正道〕

肝・胆・膵

2 膵炎と外科治療

A. 急性膵炎

急性膵炎の診療ガイドライン（平成15年7月）による重傷急性膵炎に対する外科治療の適応は，感染性膵壊死，保存的集中治療で改善の認められない壊死性膵炎，膵膿瘍，難治性の仮性囊胞，出血や腸管壊死などの合併症である[1]。

1. 感染性膵壊死
1）手術適応
保存的に治癒することはなく以下の症状，所見を伴うときは外科治療の適応とされる。臨床症状（高熱，腹痛など）の増強，血液検査所見の悪化（WBC，CRPの増加），生理的状態（APACHE II scoreなど）の増悪，血液細胞培養陽性，血中エンドトキシン陽性，画像診断で膵，膵周囲の後腹膜ガス像の出現などがあげられる。
2）治療
膵壊死を来した膵および膵周囲組織のみをdebridementするnecrosectomyが標準術式とされている。

2. 膵膿瘍
1）手術適応
膵および膵隣接臓器の限局性の膿貯留が特徴で，膵壊死は伴わないかあってもごくわずかである。膿汁の貯留が確認された時点で外科処置の適応となる。
2）治療
膿汁貯留が本態であり経皮的ドレナージが第一選択とされているが改善の見られない場合は速やかな開腹ドレナージを行うべきである。

3. 仮性囊胞
1）手術適応
以下の所見症状を呈するものに対して外科治療を施行する。腹痛を伴うもの，感染，出血などの合併症を生じたもの，経過中に増大するもの，長径が6 cm以上のもの，6週間以上経過しても縮小傾向の見られないもの。
2）治療
経皮的ドレナージ，内視鏡的ドレナージ，外科的ドレナージ（内瘻造設術）の3つが主なものである。いずれを第一選択とするかは異論があるが，経皮的ドレナージ施行後縮小傾向を示さないものは外科的ドレナージを考慮する必要がある。

4. 手術の実際
症例：72歳，男性

総胆管，胆嚢胆石症による急性胆嚢炎で近医へ入院した。経皮経肝胆嚢ドレナージ後，内視鏡的乳頭バルーン拡張術（EPBD）を施行した。直後から突然の腹痛と血清アミラーゼ値の上昇，CTで後腹膜にairを認め，十二指腸穿孔と急性膵炎の診断で当科へ搬送された。腹部所見は，全体に圧痛と軽度の板状硬が見られた。来院時の単純CT（図1a）では，十二指腸周囲から膵後面の後腹膜にair像を認めた。入院時検査成績では血清アミラーゼ値（5435 U/l：正常値55-177），CRP（14.1：正常値0.3以下），白血球（24,700 mm^3）の上昇と電解質異常（Na；120 mEq/l, K；5.5 mEq/l, Cl 87 mEq/l）を認めた。また，急性膵炎の重症度診断基準（表1）で，重症感染症，Base Excess（−3.8 mEq/l），血清Ca（6.4 mg/dl），血清総蛋白（5.6 g/dl），CT（grade V），SIRS診断基準陽性項目3つ以上（体温38℃以上，脈拍90以上，白血球12,000 mm^{3}以上），70歳以上を認めスコアー10点で重

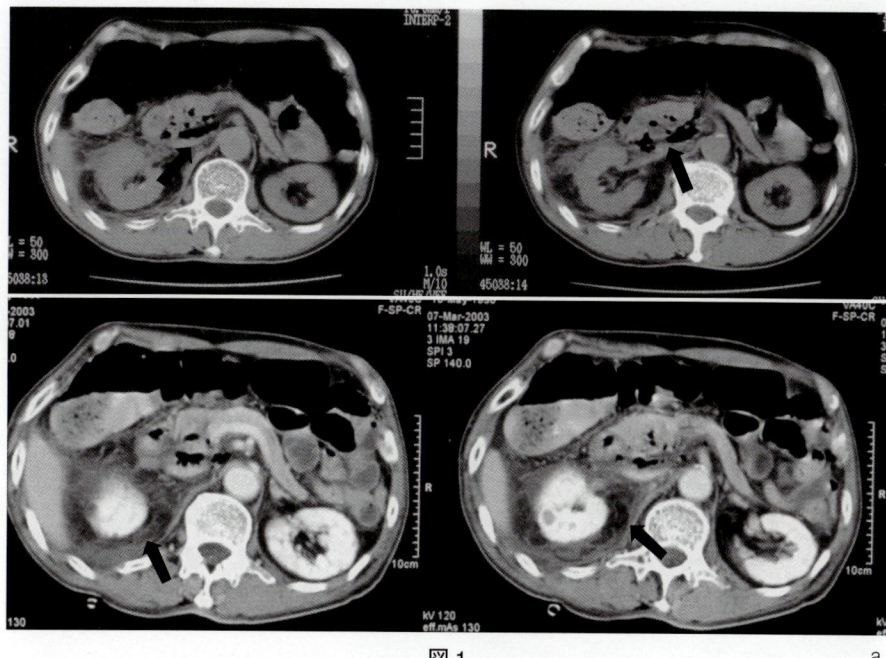

図1
a．入院時腹部CT：十二指腸周囲から膵後面の後腹膜にair像を認める
b．腹部CT：右腎周囲にもairの広がりが見られた。

表1　急性膵炎の重症度判定基準

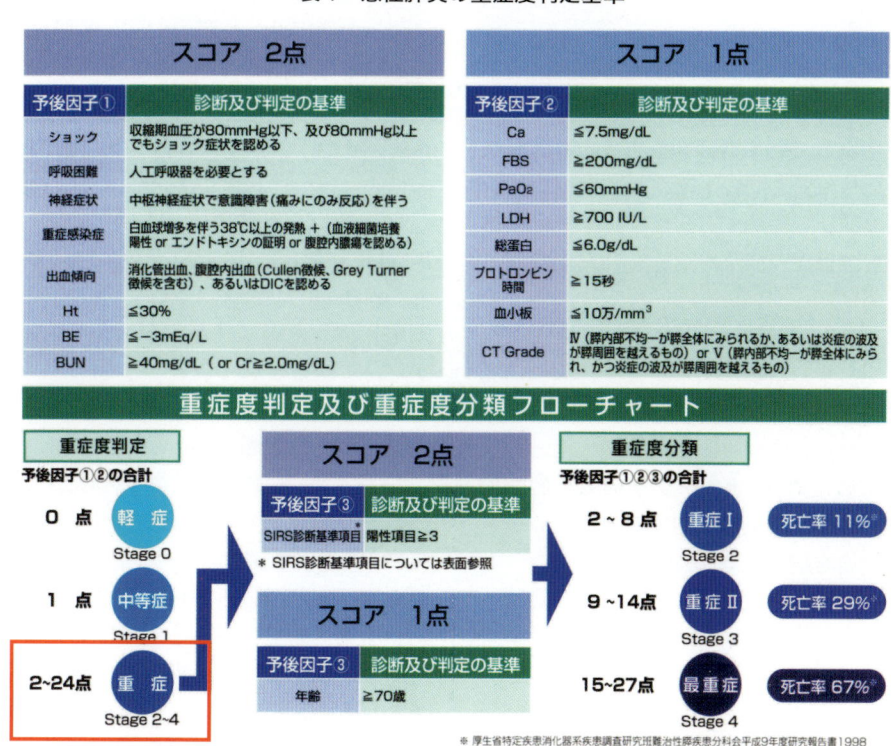

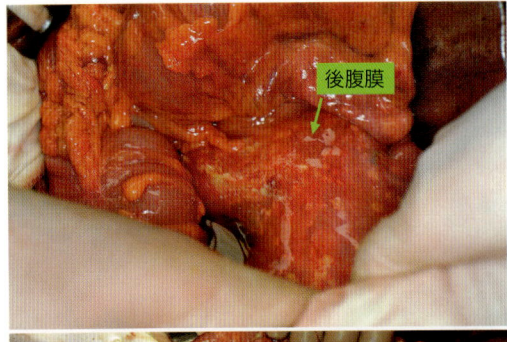
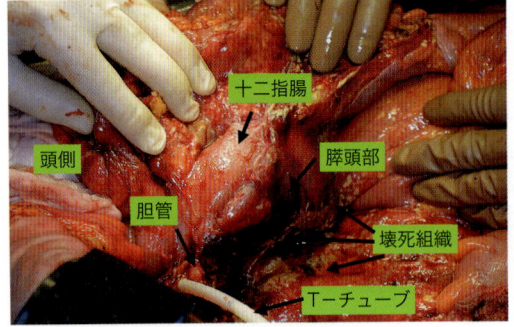

図2
a. 後腹膜に明らかな炎症を認めた
b. 十二指腸には明らかな穿孔部位は見られなかった。

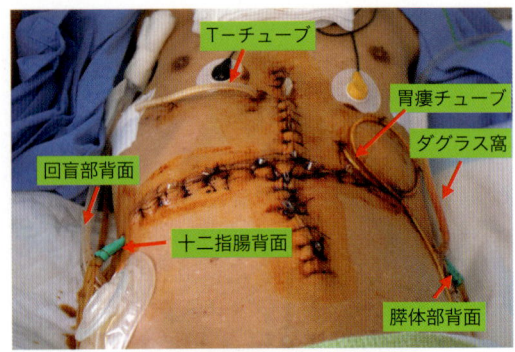

図3 閉腹時ドレーン位置

症度II膵炎と診断した。経静脈的に膵酵素阻害剤, 抗生剤投与し経過を見ていたが, 翌日, 腹部症状が増悪しCT上腎周囲へもairの広がりが見られたため緊急開腹術を施行した(図1b)。開腹時後腹膜から隆起する腫瘤を腹部中央に認め膵炎からの炎症の波及が認められた(図2a)。後腹膜を開けると十二指腸背面から腸腰筋の前面さらに右腎周囲組織は壊死に陥っていた(図2b)。しかし, 十二指腸に明らかな穿孔部位は認められず, また, 膵体尾部には明らかな炎症所見は見られなかった。手術は胆嚢摘出術, 胆汁ドレナージのためT-チューブを挿入し腹腔内を洗浄後, 腹腔内, 後腹膜内に数本のドレーンを挿入し手術を終了した(図3)。術後ドレーンから連日洗浄を行い103病日に軽快し他院へ転院した。

B. 慢性膵炎

慢性膵炎は膵の持続性, 進行性炎症であり最終的に膵の外内分泌機能不全を来す疾患である。外科治療の適応は 1) 疼痛が内科的治療に抵抗する, 2) 膵機能が維持され, 仮性嚢胞, 胆管狭窄, 動脈瘤などの合併症を有する, 3) 膵癌の合併が否定できない, などが考えられる。この内, 疼痛の軽減が最も頻度の高い手術適応である[2]。

1. 術 式

痛みの原因として膵管内圧, 膵組織内圧の上昇と線維化に伴う神経の変化があげられる。この原因を考え膵管ドレナージ術, 膵切除術が基本術式されている。膵頭部の病変に対して積極的にアプローチする標準的膵頭十二指腸切除術(PD), 幽門温存膵頭十二指腸切除術(PPPD), Berger手術(図4), 膵管ドレナージを目的とした, Partington手術, Frey手術(図5)があり, 適応により術式は異なるが近年ではFrey手術が好んで施行されている[3),4)]。

2. 手術の実際

56歳男性。大酒家で平成9年頃から慢性膵炎の診断を受けていたが放置していた。平成11年頃から腹部, 背部痛が出現, 平成13年9月頃から腹痛が増強し内科的治療でも軽快しないため手術目的で当科へ10月29日入院した。入院時の腹部CTでは, 膵頭部を中心に膵体尾部にわたる石灰化を認め, 主膵管の拡張が見られた(図6)。内視鏡的逆行性膵管造影(ERP)では, 主膵管, 分枝膵管の拡張が見られ, 膵内に石灰化が多数認められた(図7)。平成13年11

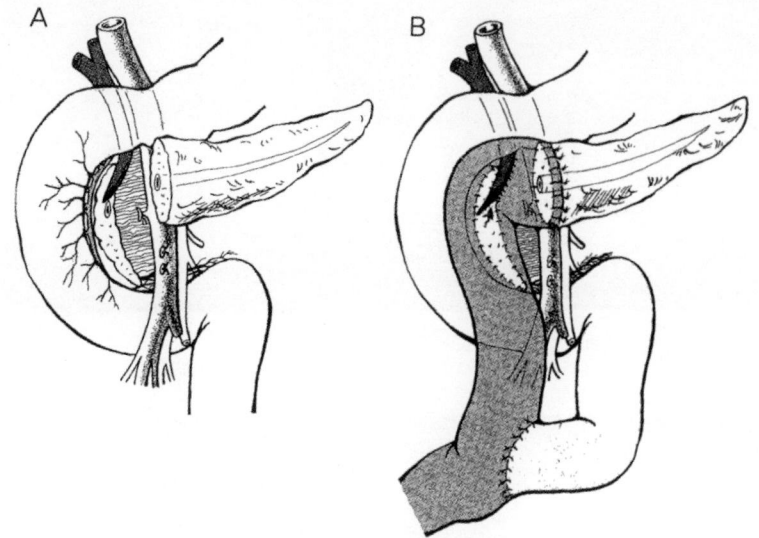

図4 Berger の手術
A：十二指腸，膵内胆管を温存して膵頭部を切除。
B：挙上した空腸と Roux-en Y 法で吻合する。

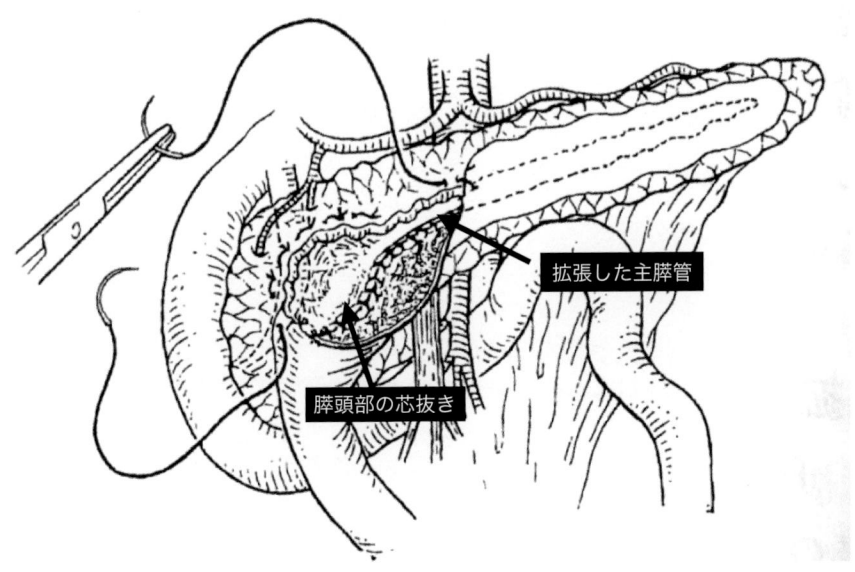

図5 Frey の手術
主膵管を全長に渡って切開し膵頭部の芯抜きを加える。切開縁と空腸を Roux-en Y 法で吻合する。

月7日に Frey の手術を施行した。膵は炎症により全体に硬化していた。主膵管を切開しさらに膵頭部の十分な芯抜きを行い（図8），小腸を挙上し Roux-en Y 法で膵管空腸吻合を行った。術後経過は順調で症状もなく外来通院中である。

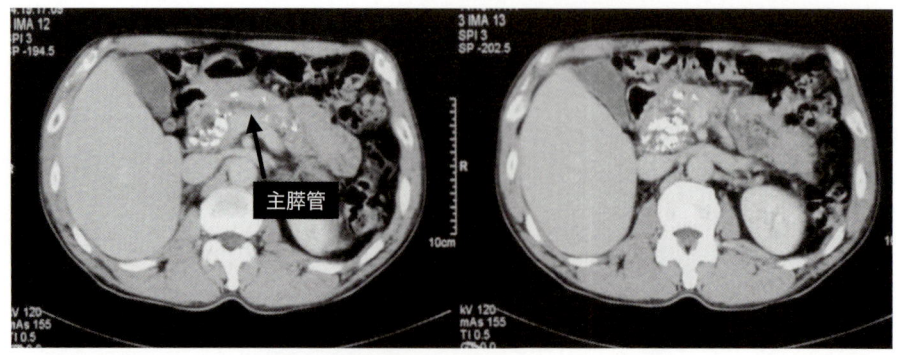

図6 腹部CT
膵頭部を中心に膵体尾部にわたる石灰化を認め，主膵管の拡張が見られた。

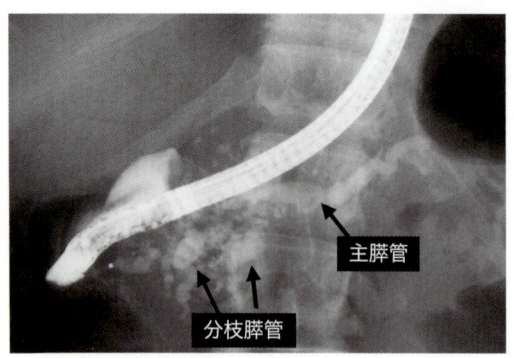

図7 ERP像
主膵管，分枝膵管の拡張が見られ，膵内に石灰化が多数認められた。

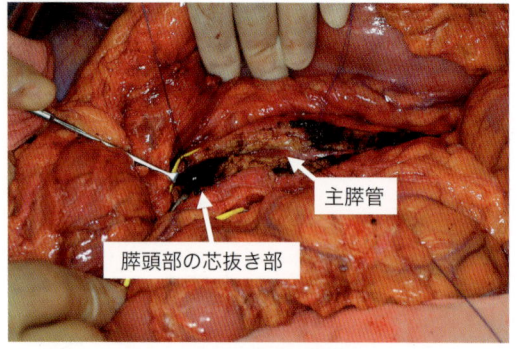

図8 手術所見
主膵管を切開し，さらに膵頭部をCUSAを用い膵頭部の芯抜きを行った。

C．その他の膵炎

1．腫瘤形成性膵炎

膵の炎症により限局性に腫瘤を形成する病態で膵癌との鑑別が困難であり治療法の選択に苦慮する膵疾患である[5]。

外科治療

炎症による腫瘤が考えられる場合は厳重な経過観察で良いが，悪性の可能性が否定できない時，胆管閉塞など合併症のある場合は，膵切除，バイパス術の適応となる。特に悪性が否定できない症例では十分なinformed consent後に，やむなく膵頭十二指腸切除術を施行する場合がある。

2．自己免疫性膵炎

近年注目されている膵炎で，画像診断上腫瘤形成性膵炎と同様に膵癌との鑑別が問題となっている。その臨床的特徴は，1）びまん性膵腫大，2）膵管のびまん性狭窄，3）胆管狭窄による閉塞性黄疸，4）高IgG血症，5）自己抗体陽性，6）ステロイド有効などである[6]。

外科的治療

自己免疫性膵炎の治療には未だ不明な点が多い。ステロイド療法が有効であったとの報告があるがその投与法に定まったものはない。自己免疫性膵炎という診断がついていれば，胆管狭窄に対し胆管空腸吻合術などの適応がでてくる。

3．手術の実際（腫瘤形成性膵炎症例）

症例は42歳男性。平成10年頃から慢性膵炎の診断で近医で腹部超音波，CT，および内視鏡的逆行性胆管膵管造影（ERCP）で経過観察されていた。この時のERCP像では頭部の膵管に

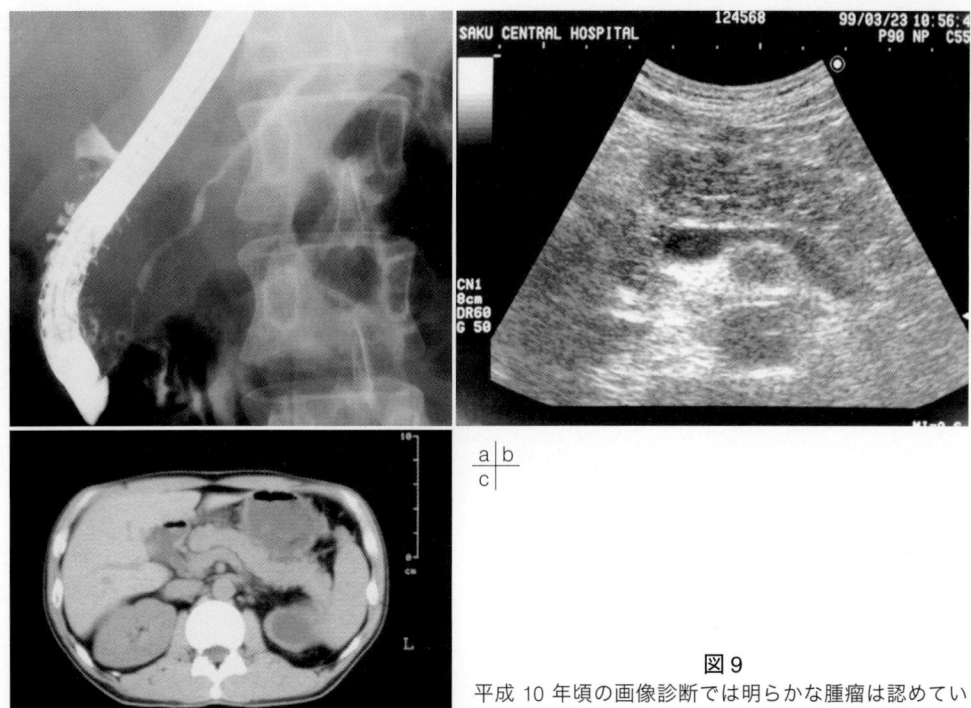

図9
平成10年頃の画像診断では明らかな腫瘤は認めていない。

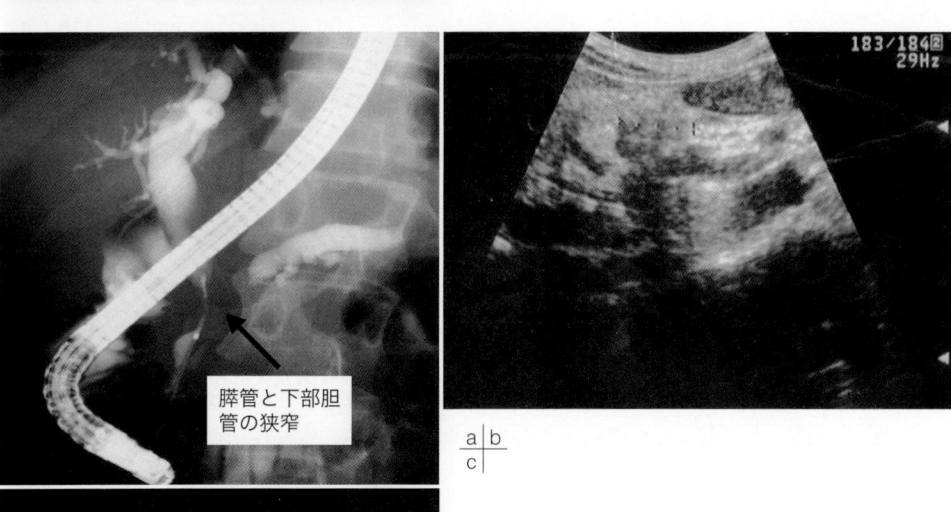

膵管と下部胆管の狭窄

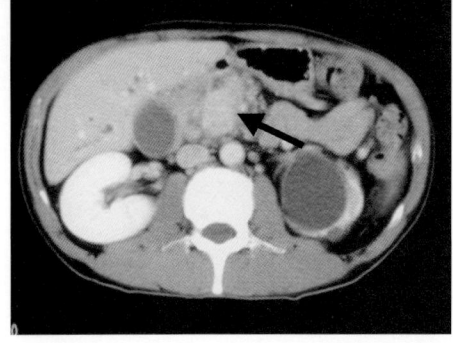

図10
平成13年8月頃の画像診断では膵頭部に3 cm大の腫瘤像を認めた。

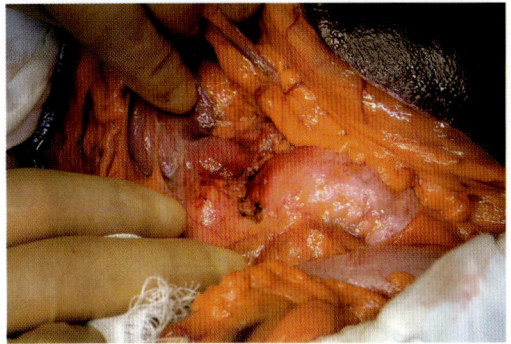

図 11　開腹時所見

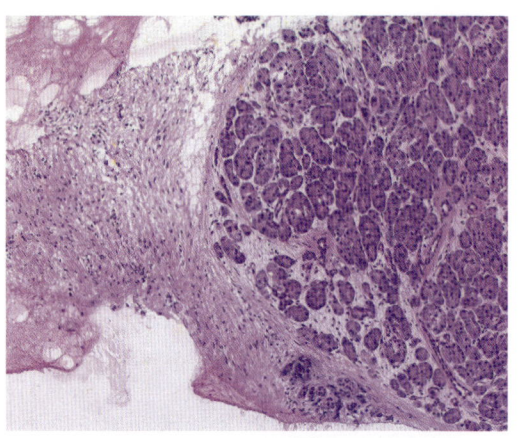

図 12　線維性増殖の強い腫瘤形成性膵炎と診断

わずかな狭窄を認めたが，胆管には異常は認められず（図 9a），また，US，CT では明らかな腫瘤像は見られなかった（図 9b, c）。平成 13 年 8 月頃より腹痛と黄疸が出現し当院内科へ黄疸の治療目的で 8 月 15 日入院した。入院後の ERCP で下部胆管と膵管の狭窄を認め，さらに US，CT で膵頭部に径約 3 cm 大の腫瘤を認めた（図 10）。

腫瘍マーカーの異常はなかった。膵頭部癌，腫瘤形成性膵炎を疑い平成 13 年 9 月 12 日に手術を施行した。開腹所見では，膵全体に明らかな慢性膵炎があり，膵頭部には 3 cm 大の硬い腫瘤を触知した（図 11）。術中の膵生検および胆管断端からの狭窄部擦過細胞診では，悪性の所見なく腫瘤形成性膵炎と診断し肝管空腸吻合術を施行した（図 12）。術後 3 年を経過した現在も悪性の所見なく外来通院中である[7]。

まとめ

膵炎に対する外科治療に関して，最近の知見と当科での経験を述べた。

文　献

1) 急性膵炎の診断ガイドライン作成委員会（編）：エビデンスに基づいた急性膵炎の診療ガイドライン．金原出版，東京，2003
2) American Gastroenterology Association：American Gastroenterology Association medical position statement：Treatment of pain in chronic pancreatitis. Gastroenterology 115：763-764, 1998
3) 肝胆膵疾患の最新治療．先端医療技術研究所，東京，2003
4) Frey CF, Smith GJ：Description and rational of a new operation for chronic pancreatitis. Pancreas 2：701-707, 1987
5) 石原武，山口武人，露口利夫，早坂章，税所宏光：膵管像から見た腫瘤形成性膵炎の臨床的考察．日消誌 93（10）：725-731, 1996
6) 日本膵臓学会：日本膵臓学会自己免疫性膵炎診断基準 2002 年，膵臓 10（会告），1995
7) 下田貢，北順二，佐久間敦，他：慢性膵炎の経過観察中腫瘤形成が明らかとなった 1 例．膵臓 18：243-248, 2003

〔下田貢，窪田敬一〕

肝・胆・膵

3 膵炎と膵癌の形態診断

はじめに

日常臨床上，膵疾患の診断において最も困難な問題のひとつに膵癌と膵炎の鑑別診断がある．本稿では，形態診断の立場から膵癌と膵炎の鑑別診断について各種画像診断所見を解説し，一部病理所見との関連についても言及する．

A．膵炎の典型的画像診断所見

1．急性膵炎

急性膵炎は浮腫性膵炎と壊死性膵炎に分類される．浮腫性急性膵炎では急性炎症の進行から，膵の浮腫，腫大，膵周囲への浸出液貯留がみられる．このため，典型的な画像診断所見として膵全体の腫大，膵周囲の液貯留がみられる．体外式超音波（US）では，膵腫大，膵実質のエコーレベルの低下が観察される（図1）．膵周囲への浸出液貯留は無エコー域として描出される（図2）．ただし，急性膵炎では麻痺性イレウスを合併していることも多く，また腹膜刺激症状が顕著な場合もある．このような例ではUSで十分に所見を取ることが困難になる．これに対しCTは，患者の状態によらず安定して画像情報を収集することが可能である．このため急性膵炎の診断にきわめて有用で，前述のような形態変化を安定して客観性の高い画像で捉えることができる（図3）．腎に対する負荷について議論はあるが，造影剤の投与により壊死に陥った領域も明瞭に画像化することが可能である．壊死性急性膵炎はより高度な急性炎症で，膵の一部は壊死に陥る．画像診断では前述の浮腫性急性膵炎の所見に加え，壊死領域の出現，壊死産物を画像所見として捉えることができる．USでは不均一な内部エコーを呈する領域として描出される．CTでも不均一なdensityを呈する領域として認められ，造影剤投与によりエンハンスを受けないことから，その領域の膵が血流を失い壊死に陥ったことが判断できる．

一般に急性膵炎例では臨床症状も合わせて診断を進めることにより，通常型膵癌との鑑別に苦慮することは少ない．ただし，これら急性膵炎症例では炎症の消退後に膵の精査を行い，急性膵炎で発症する膵癌例を確実に診断すること

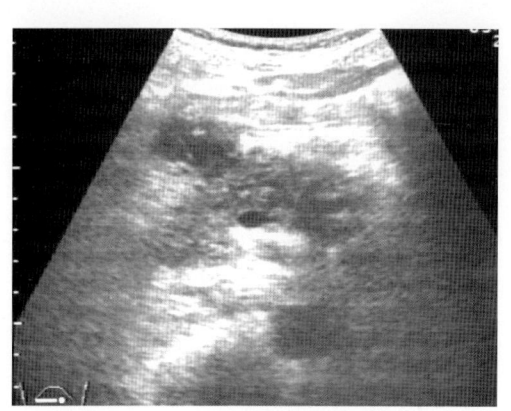

図1 急性膵炎のUS像
膵腫大とエコーレベル低下がみられる．

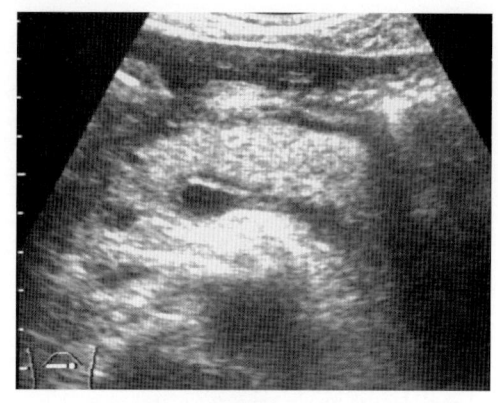

図2 急性膵炎のUS像
膵周囲の浸出液貯留が無エコー域として描出されている．

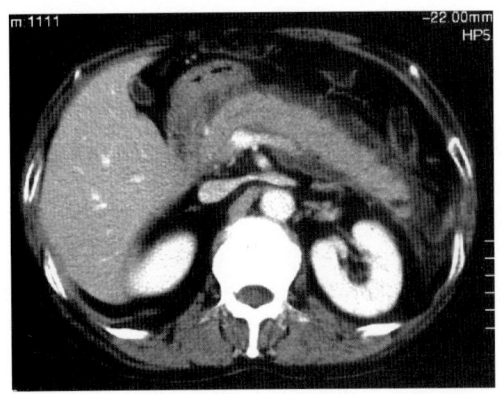

図3　急性膵炎のCT像
膵腫大と，膵周囲の浸出液貯留がみられる。

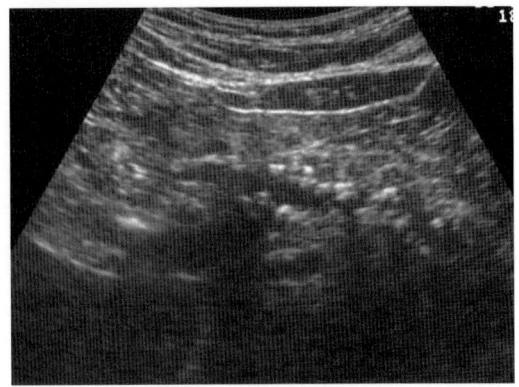

図4　膵石のUS像
膵実質の萎縮，膵管の不整拡張，膵実質内，膵管内の結石エコーがみられる。

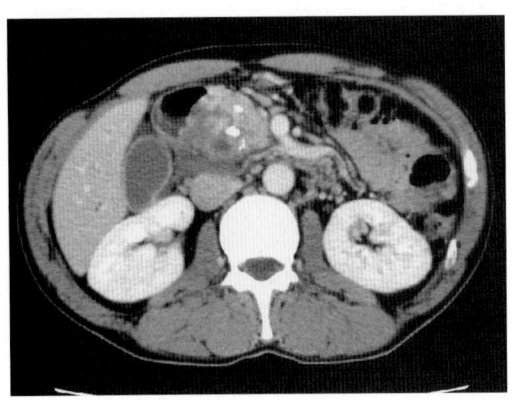

図5　膵石のCT像
膵石が高吸収域として描出されている。

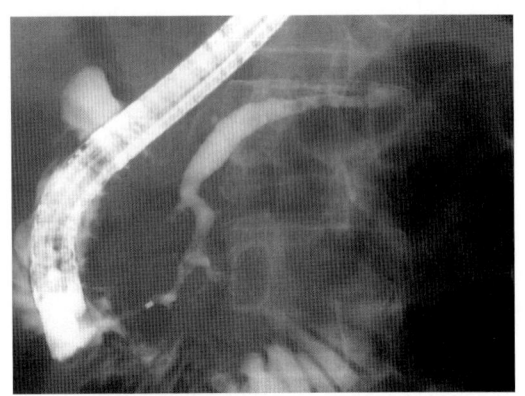

図6　慢性膵炎のERCP像
膵管は拡張，硬化像を示し，一部に蛋白栓によると考えられる陰影欠損がみられる。

が重要である。

2．慢性膵炎

慢性膵炎では膵の慢性炎症により，膵実質は腺房の脱落，線維化の進行を示す。膵管系も拡張・増生・上皮化生，囊胞形成を示し，広狭不整，硬化像，分枝の小囊胞様拡張などの形態変化を呈する。蛋白栓や膵石の合併がみられることも多い。

日本膵臓学会の慢性膵炎臨床診断基準2001の中で，画像診断にかかわる点を以下に列記する。

1）確診例（definite chronic pancreatitis）

USにおいて膵石エコーが描出される（図4）。
CTにおいて膵内石灰化が描出される（図5）。
ERCPにおいて，膵に不均等に分布する不均一な分枝膵管の不規則な拡張が描出される（図6）。主膵管が膵石，蛋白栓などで閉塞または狭窄しているときは，乳頭側の主膵管あるいは分枝膵管の不規則な拡張を認める。

2）準確診例（probable chronic pancreatitis）

USにおいて，膵内の粗大高エコー，膵管の不整拡張，辺縁の不規則な凹凸が描出される，のうち一つ以上が描出される。

CTにおいて，辺縁の不規則な凹凸を呈する膵の変形が描出される。

MRCPにおいて，膵全体に不均一に分布する分枝膵管の不整な拡張または主膵管の狭窄より十二指腸乳頭側の主膵管および分枝膵管の不整な拡張がみられる。

ERCPにおいて，主膵管のみの不規則な拡張，

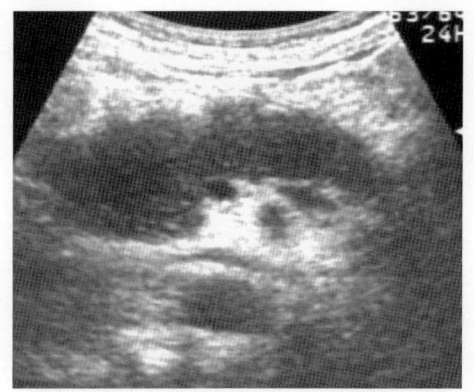

図7 自己免疫性膵炎のUS像
膵はエコーレベルが低下し、びまん性に腫大する。膵管拡張はない。

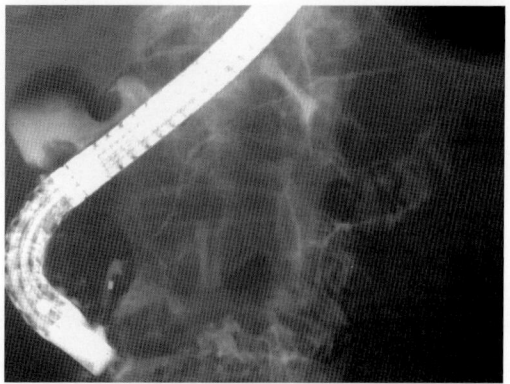

図8 自己免疫性膵炎のERCP像
膵管は全体にわたり硬化像、狭細像がみられる。

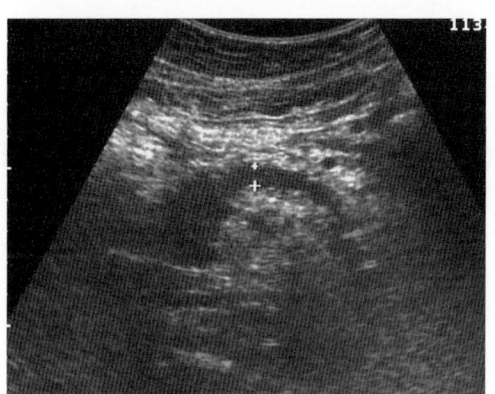

図9 膵癌のUS像
膵頭部に低エコー域がみられ、尾側膵管は拡張している。

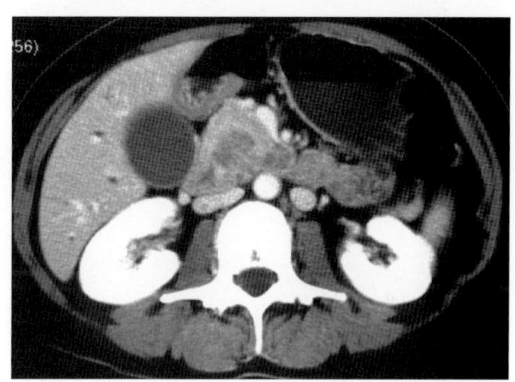

図10 膵癌のCT像
膵頭部に不整な低吸収域を内包する腫大像がみられる。

非陽性膵石、蛋白栓のいずれかが観察される。

上記のような画像所見を呈する例は典型例といえる。一方で慢性膵炎は膵管癌の高危険群とも考えられており、これらの所見が得られた場合でも、膵実質、膵管の変化の中に膵癌によるものが含まれていないかを検討しなくてはならない。

3) 慢性膵炎疑診例（possible chronic pancreatitis）

上腹部痛・圧痛が持続または再発継続しており、血清膵酵素の異常を伴うなど膵に関する各種検査に異常をみることがあるが、慢性膵炎確診・準確診に該当しないもの

3. 膵管狭細型膵炎

膵管狭細型膵炎は膵管がびまん性に狭細像を示す特殊な膵炎で、自己免疫性膵炎とのoverlapが考えられている。膵はびまん性に腫大し、ソーセージ様の形態を呈する（図7）。主膵管、分枝共に全体にわたって狭細化し、硬化像を呈する（図8）。炎症の程度、時期により画像が変化することが知られている。ステロイドに反応し、画像所見も正常化する。

B. 膵癌の典型的画像診断所見

通常型膵癌は膵管上皮から発生し、多くは管状腺癌で浸潤性の発育を示す。臨床的に診断される段階では、ほとんどの例で主膵管、副膵管

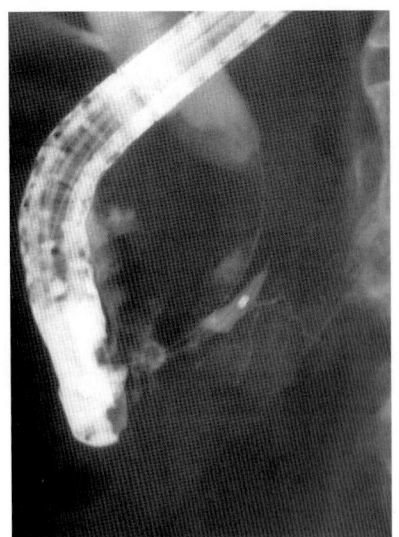

図11 膵頭部癌のERCP像
主膵管は頭部でtaperingを示し閉塞している。分枝の描出は閉塞部近傍で不良となっている。胆管も病変部に引きつられるように変形,狭窄し,上流胆管は拡張している。

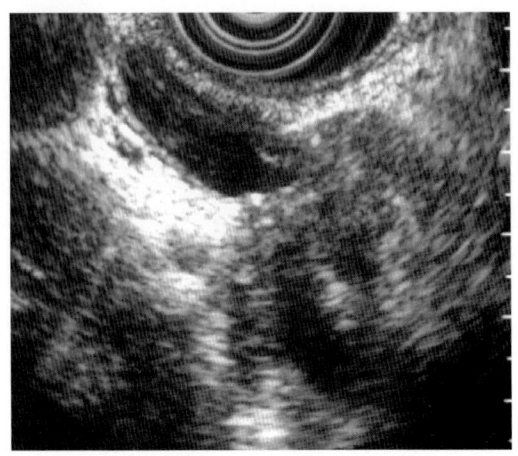

図12 腫瘤形成性膵炎のEUS像
膵頭部に低エコーを基本とし,内部に高エコースポットを伴う腫瘤像がみられる。

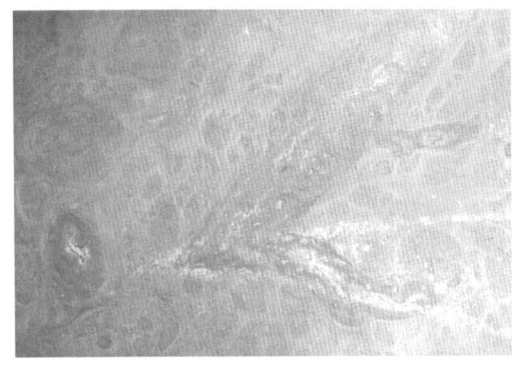

図13 腫瘤形成性膵炎手術例の病理組織像
小葉構造の破壊とリンパ球を主体とした細胞浸潤が著明である。周辺膵には慢性膵炎の変化は目立たない。

といった大きなレベルの膵管に影響を及ぼす。進行に伴い当該領域の分枝,主膵管の狭窄,閉塞をきたす。腫瘍により主膵管閉塞をきたした部位の上流には閉塞性膵炎が進行する。

臨床でよくみられる,典型的画像所見を呈する膵癌は以下のとおりである。USでは境界比較的明瞭な低エコー域として描出され,尾側膵管の数珠状拡張を伴う(図9)。胆管への浸潤例では低エコー腫瘤像により閉塞された胆管の拡張像がとらえられる。後腹膜への浸潤例では膵背側の脂肪織との境界部分のエコー増強がみられなくなる。高度進行例ではこれらの所見に加え,腫大リンパ節,腹水,肝転移などが観察される。CTでは主病巣は低吸収域を内包する膵の限局性腫大として描出される(図10)。尾側膵管の拡張,胆管拡張などの随伴所見も明瞭にとらえられる。その他,後腹膜脂肪織の不明瞭化,門脈系血管との境界の不明瞭化,腹水,肝転移など進行癌にみられる所見の描出能も高い。ERCPでは主膵管の不整な閉塞や狭窄像を呈し,近傍の分枝膵管の描出不良,不整などがみられ,膵頭部癌では胆管系への影響もみられることがほとんどである(図11)。高度進行例ではいずれの横断画像診断法でも肝転移,腹水貯留,リンパ節腫大などの所見が描出される。

C. 膵癌と鑑別が問題となる膵炎

すべての膵炎において癌との鑑別が困難なわけではない。膵炎では様々な形態変化が膵に生じる。この中で,限局性の変化と認識される病像を呈する膵炎が鑑別診断上問題となる。限局性の変化も,膵管における限局性変化と膵形態,輪郭に関する限局性変化と分けることができる。画像診断において通常型膵癌との鑑別診断

表1 腫瘤形成性膵炎と膵癌の膵管胆管像

主膵管	腫瘤形成性膵炎（n=28）	膵癌（n=80）
限局性狭窄/閉塞	20 (71)	78 (97)
Wirsung 管狭窄	13	44
Wirsung 管閉塞	5	27
Santorini 管閉塞	2	5
狭窄/閉塞なし	5 (18)	2 (3)
狭細化	3 (11)	0
Wirsung 管狭窄	(n=13)	(n=44)
狭窄長 (mm)	21.3+/−5.4　—＊—	13.6+/−6.6
上流膵管径 (mm)	5.2+/−2.2　—n.s.—	6.6+/−3.8
胆管	腫瘤形成性膵炎（n=17）	膵癌（n=57）
不整V字型狭窄	3 (18)	49 (86)
平滑狭窄	14 (82)	8 (14)
圧排性	4 (24)	6 (10)
糸状	6 (34)	1 (2)
円柱状	4 (24)	1 (2)
狭窄長 (mm)	24.9+/−13.9　—＊—	14.4+/−7.6
上流胆管径 (mm)	13.6+/−4.9　—n.s.—	16.1+/−5.1

＊：$p<0.01$　　（　）：％

が必要で，前者には慢性膵炎，膵管炎が含まれる。後者では腫瘤形成性膵炎が問題となる。「腫瘤形成性膵炎」は画像診断が発達してから用いられるようになった臨床的な用語で，明確な定義は存在していない。われわれは「横断画像で膵に限局性の腫瘤像がとらえられ，経過，切除標本から炎症性変化と診断されたもの」として取り扱ってきている。図12に腫瘤形成性膵炎の1例のEUS像を示す。癌との鑑別に苦慮し切除に至った症例の病理組織学的所見をみると，大きく二つに分類できる。一つは領域をもった限局性炎症の形を取るもので，膵小葉構造の破壊，リンパ球を主体とした細胞浸潤が特徴である（図13）。周囲の膵実質には慢性膵炎を伴わない。もう一つは膵全体の慢性炎症を背景に，限局性変化がみられるタイプで，小葉間線維化が強く小葉構造は島状に残存する。炎症細胞浸潤は少ない。いずれのタイプでも膵管壁は腫瘤像を示す部分に一致して著明な肥厚を呈する。これらの病理学的変化が画像診断で限局性の変化としてとらえられることが鑑別を難しくするが，全く鑑別の手がかりがないわけではない。腫瘤形成性膵炎でも主膵管への影響が見られ狭窄を呈する。この狭窄の形態が，癌とは異なり比較的平滑で硬さがみられないこと，完全閉塞を呈することは少ないこと，狭窄部長が長いこと，狭窄下流の膵にも慢性膵炎の変化が指摘できる場合が多いことなどがポイントになる（表1）。さらに主膵管狭窄領域の膵管分枝が描出されるようであれば，積極的に腫瘤形成性膵炎と診断を下すことができる。また，胆管の変化についても膵癌と比較し平滑な狭窄を呈すること，狭窄部長が長いことなどが特徴として挙げられる。このようなことから，現在可能な検査法の中では精密なERCPが最も有用と考えられる。EUSでも内部エコー所見に着目すると鑑別の手がかりを得ることができる。自験例からはhigh echo spotの存在，辺縁部にみられるecho-free spaceが有意に腫瘤形成性膵炎で描出される頻度が高かった。この他 penetrating duct sign が古くから指摘されている。近年，膵の腫瘤性変化に対しEUS下穿刺による細胞診，組織診も行われるが，陽性の結果のみ意味があることをよく理解しておく必要がある。この方法で陰性の結果しか得られなかった場合も，悪性の可能性は十分あり得ることをよくふまえるべきである。現在，切除不能と診断された膵癌の化学療法を開始するにあたって組織学的診断を行うことは，臨床上意味を持つとは必ずしもいえない状況にある。しかしながら，抗

癌剤の進歩により膵癌の組織型に応じた治療薬の選択が実現されたとき、この方法はきわめて大きい意義を持つことになる。一方で、根治切除可能な病変を穿刺することにより腹膜播種その他の不利益を惹起するような事態は避けなければならない。

さらに、早期膵癌を診断しようとする際には、主膵管や分枝膵管にみられる軽度の変化を問題にする必要がある。この場合には膵管炎や、膵炎による軽度の変化との鑑別を行わなければならない。形態診断のみならず、膵液を用いての分子生物学的診断など、検討が進められている。

文献

1) 日本膵臓学会：日本膵臓学会慢性膵炎臨床診断基準 2001. 膵臓 16：560-561, 2001
2) 小林　剛, 藤田直孝, 野田　裕, 他：ERCP と EUS による腫瘤形成性膵炎の診断. 胆と膵 20：285-292, 1999
3) 小林　剛, 藤田直孝, 野田　裕, 他：腫瘤形成性膵炎の画像診断. 消化器科 35：294-301, 2002
4) 江口正信, 鈴木不二彦, 小沼一郎, 他：膵腫瘍として切除された慢性膵炎の病理組織学的検討. 胆と膵 5：41-44, 1984
5) 須田耕一, 高瀬　優, 信川文誠, 他：腫瘤形成性膵炎の病理. 腹部画像診断 15：547-555, 1995
6) Hirooka Y, Goto H, Itoh A, et al：Case of intraductal papillary mucinous tumor in which endosonography-guided fine-needle aspiration biopsy caused dissemination. J Gastroenterol Hepatol 18：1323-1324, 2003

〔藤田直孝, 洞口　淳, 高澤　麿〕

肝・胆・膵

4 膵胆道疾患と遺伝子診断
―内視鏡と分子病理診断の接点―

はじめに

　膵癌や胆道癌は消化器癌の中で最も予後不良な難治性癌の1つである。画像診断技術が進歩した今日でもその多くは進行癌として発見され，全体の中で早期癌の占める割合は10年前と比べてそれほど増加していない。その理由は解剖学的に食道，胃あるいは大腸とは大きく異なり，通常の内視鏡による観察が困難であることや，組織学的に筋層が欠如しているかもしくは菲薄であるため，癌が一旦浸潤すると容易にリンパ節転移や遠隔転移を起こす進行癌となってしまうことがあげられる。厚生労働省発刊の人口動態統計によれば膵癌および胆道癌は他の消化器癌よりも部位別悪性新生物の死亡数では少ないにもかかわらず，罹患率と死亡率がほぼ等しい。さらには膵胆道癌は年々増加しており，特に膵癌に関しては40年前の死亡数の約10倍となっている。現在，こうした難治性癌である膵癌や胆道癌を克服する試みが様々な方面で行われている。

　近年の分子生物学の進歩により"癌は多くの遺伝子異常の蓄積の結果である"ことが明らかとなってきた。膵癌や胆道癌においても癌細胞株や切除材料の検討により，現在までに多くの遺伝子異常が明らかとなっている。それらの結果は腫瘍の存在や良悪性の鑑別，さらには転移を含めた予後予測へと結びつく遺伝子診断（分子病理診断）として注目されている。一方，遺伝子診断は単なる癌診断のみならず，抗癌剤の感受性などを明らかにすることによりテーラーメイド医療としての治療前診断としても期待されている。

　本稿では，膵胆道疾患における遺伝子異常について概説するとともに，内視鏡と分子病理診断の接点と今後の展望について述べる。

A．膵胆道癌における遺伝子異常

　膵胆道癌は他の消化器癌と同様に，癌遺伝子，癌抑制遺伝子，DNA修復酵素遺伝子，プロモーターのメチル化の異常といった多段階の変化を経て発育，進展することが明らかにされている。こうしたいわゆる遺伝子異常には染色体，DNA，mRNAおよび蛋白質レベルでの異常が含まれる。したがって，これらの異常を検出することが遺伝子診断の目的である。膵胆道癌においては，これまで K-*ras*, *p53*, *p16*, *DPC4/Smad4*, テロメラーゼ活性をはじめとした多くの異常が報告されている。

　こうした既知の遺伝子のみならず，未知の遺伝子異常を検索するために DNA レベルでは CGH（Comparative genomic hybridization）法，RNA レベルでは DNA マイクロアレイや SAGE（Serial analysis of gene expression）法，蛋白質レベルではプロテオミクスによる質量分析が行われ，今後もその成果が大いに期待される。これら遺伝子異常の検索に用いる種々の分子生物学的手法は多くの成書に詳述されており，それらを参考にされたい。なお本稿で以下に用いる膵癌とは充実型膵管癌のことを意味する。

1．K-*ras* 遺伝子

　K-*ras* 遺伝子は第12番染色体の短腕（12q）に存在する癌遺伝子であり，N-*ras*，H-*ras* とともに細胞の分化や増殖に関与する。消化器癌における *ras* 変異の大部分は K-*ras* 変異であり，その中でもエクソン1のコドン12の第1，第2塩基に変異が多い。膵癌では K-*ras* 変異を80％以上に認めるが[1]，慢性膵炎でも高頻度に認める[2,3]ことが明らかとなり，現在では特異

性は低いとされている。今後定量化の問題も含め診断的価値の見直しが必要である。膵管上皮内腫瘍（PanIN）分類では最も初期のPanIN-1Aでの変異と位置づけされている[2]。

一方，胆道癌におけるK-ras変異の頻度は報告により異なる。癌細胞のみを取り出すマイクロダイセクションを用いているかあるいは測定法が高感度であるか否かといったことがこの違いの原因の一つにあげられる。最近の報告では胆道癌におけるK-ras変異はおおむね50％前後とされている。特に膵胆管合流異常に合併した胆嚢癌は通常の胆嚢癌と比べて有意にK-ras変異の頻度が高い[4]～[6]。また胆管癌において占拠部位別にK-ras変異を検討したところ，上部から下部にいくほどK-ras変異が多く認められたという報告もある[7]。近年，膵胆管合流異常症例以外にも潜在性の膵液胆管内逆流を認める[8],[9]ことが明らかとなり，胆道癌のK-ras変異もこのような病態が少なからず関係している可能性がある。いずれにしても膵癌に比べて胆道癌ではK-ras変異は低いことは確かであろう。

2．p53遺伝子

p53遺伝子は17番染色体長腕（17p13）に存在する癌抑制遺伝子であり，一方の遺伝子の点突然変異とその対立遺伝子座の欠失により不活化が起こり，正常のp53蛋白の機能が失われ癌化を引き起こす。p53変異はいずれの消化器癌においても高頻度に認められ，変異もドメインⅡからⅤをコードするエクソン5から8に集中している。その遺伝子産物である変異型p53蛋白はheat shock protein等と複合体を形成して安定化し，半減期延長による核内蓄積のため，免疫染色で簡便に検出できる。その染色パターンは濃染する核がびまん性あるいは集簇性に出現するため，いわゆる蛋白過剰発現と表現される。これに対し，正常p53蛋白は微量でかつ半減期が短いため免疫染色では検出できないか，薄い陽性細胞が散在性に認める染色パターンを示す。ただし，頻度は低いもののナンセンス変異や両方の対立遺伝子の欠失では偽陰性となったり，反対にMDM2（murine double minute）のようにp53に結合してその機能を不活化することにより異常蛋白を蓄積させる偽陽性も起こりえるため，免疫染色のみならずシークエンシングにより確認することが望ましい。

膵癌では膵癌細胞株やxenograft腫瘍では70～100％にp53遺伝子異常を認めているが[10]，実際の切除材料による検討では若干低率であり，p53遺伝子異常と蛋白過剰発現とも40～80％[11],[12]である。PanIN分類ではp53異常はPanIN-3以降の異常として位置づけされている。一般に進行癌になるにつれp53異常の頻度が高くなるが，Kasuyaらは上皮内癌の時点ですでに進行癌と同じ60％に蛋白過剰発現を認められたと報告している[13]。膵癌においてはp53異常を示すものは切除の有無にかかわらず予後不良であるとの報告もある[14]。p53異常はK-ras変異ほどは高くはないが，K-rasと大きく異なる点は，慢性膵炎等の良性疾患では遺伝子異常や蛋白過剰発現を認めないことである。

胆道癌でも膵癌と同様に上皮内癌の段階から比較的高率にp53異常を認める。p53変異は30～60％，p53蛋白過剰発現を40～90％に認めている[3],[15]～[17]。胆道癌ではp53変異とp53蛋白過剰発現はほぼ相関しているとの報告もあるが[18]文献的にはp53変異よりもp53蛋白発現が高率である。この理由としては過剰発現の定義に問題がある場合が多い。すなわち前述したように薄く染まるような陽性細胞が散在性にのみ認める場合は大部分は炎症等で引き起こされた野生型p53蛋白をみている可能性が高く，これを異常蛋白と評価しないことが肝要である。

3．CDKN2/p16遺伝子

p16/MST1（CDKN2, INK4）は第9番染色体長腕（9p21）領域に存在する癌抑制遺伝子であり，細胞分裂を調整するCdk（cyclin-dependent kinase）の一つであるCdk4と結合し特異的にその活性を阻害する。p16に遺伝子異常が生ずると，RB蛋白のリン酸化を介して癌化を引き起こす。

膵癌では膵癌細胞株やxenograft腫瘍では66～84％にp16遺伝子のホモ欠失や一側のアレルの欠失と残存アレルの不活化変異とが認め

られるが，実際の切除膵癌での検討ではそれらの頻度は 27〜38％ と低率である[10]。しかし Schutte ら[19]により正常 p16 遺伝子を有する膵癌でも，プロモーター領域の CpG アイランドの異常メチル化による不活化によりその発現が消失することが報告され，現在では p16 蛋白の機能異常の頻度は高率であると考えられている。p16 遺伝子異常は PanIN 分類では p53 遺伝子異常よりも早期の PanIN-2 からの異常として位置づけされている。切除膵癌における免疫染色による p16 蛋白の検討では膵癌の上皮内癌で 70％ に発現の低下を認め，発現低下と分化度やステージングが相関したと報告されている。

胆道癌では p16 遺伝子異常を胆嚢癌の 80％[19]，胆管癌の 52〜53％[16),20)]に認める。胆道癌での免疫染色による検討では蛋白発現の低下と予後とに相関を認めたとしており[21]，今後の検討が期待される。

4．DPC4/SMAD4 遺伝子

DPC（Smad4）は 18 番染色体短腕（18q21）に存在する癌抑制遺伝子で，細胞表面の TGF（Tumor growth factor）-β シグナル伝達系に関与する。DPC4 は RB 蛋白のリン酸化を抑制し，細胞周期の G1 期にとどめる役割をしているが，遺伝子異常が生ずると結果的に細胞周期は S 期に入り，癌化が引き起こされる。

膵癌細胞株や xenograft 腫瘍で 44〜64％ に DPC4 遺伝子のホモ欠失や一側のアレルの欠失と残存アレルの不活化変異とが認められる[10]。PanIN 分類では PanIN-3 からの異常として位置づけられている。免疫染色による検討でも上皮内癌の 31％，進行膵癌の 55％ に発現の減弱や消失を認めている。

胆道癌では DPC4 遺伝子の異常は 16％ と膵癌に比べると低頻度である[22]。また，18qLOH の検討では胆嚢癌で 26％，胆管癌で 19％ に認め，特に胆嚢癌では浸潤癌で 32％ と上皮内癌よりも高い傾向にあったとの報告もある[16]。

5．テロメラーゼ

ヒトの染色体末端部はテロメアと呼ばれ，染色体の安定性に関与している。テロメアは細胞分裂を繰り返すことにより徐々にその長さが短縮し，体細胞では約 2〜2.5 kb 程度まで短縮すると染色体の安定性が保てなくなり死に至る。テロメラーゼはテロメアを伸長させることができる唯一の逆転写酵素であり，染色体の構造保持や安定性を介して細胞の不死化に関与している。ヒト正常細胞のテロメラーゼ活性を測定すると，生殖細胞に強い活性を，造血幹細胞や末梢リンパ球などに弱い活性を認めるものの正常体細胞ではテロメラーゼ活性は検出されない。一方，膵胆道癌を含むほとんどのヒト癌組織の 80％ 以上にテロメラーゼ活性を認めている[23),24)]。通常活性値は TRAP（telomerase repeat amplification protocol）法により測定するが，液体サンプルに対しては in situ TRAP 法を用いると細胞レベルでのテロメラーゼ活性の検出が可能である（図1）。

またテロメラーゼの触媒サブユニットである hTERT（human telomerase reverse trascriptase）はテロメラーゼを反映しており，hTERTmRNA 発現は通常癌組織でのみ認められ，非癌組織では認めない。

6．Her-2/neu（c-erbB2）

Her-2（human epithelial growth factor receptor

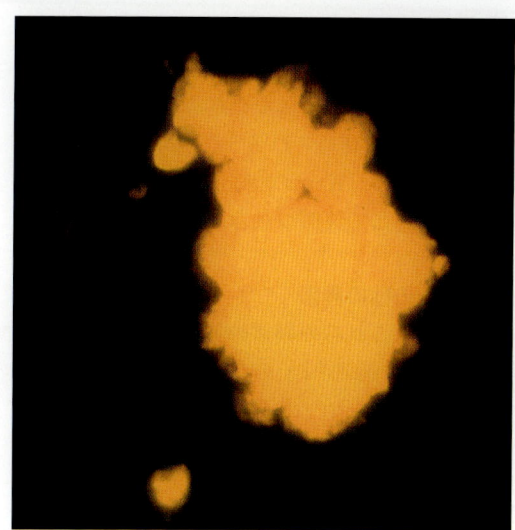

図1　in situ TRAP によるテロメラーゼ活性
胆汁細胞診で classⅢa であったが，in situ TRAP 法で強いテロメラーゼ活性を認めた。

type 2) は第 17 番染色体長腕 (17p21) に位置する癌遺伝子で,細胞の分化増殖に関与している。胆道癌における報告はないが膵癌では蛋白過剰発現が 80% に認められる[25]。しかし正常膵管にも発現を認め,K-ras 同様 PanIN-1A 以降の早期の異常として位置づけられている[2]。

7．その他の異常

前述したこれらの異常の他に,膵胆道癌の遺伝子異常や関連因子の異常には,AKT2[26],BRCA2,APC,β-カテニン,Cyclin D,MUC を初めとして,数多くの検討がなされているが,異常の発現頻度が低かったり,十分な検討や追試がなされていないものが多い。更なる検討により遺伝子診断のターゲットとなるべき既知あるいは未知の遺伝子の登場に期待したい。

B．内視鏡と遺伝子診断の接点

膵胆道疾患において比較的高頻度に認める遺伝子異常は内視鏡下に採取した体液(膵液,胆汁,十二指腸液)や生検組織を用いた遺伝子診断(分子病理診断)に応用され始めている。

1．膵液を用いた膵癌診断

通常 ERCP にて膵管内に挿入したチューブより採取した膵液を用いて遺伝子診断を行う。これまでに報告されてきた遺伝子異常は K-ras,p53,テロメラーゼ/hTERT である。

1）K-ras

先に述べたように,検出方法により感度に大きな差があるが,膵液中の癌細胞数は多くないため通常高感度のものを用いる。そのため,膵癌の膵液中の 80〜100% に K-ras 変異を認めるが,慢性膵炎の膵液の 30% にも変異を認める。変異を有する慢性膵炎を長期フォローしても膵癌は認められていない[27]。こういった問題を解決するために変異細胞の定量[28]や半定量化[29]の試みが行われている。われわれも膵癌 56 例,慢性膵炎 28 例の膵液に対して PCR-PHFA (PCR-based preferential homoduplex formation assay)法による半定量解析を行ってきたが,変異細胞が全細胞中 2% 以上であったのは膵癌で 80%,慢性膵炎で 21% という結果であった。最終的には半定量してもクリアカットな良悪性鑑別ができなかったことと,同一症例の同日の複数回の測定間でも変異の量にばらつきがあり,現時点では K-ras 変異による良悪性の鑑別は評価困難と感じている。

2）p53

K-ras とは異なり異常の検索範囲が広いため,十分な細胞量がないと検索は困難である。これまでの報告では膵癌の膵液の 42% に p53 変異が検出されたとするものや[30],ブラッシングして採取した細胞の 90% に p53 変異を認め,いずれの場合にも慢性膵炎には 1 例も認めなかった[31]としている。しかし,後者の場合は切除例での p53 変異よりも高率であり,更なる検討が必要である。

3）テロメラーゼ/hTERT

膵癌の膵液中でも切除標本と同様に約 80%[32]にテロメラーゼ活性を認めるが慢性膵炎には基本的に認めない。しかし,リンパ球にも弱い活性があるため,リンパ球混入によるテロメラーゼ活性の上昇を認める症例が低頻度であるが存在する。テロメラーゼ活性測定には比較的多くの細胞が必要であるが,膵液などの少ない細胞数では高感度の hTERT 発現の検索も有用である[33]。

このほか,膵液中の染色体異常を FISH 法[34]やマイクロアレイで解析する試みも行われており,近い将来まとまった結果が報告されるであろう。

2．胆汁を用いた膵胆道癌診断

胆汁は膵液と同様に細胞障害性が強いため,長時間胆汁に曝露されると DNA は容易に破壊され,遺伝子検索が困難となる。したがって,胆管あるいは胆嚢に留置したドレナージチューブを用いて採取した洗浄新鮮剝離細胞を解析することが肝要である。一般に胆道癌の診断に用いるが,膵癌による胆管狭窄の診断にも有用であるとされている。これまでに報告されてきた遺伝子異常は K-ras,p53,テロメラーゼ/hTERT である[35]。

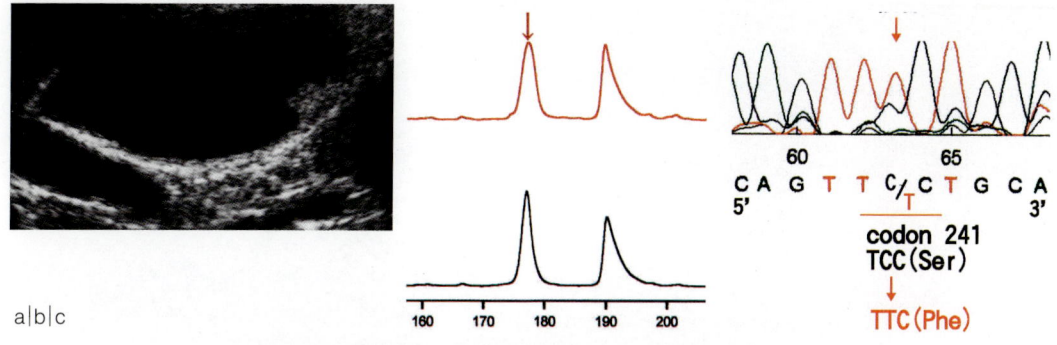

図2 胆嚢胆汁の剥離細胞を用いた p53 遺伝子解析
a. EUS で胆嚢底部に壁肥厚を認めた。
b. 胆嚢内挿管から得た剥離細胞の p53 変異を検索したところ PCR-SSCP でエクソン 7 に変異を認めた。
c. シークエンスでコドン 241 で TCC から TTC の変異を認めた。切除標本では微小 ss 癌であった。

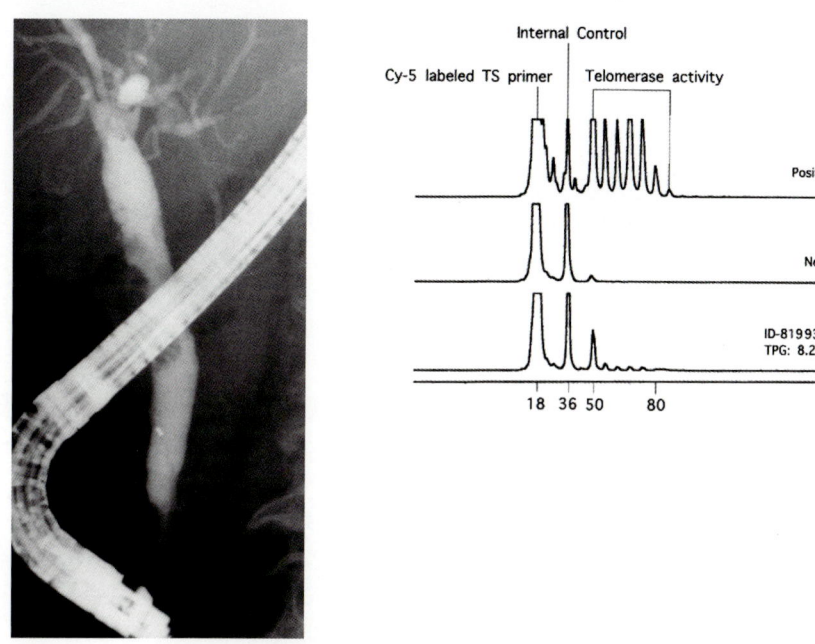

図3 胆管胆汁を用いたテロメラーゼ活性
a. ERCP で中部胆管に不整な透亮像を認める。
b. 胆管胆汁のテロメラーゼ活性は 8.25units/μg protein であった。

1）K-ras

胆管癌の胆汁中の 20〜79％，胆嚢癌の胆汁中の 0〜56％に K-ras 変異を認めている。通常，非癌例では K-ras 変異を認めないものがほとんどであるが，高感度の Mutant enriched PCR 法による検索で非癌例の擦過細胞の 11％（8/74）に変異が認められたとされている[35]。

2）p53

胆汁中の p53 変異の解析の報告は少なく，高感度の Nested PCR-SSCP（single strand comformation polymorphysm）法で胆管癌 44％，胆嚢癌の 43％に p53 変異を認め，非癌例では変異を認めない（図2）。

3）テロメラーゼ/hTERT

胆汁中のテロメラーゼ活性は胆管癌の 5〜100％（100％は擦過細胞）に胆嚢癌では 50〜100％に認めているが非癌例では認めていない（図3）。特に in situ TRAP 法は少量の癌細胞で

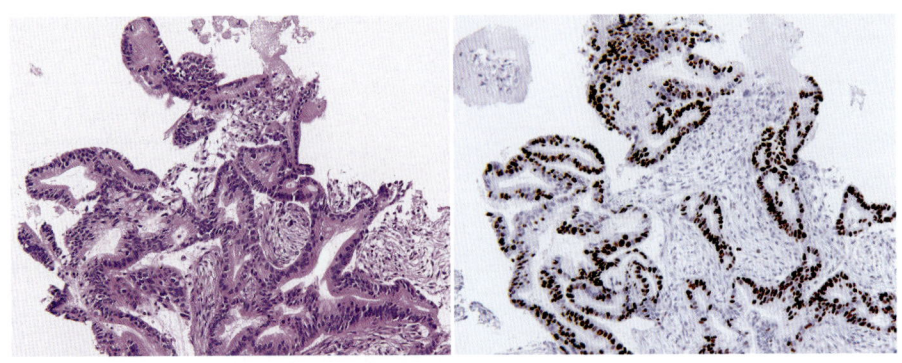

図4　EUS-FNA下組織を用いたp53染色
a．高クロマチンを有する異型上皮を認める。高分化型腺癌が疑われる（HE染色）。
b．p53陽性細胞をびまん性に認める

テロメラーゼ活性の有無を検索できる（図1）。一方，hTERTmRNAは胆管癌，胆嚢癌の約70％に発現を認めたが，非癌例では認めていない。

3．生検組織を用いた膵胆道癌診断

膵疾患では経乳頭的膵管生検組織を用いた遺伝子検索の報告はなく，膵腫瘍に対する超音波内視鏡下吸引生検組織（EUS-FNA）を用いた検討がある。胆道疾患では経乳頭的あるいは経皮経肝的胆管生検組織を用いた遺伝子解析が行われている。これまでに報告されてきた遺伝子異常はK-ras, p53, テロメラーゼ/hTERTである[35]。

1）K-ras

EUS-FNAにて得られた細胞を用いた検討では膵癌の77％に採取された全細胞中2％以上の細胞にK-ras変異を認めている[36]。一方，胆管癌の生検組織の50％にK-ras変異を認めている。

2）p53

胆管癌に対して内視鏡下に採取した生検組織を用いた検討ではp53変異は40％に，p53蛋白過剰発現は60％に認めるが，非癌例ではいずれも認めていない[37]。また最近われわれがEUS-FNAから得られた膵組織のp53免疫染色を検討した結果，膵癌の67％に蛋白過剰発現を認めるのに対して腫瘤形成性膵炎では1例も認めなかった（図4）[38]。

3）テロメラーゼ/hTERT

胆管癌および胆嚢癌の生検組織のそれぞれ75〜85％と67％にテロメラーゼ活性を認めるが，非癌組織では活性は認めない。またhTERTmRNAでの検討では胆管癌，胆嚢癌の43％と67％に発現を認めている。

なお，遺伝子診断の対象として膵液や胆汁を含む十二指腸液による検討もわれわれも含め行われているが，精査法というよりはスクリーニング的な位置づけとしてとらえられている。

C．膵胆道癌の遺伝子診断の今後の展望

これまでの検討は単一遺伝子や関連蛋白の異常についてのものが大部分である。しかし多段階の異常を経て生じる癌の診断を単一の遺伝子異常で診断することには限界がある。したがって将来的には現在行われているCGHやマイクロアレイ，プロテオーム等による検討結果とあわせて遺伝子診断が行われていくと考えられる。また遺伝子診断は単なる癌診断のみならず，予後不良な膵胆道癌に対する抗癌剤の感受性やHer-2/neu（ErbB-2），EGFR（epidermal growth factor receptor）やVEGFR（vascular endothelial growth factor receptor），MMP（matrix metallo-proteinase），K-rasなどを対象とした分子標的治療によるテーラーメイド治療につながっていくものと期待されている。

おわりに

筆者が膵胆道癌の分子生物学的研究をはじめ

てまだ10余年であるが，今日のこの分野の著しい進歩は喜ばしい限りである．しかしながら，分子生物学と同時に画像診断に携わる者としては分子生物学的解析のみが先行してしまう状況には少々危機感を募らせている．今後も膵胆道疾患においても正確な画像診断に基づく分子病理診断が発展していくことを切に願いたい．

文献

1) Alomoguera C, Shibata D, Forrester K, et al : Most human carcinomas of the exocrine pancreas contain mutant c-K-ras genes. Cell 53 : 549-554, 1988
2) Wilentz RE, Iacobuzio-Donahue CA, Argani P, et al : Loss of expression of Dpc4 in pancreatic intraepithelial neoplasia : evidence that DPC4 inactivation occurs late in neoplastic progression. Cancer Res 60 : 2002-2006, 2000
3) Yanagisawa A, Ohtake K, Ohashi K, et al : Frequent c-Ki-ras oncogene activation in mucous cell hyperplasias of pancreas suffereing from chronic inflammation. Cancer Res 53 : 953-956, 1993
4) Hanada K, Itoh M, Fujii K, et al : K-ras and p53 mutations in stage I gallbladder carcinoma with an anomalous junction of the pancreaticobiliary duct. Cancer 77 : 452-458, 1996
5) Matsubara T, Sakurai Y, Sasayama Y, et al : K-ras point mutations in cancerous and noncancerous biliary epithelium in patients with pancreatobiliary maljunction. Cancer 77 : 1752-1757, 1996
6) Itoi T, Watanabe H, Ajioka Y, et al : K-ras codon 12 mutation in patients with gallbladder carcinoma of an anomalous junction of the pancreaticobiliary duct. Acta Med Biol 44 : 71-77, 1996
7) Hidaka E, Yanagisawa A, Seki M, et al : High frequent of K-ras mutations in biliary tract carcinomas of cases with a long common channel in the papilla of Vater. Cancer Res 60 : 522-524, 2000
8) Kamisawa T, Amemiya K, Tu Y, et al : Clinical significance of a long common channel. Pancreatology 2 : 122-128, 2002
9) Sai JK, Suyama M, Kubokawa Y, et al : Occult pancreatobiliary reflux in patients with a normal pancreaticobiliary junction. Gastrointest Endosc 57 : 364-368, 2003
10) 山野三紀，渡辺英伸，粕谷和彦，他：膵の腫瘍ないし腫瘍様病変の分子生物学的異常．胆と膵 20 : 731-739, 1999
11) Greenblatt MS, Bennett WP, Hollstein M, et al : Mutations in the p53 tumor suppressor gene : Clue to cancer etiology and molecular pathogenesis. Cancer Res 54 : 4855-4878, 1994
12) 渡辺弘之，山口泰志，澤武紀雄：p53癌抑制遺伝子変異検索の膵癌診断．胆と膵 20 : 757-763, 1999
13) Kasuya K, Watanabe H, Nakasako T, et al : p53 protein overexpression and K-ras mutation in pancreatic ductal carcinoma : Correlation with histologic factors. Pathol Int 47 : 531-539, 1997
14) Nakamori S, Yashima K, Murakami Y, et al : Association of p53 gene mutations with short survival in pancreatic adenocarcinoma. Jpn J Cancer Res 86 : 174-181, 1995
15) 糸井隆夫，中村和人，篠原靖，他：胆道癌の遺伝子異常―テロメラーゼを中心に―．胆と膵 22 : 1073-1079, 2001
16) Hidaka E, Yanagisawa A, Sakai Y, et al : Losses of heterozygosity on chromosomes 17p and 9p/18q may play important roles in early and advanced phases of gallbladder carcinogenesis. J Cancer Res Clin Oncol 125 : 439, 1999
17) 田村和朗，古山順一，山本義，他：胆管癌の発生要因に関する遺伝学的・分子生物学的研究．成人病と生活習慣病 32 : 1343-1345, 2002
18) Itoi T, Watanabe H, Ajioka Y, et al : Correlation of p53 protein expression with gene mutation in gall-bladder carcinomas. Pathol Int 47 : 525-530, 1997
19) Schutte M, Huruban RH, Geradts J, et al : Abrogation of the Rb/p16 tumor suppressive pathway in virtually all pancreatic carcinomas. Cancer Res 57 : 1731-1734, 1997
20) Yoshida S, Todoroki T, Ichikawa Y, et al : Mutation of p16 Ink/CDKN2 and p15 Ink4B/MTS2 genes in biliary tract cancers. Cancer Res 55 : 2756-2760, 1995
21) Ichikawa K, Imura J, Kawamata H, et al : Down-regulated p16 expression predicts poor prognosis in patients with extrahepatic biliary

tract carcinomas. Int J Oncol 20：453-461, 2002
22) Hahn SA, Bartsch D, Schroers A, et al：Mutations of the DPC4/Smad4 gene in biliary tract carcinoma. Cancer Res 58：1124-1126, 1998
23) Suehara N, Mizumoto K, Muta T, et al：Telomerase elevation in pancreatic ductal carcinoma compared to nonmalignant pathological states. Clin Cancer Res 5：2140-2147, 1997
24) Niiyama H, Mizumoto K, Kusumoto M, et al：Activation of the telomerase and its diagnostic application in biopsy specimens from biliary tract neoplasms. Cancer 85：2138-2143, 1999
25) Day JD, Digiuseppe JA, Yeo C, et al：Immunohistochemical svaluation of HER-2/neu expression in pancreatic adenocarcinoma and pancreatic intraepithelial neoplasms. Hum Pathol 27：119-124, 1996
26) Cheng JQ, Ruggeri B, Klein WM, et al：Amplification of AKT2 in human pancreatic cells and inhibition of AKT2 expression and tumorigenicity by antisense RNA. Proc Natl Acad Sci USA 93：3636-3641, 1996
27) Furuya N, Kawa S, Akamatsu T, et al：Long-term follow-up of patients with chronic pancreatitis and K-ras gene mutation detected in pancreatic juice. Gastroenterology 113：593-598, 1997
28) Watanabe H, Yamaguchi Y, Aiguli H, et al：Quantitative determination of K-ras mutations in pancreatic juice for diagnosis of pancreatic cancer using hybridization protection assay. Pancreas 17：341-347, 1998
29) Tateishi K, Tada M, Yamagata M, et al：High proportion of mutant K-ras gene in pancreatic juice of patients with pancreatic cystic lesions. Gut 45：737-740, 1999
30) Yamaguchi Y, Watanabe H, Songur Y, et al：Detection of mutations of p53 tumor suppressor gene in pancreatic juice and its application to diagnosis of patients with pancreatic cancer-comparing with K-ras mutation. Clin Cancer Res 5：1147-1153, 1999
31) Iwao T, Tsuchida A, Hanada K, et al：The establishment of a preoperative diagnosis of pancreatic carcinoma using cell specimens from pancreatic duct brushing with special attention to p53 mutations. Cancer 82：1487-1494, 1998
32) Suehara N, Mizumoto K, Tanaka M, et al：Telomerase activity in pancreatic juice differentiates ductal carcinoma from adenoma and pancreatitis. Clin Cancer Res 3：2479-2483, 1997
33) Seki K, Suda T, Aoyagi Y, et al：Diagnosis of pancreatic adenocarcinoma by detection of human telomerase reverse transcriptase messenger RNA in pancreatic juice with sample qualification. Clin Cancer Res 7：1976-1981, 2001
34) 砂村真琴，福重真一，堀井明，他：膵液中の細胞を用いた膵癌の遺伝子診断．コンセンサス癌治療 2：46-49, 2003
35) 糸井隆夫，中村和人，祖父尼淳，他：胆道疾患における病理診断と遺伝子診断．臨牀消化内科 18：1161-1169, 2003
36) Tada M, Komatsu Y, Kawabe T, et al：Quantitative analysis of K-ras gene mutation in pancreatic tissue obtained by endoscopic ultrasonography-guided fine needle aspiration：clinical utility for diagnosis of pancreatic tumor. Am J Gastroenterol 97：2263-2270, 2002
37) Itoi T, Shinohara Y, Takeda K, et al：Detection of telomerase activity in biopsy specimens for diagnosis of biliary tract cancers. Gastrointest Endosc 52：380-386, 2000
38) Itoi T, Takei K, Sofuni A, et al：Immunohistochemical analysis of p53 and MIB-I in tissue specimens obtained from endoscopic ultrasonography-guided fine needle aspiration biopsy for the diagnosis of solid pancreatic masses. Oncol Rep, 2005（in press）

〔糸井隆夫・祖父尼淳，森安史典〕

肝・胆・膵

5 膵胆道系腫瘍の遺伝子治療

はじめに

膵胆道系腫瘍は最も予後の悪い悪性腫瘍のうちの一つである。概して早期発見が困難であり、診断時にはすでにリンパ節転移や遠隔転移を伴う進行癌であることも多いこと、重要な血管、臓器に隣接するという解剖学的な理由により十分に断端との距離がとれないことや、また切除可能な腫瘍であってもその生物学的な悪性度の高さから術後早期に肝転移、リンパ節転移や局所再発を来たすことも多く、新たな治療法の確立が求められている。

癌に対する遺伝子治療としては 2 つの戦略が考えられている。直接的に癌細胞に対して抗腫瘍効果をもたらすものと、間接的に効果を及ぼすもので、前者には ① 癌遺伝子を抑制したり癌抑制遺伝子を導入するもの、② 自殺遺伝子を導入するものや、③ 変異ウイルスを用いるものなどがあり、後者には ④ 免疫遺伝子療法や ⑤ 抗血管新生療法などが考えられている。癌の原因は遺伝子変異にあることより、遺伝子を治療することは合目的であると考えられるが、転移巣を含めて全ての癌細胞に遺伝子を導入することは非常に困難である。このため ① 遺伝子導入効率が高く、② しかも標的細胞に選択的に遺伝子導入ができ、③ 副作用が少なく、④ 発現期間が適切なベクター（遺伝子を導入する際に用いられる媒体）の開発が必要である。現在ベクターにはウイルス由来のものと非ウイルス由来のものがあり、主なベクターの特徴を表 1 に示した。最近では異なる種類のウイルスベクターの構成要素を組み合わせてそれぞれのウイルスの長所を生かしつつ、短所を取り除くハイブリッド（キメラ、雑種）ベクターと呼ばれるものが開発されてきている。また CEA や AFP などの腫瘍特異的プロモーター/エンハンサーを用いて腫瘍特異性を高める研究もなされている。

1．癌遺伝子の発現抑制

膵胆道系の腫瘍では K-ras, EGFR とその関連蛋白である ErbB-2 などの増殖に関与する分子に変異や過剰発現が生じていることが知られている。これらの発現を抑制することにより抗腫瘍効果を期待するもので、dominant negative form の導入、アンチセンスやリボザイムなど種々の方法が試みられているが、最近、遺伝子のノックダウン法として RNAi（RNA interference）が注目されている。RNAi とは標的である内因性の mRNA に相同な二本鎖 RNA（dsRNA）を細胞内に導入して標的遺伝子の発現を抑制する現象である。この現象はウイルスやトランスポゾンに対する生理的な防御機構であり、多細胞生物に普遍的な現象である。dsRNA は細胞内で Dicer と呼ばれる RNase の一種により 21〜25 ヌクレオチドの両方の 3′ 末端が 2 塩基突き出た短い dsRNA が精製され、これが siRNA（small interfering RNA）と呼ばれてい

表 1

	virus vector				non-virus vector
	retro virus	adeno virus	adeno-associated virus	lenti virus	naked/lipid DNA
病原性	あり	あり	なし	あり/なし	
安全性	変異原性？	炎症反応, 細胞毒性	炎症反応, 細胞毒性	変異原性？	安全
導入効率	良好	良好	良好	良好	不良
発現時間	安定	一過性	比較的安定	安定	一過性

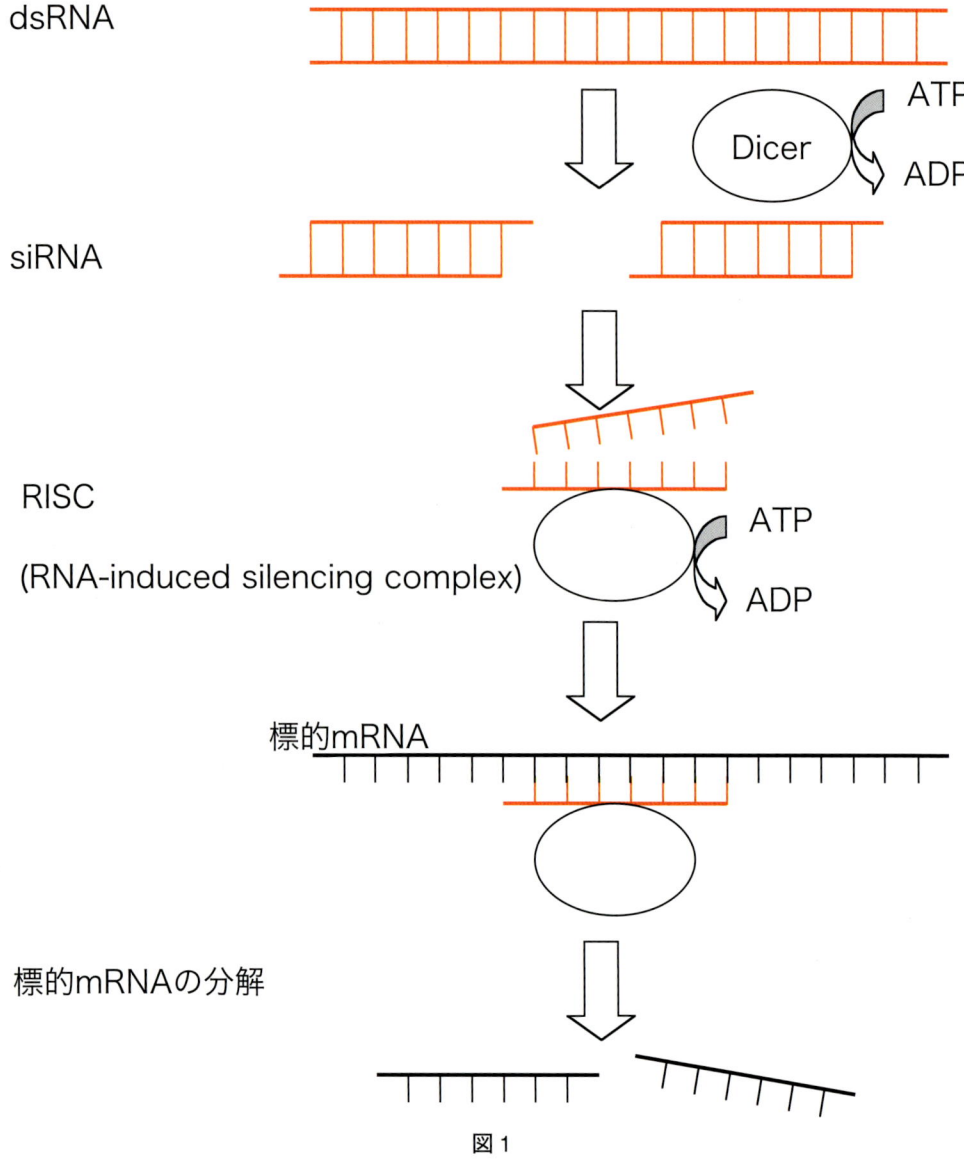

図1

る。このsiRNAは複合体と結合し一本鎖に解離し，一本鎖に解離したsiRNAを含む複合体がRNA-induced silencing complex（RISC）として標的mRNAに配列特異的にハイブリダイズしてこれを切断し効果を発揮する（図1）。siRNAはアンチセンスやリボザイムと比較して少量で強力に標的遺伝子の発現を抑制することから遺伝子治療における新たな技術として期待されている。

2．癌抑制遺伝子の導入

　膵胆道系の腫瘍でも変異が数多く見られる*p53*遺伝子の導入は肺癌や頭頸部癌において臨床治験が既に開始され，その効果が報告されている。これは野生型（正常）*p53*遺伝子（Ad5CMV-*p53*）を直接癌腫に投与するものであるが，アデノウイルスをベクターに用いており，その発現が一過性であるために反復投与が必要であること，癌の消滅のためには全ての腫瘍細胞に導入することが必要であること，転移巣に

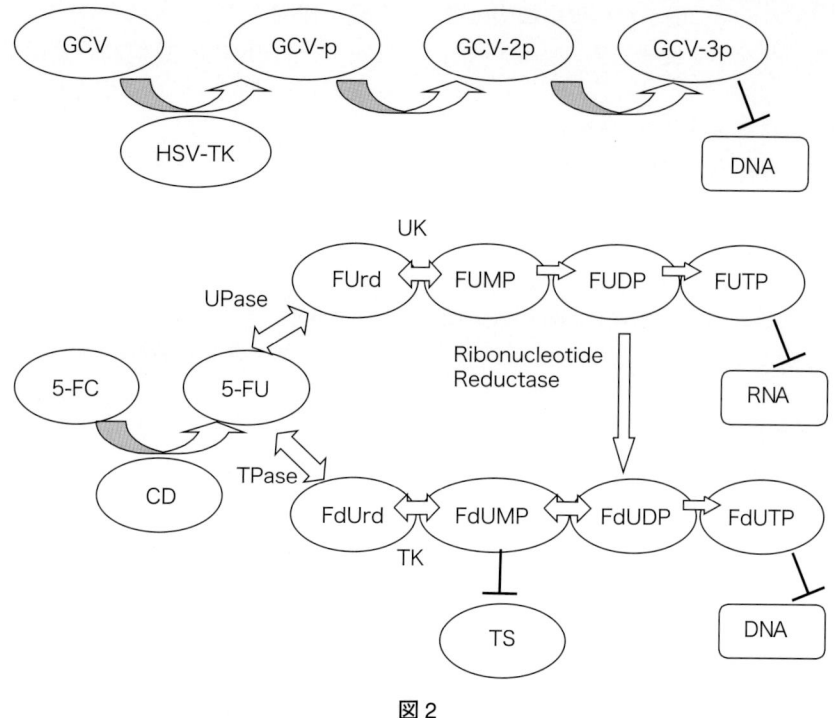

図2

対する効果の点で更なる改良が必要と思われる。その他膵癌で90%以上，胆嚢癌で約80%の症例で機能が失われているp16INK4Aやcdk inhibitor p27kip1など様々な遺伝子について研究が進んでいる。

3．自殺遺伝子療法

ウイルスや細菌が持つ酵素を腫瘍に発現させ，無害なプロドラッグを投与し，酵素の発現している腫瘍細胞でのみ細胞毒性を持つ物質に変換し，抗腫瘍効果をもたらすものである。単純ヘルペスウイルスのチミジンキナーゼ（HSV-TK）とガンシクロビル（GCV），大腸菌のシトシンデアミナーゼ（CD）と5-FCなどの組み合わせが用いられている。GCVは腫瘍細胞に発現させたHSV-TKによりリン酸化され，DNAに取り込まれてチェーンターミネーターとして作用し，DNAの合成を阻害する。5-FCは細胞内で5-FUに変換されDNA合成を抑制するFdUMPやRNA機能を傷害するFUTPとなる（図2）。この治療法ではリン酸化されたGCVがgap junctionを介して隣接する腫瘍細胞に運ばれ抗腫瘍効果を発揮する効果（bystander effect）や，5-FCから変換された5-FUが傷害された腫瘍細胞から漏れだし，周囲の腫瘍細胞にも抗腫瘍効果を発揮する効果（neighbor cell killing effect）等の効果も期待できるとされている。

4．変異ウイルス

ONYX-015はアデノウイルスの増殖に不可欠なE1AとE1BのうちP53蛋白を不活化するEIB-55K蛋白質を発現しないように変異をさせた変異ウイルスで，P53が正常に働く正常な組織では増殖できないが，P53が正常に働かない腫瘍細胞に感染すると腫瘍細胞内でウイルスが増殖し，その結果，選択的に腫瘍細胞のみを破壊するという制限増殖型ウイルスである[1]。頭頸部癌や肺癌などの種々の悪性腫瘍でONYX-015を用いた臨床治験が行われ，膵癌でもMulvihill S.らが切除不能膵癌23例に対しONYX-015を腫瘍内に注入したが大きな結果は得られなかったとの報告がある[2]。

また同様にRB遺伝子を不活化するE1Aを

欠損させ，RB の正常に働かない腫瘍細胞に選択的に抗腫瘍効果を示す変異アデノウイルスの報告もある。

アデノウイルスの受容体は CAR（coxsackievirus adenovirus receptor）で様々な組織に存在しており，アデノウイルスによる遺伝子導入の選択性は低い。このためアデノウイルスの外被キャプシド蛋白を操作することにより，腫瘍に特異性を持たせ導入効率の上昇と副作用の低減を図る研究も進んでいる。

5．免疫遺伝子治療

免疫遺伝子治療は受動免疫による養子免疫療法と，能動免疫を利用した免疫ワクチン療法とに大きく2つに大別される。前者は腫瘍浸潤リンパ球を体外で培養し，IL-12 などのサイトカイン遺伝子を導入した後に再び患者体内へ戻し，腫瘍浸潤リンパ球の抗腫瘍効果の増強を図る方法である[3]。後者には採取した癌細胞に GM-CSF 等の増殖因子やサイトカイン遺伝子を導入し，放射線を照射し増殖不能にして癌ワクチンとし，その接種によって癌に特異的な細胞障害 T 細胞（cytotoxic T lymphocyte；CTL）を誘導する方法や，強力な抗原提示細胞である樹状細胞（Dendritic cell；DC）に腫瘍抗原を提示し CTL を誘導する方法がある。いずれにせよ腫瘍に対して免疫寛容に陥っている T リンパ球にいかにして強力な CTL を誘導する抗原提示をすることができるかが課題である。

6．抗血管新生療法

腫瘍細胞は酸素，栄養や増殖因子が供給できないことより腫瘍血管の新生なしでは 1～2 mm を越えて発育することができない[4]。血管新生を誘導する因子には VEGF（vascular endothelial growth factor）や MMP（matrix metalloproteinase）などがあり，これらの因子を抑制することにより，腫瘍は死滅しないが腫瘍の増殖進展を遅らせ，腫瘍を休眠状態（tumor dormancy）へと誘導することが考えられている。また腫瘍血管の新生を阻害することにより転移を抑制する可能性も指摘されている。VEGF の発現を抑制することや VEGF のレセプターである Flt-1（VEGFR-1）や Flk-1/KDR（VEGFR-2）の発現を抑制する研究が行われている。

おわりに

1990 年に臨床応用の始まった遺伝子治療は比較的安全で副作用が少ない治療法であると思われていたが，1999 年に OTC（ornithine-transcarbamylase）欠損症の患者の治療にアデノウイルスベクターを肝動脈に投与し死亡に至った事件もあり[5]，現在，遺伝子治療をより安全に行うために慎重なベクターの選択や導入する遺伝子の選択が求められている。しかしながら，今後研究が進めば膵胆道系の癌の治療において break through となる大いなる可能性を秘めていると思われる。

文 献

1) Heise C, Sampson-Johannes A, Williams A, et al：ONYX-015, an E1B gene-attenuated adenovirus, causes tumor-specific cytolysis and antitumoral efficacy that can be augmented by standard chemotherapeutic agents. Nat Med 3（6）：639-645, 1997
2) Mulvihill S, Warren R, Venook A, et al：Safety and feasibility of injection with an E1B-55 kDa gene-deleted, replication-selective adenovirus （ONYX-015）into primary carcinomas of the pancreas：a phase I trial. Gene Ther 8（4）：308-315, 2001
3) Sangro B, Mazzolini G, Ruiz J, et al：Phase I trial of intratumoral injection of an adenovirus encoding interleukin-12 for advanced digestive tumors. J Clin Oncol 22（8）：1389-1397, 2004
4) Folkman J：Seminars in Medicine of the Beth Israel Hospital, Boston. Clinical applications of research on angiogenesis. N Engl J Med 333 （26）：1757-1763, 1995
5) Lehrman S：Virus treatment questioned after gene therapy death. Nature 401（6753）：517-518, 1999

〔堀内秀樹，味木徹夫，黒田嘉和〕

その他

1 実地医家における消化器癌の内視鏡治療について，どのようにインフォームド・コンセントをとっているか

はじめに

インフォームド・コンセント（informed consent：IC）とは「十分な説明の上での理解と同意」という意味であるが，その歴史はアメリカ合衆国において発展し，1914年のカードソン判事の言葉に由来する。「成年に達し正常な精神を持つ者はすべて，自らの身体に何がなされるべきかを決定する権利を持っている。患者の承諾なしに手術を行う外科医は傷害を犯すことになり，これについて彼は損害賠償の責任を負う」。その後，1950年代後半に，患者の承諾に先立ち承諾のために必要なことを説明する義務を医師に課するという判決がみられ，ここにICという言葉が初めて用いられた[1]。また，第2次世界大戦時のナチスが行った反倫理的人体実験を裁いた「ニュールンベルグ裁判」（ドイツ）での「ニュールンベルグ綱領」（1947年）には，「人間に対する医学的実験においては，被験者の自発的同意が本質的に絶対に必要である」と記載され，被験者の同意を得る前に方法・手段・目的・危険を知らせることが明記されている[2]。ICは個人主義を基とする欧米民主主義社会での患者の人権，自己決定権の尊重という考えから起こってきたもので，1960年代に入るとアメリカを中心に医の倫理あるいは法理として尊重されるようになってきた[3]。世界医師会では1964年のヘルシンキ宣言，1981年のリスボン宣言などを経てこの理念が確立された[2]。日本では1983年と1985年，厚生省から「生命と倫理に関する懇談報告」がなされIC理念の定着に大きな影響を及ぼした[2]が，人権とか自己決定権といったことはともかくとして，ICはむしろ医師と患者との信頼関係を築くための重要な原則であるとの考え方が強い。しかし，ICは医

表1 インフォームド・コンセントの日本語訳と内容[1]

○平成2年1月　日本医師会生命倫理懇談「説明と同意」についての報告
> 日常診療における「説明と同意」とは，医師の患者に対する説明と，患者がその説明を理解・納得した上で患者が同意することをいう。医師の説明とは，医師が患者にわかりやすく，患者が理解できる言葉で，病状，診断，予後及び治療法などについて説明することである。患者の同意とは，医師がとろうとしている処置について，患者が理解・納得して，承諾することである。

○平成2年版　厚生白書
> インフォームド・コンセント（知らされた上での同意）とは，医師が患者に対して診療の目的・内容を充分に説明して，患者の同意を得て治療すること。

○平成4年12月　日本弁護士連合会「患者の権利の確立に関する宣言」
> インフォームド・コンセントとは，患者が自己の病状，医療行為の目的，方法，危険性，代替的治療法などにつき正しい説明を受け理解した上で自主的に選択・同意・拒否できること。

の倫理として重視され，同時に法理としてもその妥当性が認められるようになり，訴訟の場で医師側はICを得たことを証明しないと敗訴するということになり，ICに基づく承諾書がとられるようになってきた[3]。1990年，日本医師会生命倫理懇談会ではICを「説明と同意」と訳し，その内容についての報告書（表1）を提出している[1]。1995年の医療法の改定では，ICは医療従事者の努力義務として明記されるようになった[3]。しかし，ICは法的な防備をするためだけのものではない。承諾書を完備したといっても一旦事故が生じた場合，法的に何ら利益は約束されていない。患者にどのような医療を行うかを十分に納得してもらうことで，より良い医療をできることが，すなわち医の倫理面において，むしろ重要なことである[2]。

1．インフォームド・コンセントはどのように行うべきか

ICは患者に対してこれから行うであろう医療について可能な限りの情報を提供し，患者の納得を得ることである。ICは適当な日本語訳がみつからず便宜的に使用されているが，英語としてのICの意味を理解したうえで正しく運用すべきである。どのような内容についてICを行うかについて1991年の国連総会では，①診断の評価，②提供された治療の目的・方法・予想される期間および期待される利益，③より押しつけ的でないものを含む他の治療法，④提案された治療で予想される苦痛または不快・危険および副作用，と定めている[2]。また，ICの日本語訳を一覧すると表1のごとくである[1]。

ICを実際に行う際には，患者が十分に理解できる内容であることが必要である。押しつけではなく客観性をもたせたうえで，自主選択可能なように情報を提供しなければならない。なぜ患者の理解が重要かといえば，それは医療の自己決定権の問題である。医療の選択における医師の裁量権は，患者に選択を依頼され十分な技量と考慮により行うものであり，患者不在の医療の裁量権は特殊な場合以外には存在しない。患者がたとえ選択権を医師に委ねるにしても，十分に理解できるようにすることが必要である[2]。

2．内視鏡治療におけるインフォームド・コンセントの内容

内視鏡診療においては，未だに苦痛を伴うという観念を持たれていると同時に偶発症も皆無ではないだけに，患者の自由意思に基づく同意を得ることは欠かせない。ましてや「消化器癌の内視鏡治療」となると，患者および家族に対し，癌の告知，治療の目的と方法，実施した場合しない場合の利害得失，代替治療の有無とその内容，内視鏡治療での苦痛や偶発症の頻度とその予防策［sedationへの同意*，抗凝固薬内服の有無（内視鏡検査・治療の数日前より服用を中止），術後の飲酒・運動・入浴・食事・旅行などの注意，抗凝固薬の再開時期，抗潰瘍薬の服用（上部消化管内視鏡治療の場合）］，偶発症が生じた際の具体的な対応策などを説明し，ICを得ることは必須である。

3．内視鏡治療におけるインフォームド・コンセントの実際

当院ではICを十分に行ってから，上部消化管（食道・胃・十二指腸）内視鏡治療に関しては承諾書（表2）に外来で予約当日，署名してもらっている。大腸内視鏡治療に関しては，大腸内視鏡検査を行い切除すべきポリープを認めた場合，その場でポリペクトミーあるいはEMRを施行していることが多い。したがって，時間的制約のある外来で大腸内視鏡検査の説明とともにポリペクトミーについての説明も行わねばならない。そこで，ポリペクトミーについての説明書（表3）を説明の補助として使用し，

＊sedationを行う際は，前処置による死亡例の報告もあるので十分な説明が必要である。1998年より2002年までの5年間における全国調査[4]によれば，前処置による偶発症は754例あり，鎮静剤によるものが278例・鎮痛剤によるものが354例と大半を占め，死亡例14例では鎮静剤7例・鎮痛剤2例と半数は鎮静剤に起因していた。

表2 消化器内視鏡検査・治療の承諾書

消化器内視鏡検査・治療の承諾書

検査・治療名

偶発症：内視鏡的治療は，痛みのない，身体に負担の少ない治療とされていますが，手術であることに違いはありません。切除にともない極めてまれではありますが，出血や穿孔といった偶発症の発生が報告されています。

その他

今回検査・治療に関する内容，必要性，およびそれに伴う偶発症について主治医より十分な説明を受け，理解できましたので検査・治療を受けることを承諾いたします。
なお緊急時には適宜処置（止血処置，開腹手術，輸血等）されるようお願いいたします。

平成　　年　　月　　日

患者氏名 _____

本人が未成年者の場合は親権者名 _____

住所 _____

立会人氏名 _____　続柄（　　）

_____

説明担当医師名 _____

平塚胃腸病院

承諾書（表4）を検査当日に提出してもらっている。大腸内視鏡検査の前に治療を行うことがわかっている場合は外来で十分に説明し，予約当日，承諾書（表2）に署名してもらっている。

1）食道癌におけるインフォームド・コンセントの実際

食道癌であること，治療前診断で病巣の大きさ・深達度がどの程度であるか，リンパ節転移の可能性，EMRの手技，EMR後の病理組織学的検討から追加治療（手術，放射線治療）が必要な場合もあること，EMR後の経過観察が必要なこと，EMR後の局所遺残・再発の可能性（2～3%），食道内異時性多発癌発生の可能性（5～7%），極めてまれではあるがリンパ説転移再発の可能性もあること，偶発症として出血・穿孔などがあることを説明している。動脈性出血（5%程度）は，術中出血がほとんどで術後出血は極めてまれであり，術中に止血可能である。穿孔（1%程度）はほとんど保存的に治療できるが，手術となる可能性もある。

治療は，術前検査で絶対的適応（深達度 m_1, m_2，腫瘍径3cm未満，周在性2/3周以下，4個以下）を満たす症例をEMRC法（キャップ法）で行っている。また，高齢者，重篤な疾患の合併例，患者の希望，手術拒否例などには，相対的適応（深達度 m_3, sm_1，腫瘍径3cm以上，

表3　ポリペクトミーについての説明書

ポリープの内視鏡的切除術（ポリペクトミー）について

1. ポリープを切除する目的

大腸ポリープとは、大腸壁の内面（粘膜）にできたイボのように盛りあがった病変のことです。ポリープには心配のない良性のものも多いのですが、早期の癌のことがあります。しかし肉眼的にはその区別ができません。また良性ポリープのなかには癌化するものもあるといわれています。

ですからポリープのなかには、放置すると進行した癌になるものがあるわけです。そこでポリープが見つかったら切除することが望まれます。

そして、切除したポリープを顕微鏡で調べ良性か悪性か、またその程度を診断します（病理組織診断）。良性もしくは極く早期の癌なら治療も完了します。もし癌の程度がややすすんでいたり、病理診断によっては、根治の目的で開腹手術が必要となることがあります。

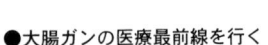

●大腸ガンの医療最前線を行く
●大腸ガンの発達

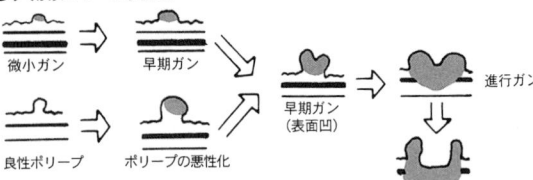

2. 内視鏡的ポリープ切除術（ポリペクトミー）の方法

（1）ポリープが小さいうちなら、開腹手術をしないでも内視鏡を使って切除できます。内視鏡を通して、ワイヤーをポリープに輪投げのようにかけて、電気メスを応用して焼き切ります。ポリープが大きすぎたり、形によっては内視鏡的切除では、取り残しや次に述べる偶発症の危険があり、開腹手術が必要となります。

●大腸内視鏡を使ったポリープの切除

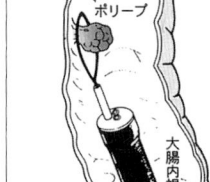

（2）ポリペクトミーの偶発症
電気メスを応用してポリープを焼き切る手術ですから、非常に稀ですが、ポリープの大きさ、形、性質、予測できない太い血管などにより次のような偶発症がおこる可能性があります。

【1】出血……ポリープには血管が入っています。止血しながら切断するのですがまれに出血する可能性があります。（0.9%）

【2】腸穿孔…電気メスの熱が腸壁に深く及ぶと腸に穴があく可能性があります。（0.1%）［全国集計］

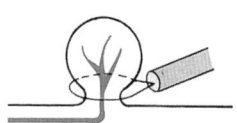

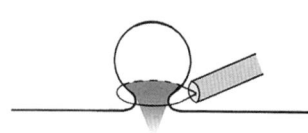

これらの場合、輸血、あるいは緊急手術が必要になることがあります。
ポリペクトミーの目的とともに偶発症についてもご理解ください。

（激しい運動、飲酒、旅行等が2週間程の禁止事項になります。）

平塚胃腸病院

〒171-0021　東京都豊島区西池袋3-2-16　TEL 03-3982-1161（代）

表4 大腸内視鏡検査・治療に関する承諾書

大腸内視鏡検査・治療に関する承諾書

　大腸内視鏡検査は肛門から内視鏡を挿入し，ポリープ，がんをはじめとする大腸疾患を診断し，治療する検査です．今回の大腸内視鏡検査において大腸ポリープが見つかる可能性があります．大腸ポリープの中にはがん化するものもあり，早期発見，早期治療は重要と考えられています．内視鏡的治療は，痛みのない，身体に負担の少ない治療とされていますが，手術であることに違いはありません．切除にともない極めてまれではありますが，出血（全国調査では約 0.9％）や穿孔（全国調査では約 0.1％）といった偶発症の発生が報告されています．当院では，常時このような緊急の事態に対し，すみやかに適切な処置（止血操作，開腹手術，輸血）が実施できるよう万全の医療態勢を整えて治療に当たっております．

【検査を安全かつ円滑に実施するためにお伺いします】
○鎮静剤の使用を希望しますか．
　　1．希望する　2．希望しない

○生検検査（組織の一部をとり顕微鏡で良性か悪性かを調べる検査です）を希望しますか．
　　1．希望する（検査医の判断に任せる）
　　2．希望しない（後日再検査になる場合があります）

○今回ポリープが見つかった時の処置についてお伺いします．
　　1．本日ポリープの治療を希望する．
　　2．本日は希望しない．（なお，生検の結果によっては，後日再検査の必要となる場合があります）

　＊ポリープ切除後は入院治療となり，約2週間は飲酒，運動，旅行などの制限が必要となります．

　上記の大腸内視鏡検査・治療の内容，必要性，およびそれに伴う偶発症について理解され，今回検査・治療を希望される方は，以下に署名の上，検査当日に内視鏡室にご提出下さい．なおご不明な点がありましたら必ず検査前に内視鏡室にご確認下さい．

　　　平成　　年　　月　　日
　　　　　　氏名

　　　　　　　　　　　　　　　　　　　平塚胃腸病院

周在性 3/4 周以上，5個以上）も行っているが，m_3，sm_1 でリンパ節転移の頻度がそれぞれ約10％，15％であることを説明している[5)6)]．

2）胃癌におけるインフォームド・コンセントの実際

　胃癌であること，EMR の適応と必要性，EMR の手技，代替治療，遺残再発の可能性（2〜12％），偶発症として出血・穿孔などがあることを説明している．動脈性出血（5〜10％）は，術中出血と術後出血があり内視鏡的に止血可能である．穿孔（1〜5％）はほとんど保存的に治療できるが，まれに手術となることもある[7)]．

　胃癌治療ガイドライン[8)]では，EMR の適応の原則として，リンパ節転移の可能性がほとんどなく，腫瘍が一括切除できる大きさと部位にあることを挙げ，具体的な適応条件として，① 分化型癌，② 深達度 M，③ UL（－），④ 2 cm 以下と記載している．ただしコメントとして，国立がんセンター，癌研究会附属病院の資料を根拠としてリンパ節転移の可能性が極めて低い胃癌を，分化型で ① M，UL（－）（瘢痕も含む），大きさ制限なし，② M，UL（＋），3 cm 以下，③ SM1（〜500 μm），UL（－），3 cm 以下，脈管侵襲（－），未分化型で M，UL（－），2 cm 以下と報告している．小山[9)]はこれらの胃癌を，内視鏡的粘膜下剥離術（endoscopic submucosal dissection：ESD）による一括切除の適応としている．

　当院でも ESD の導入を始めたが，主に strip biopsy 法（2チャンネル法）または EMRC 法を行っている．基本的には，分化型では，M 癌，UL（－），3 cm 以下，未分化型は M 癌，UL

（－），1 cm 以下を EMR の適応としている．追加内視鏡治療（再 EMR や argon plasma coagulation：APC）は 2 回程度を限度とし，それでも遺残する場合，開腹手術になる可能性があることを説明している．また，適応をはずれた症例でも，年齢，合併症の有無，患者の希望などを考慮して，内視鏡治療を優先することがある．

3）大腸癌におけるインフォームド・コンセントの実際

大腸癌はポリペクトミーや EMR を行った後の病理組織学的診断で，腺腫内癌（Ca in adenoma）あるいは腺腫成分を伴う癌（Ca with adenoma component）であったとわかることが多い．よって，癌切除前の IC は大腸内視鏡検査の IC に準じて行っていることが多い．術前にポリープや LST があることがわかっている場合は，表 3 に従って説明し，出血や穿孔の可能性や頻度，切除後は入院（1～3 泊位）と飲酒・運動・旅行の制限が必要であること，早期癌の可能性，また，下記の適応基準を超えていた場合，追加切除の可能性があることなどを話している．

「大腸癌取扱い規約」[10]では大腸癌 EMR の適応を，m 癌，sm 癌のうち粘膜下浸潤の極めて浅いもの（粘膜筋板をわずかに越えた程度の浸潤で，粘膜筋板より 300μm 以内のもの：sm1）としている．逆に，sm 癌の EMR 後の追加腸切除（リンパ節郭清を含む）の条件として，① 明らかな脈管内癌浸潤，② 低分化腺癌あるいは未分化癌，③ 断端近傍までの massive な癌浸潤（sm1 より深い粘膜下浸潤：sm2 以深）の 1 項目以上の存在を挙げている．第 59 回大腸癌研究会の全国アンケート調査では，sm 癌に対する適応として，「浸潤先進部に簇出や低分化成分がなく，脈管内浸潤のないものであれば，粘膜下浸潤 1,000μm までのものにはリンパ節転移を認めない」とされ，EMR の適応拡大に向け期待される[11]．

以上，"プライマリケア医療に求められる消化器癌内視鏡治療の IC" を中心に述べた．

文献

1) 坂上正道：医師・患者関係と法律―インフォームド・コンセントを中心に―．日医雑誌 115：1028-1036，1996
2) 小越和栄：インフォームド・コンセントの実際．消化器内視鏡治療ハンドブック．多田正大，幕内博康（編）．中外医学社，pp2-6，1999
3) 森岡恭彦：インフォームドコンセント―医師-患者関係と法律．医療の基本 ABC．日医雑誌特別号 123：130-131，2000
4) 金子榮藏，原田英雄，春日井達造，他：消化器内視鏡関連の偶発症に関する第 4 回全国調査報告―1998 年より 2002 年までの 5 年間．Gastroenterol Endosc 46：54-61，2004
5) 竹下公矢，西蔭徹郎，河野辰幸：内視鏡的粘膜切除術（EMR）―食道．消化器病診療―良きインフォームド・コンセントに向けて．日本消化器病学会（監）．医学書院，pp289-292，2004
6) 幕内博康，吉田操，河野辰幸：早期食道癌内視鏡治療ガイドライン．消化器内視鏡ガイドライン第 2 版．日本消化器内視鏡学会（監）．医学書院，pp244-254，2002
7) 浜田勉，近藤健司，北村成大：内視鏡的粘膜切除術（EMR）―胃．消化器病診療―良きインフォームド・コンセントに向けて．日本消化器病学会（監）．医学書院，pp292-294，2004
8) 胃癌治療ガイドライン（医師用）2004 年 4 月改訂【第 2 版】：日本胃癌学会（編）．金原出版，2004
9) 小山恒男：胃癌における切開・剥離 EMR の適応．Endoscopic Surger 切開・剥離 EMR．小山恒男（著）．日本メディカルセンター，pp15-16，2003
10) 大腸癌取扱い規約【第 6 版】：大腸癌研究会（編）．金原出版，1998
11) 茂木健太，澤田俊夫：内視鏡的粘膜切除術（EMR）―大腸．消化器病診療―良きインフォームド・コンセントに向けて．日本消化器病学会（監）．医学書院，pp294-296，2004

〔平塚卓〕

その他

2 内視鏡診療におけるリスクマネジメント

はじめに

これまで,我が国においても,医療事故を巡る訴訟は増加の一途をたどり,年間700件を越えるようになった。ハインリッヒの法則によれば,一件の事故の背景には,300件余の問題事象が存在するとのことであるから,裁判外の実数ははかりしれない。

最近発表された米国医学研究所(Institute of Medicine:IOM)による「To Err is Human-Building A Safer Health System」(人は誰でも間違える―より安全な医療システムを目指して)は,米国における医療事故の実態を赤裸々にし,大きな衝撃を与えた。それによると,コロラド州,ユタ州では入院患者の2.9%に,ニューヨーク州では3.7%に医療事故が発生し,そのうち6.6%,13.6%が死亡しているというのである。つまり,入院患者3,360万人のうち,実に年間4,400〜9,800人が医療事故で死亡しており,死因の第4〜9位に位置していることになる。この事故の頻度は,シカゴ空港でジャンボジェット機が毎週2回ニアミスを起こすほどの頻度であるという。続いて出版された「Crossing The Quality Chiasm―A New Health System for The 21st Century」(医療の質―谷間を越えて;21世紀システムへ)では,医療の質全体を俯瞰して医療提供システムをいかに医療サービスの革新と改善が可能なものに再構築できるかを報告している。

これらに基づいて米国政府は,医療事故を半減すると宣言し,患者安全の国家プロジェクトを展開しつつある。これらの背景にはいくつかの要因があり,我が国にも相通ずるものも多い。第1にクリントンリフォームの失敗によって,米国の医療界がHMO,つまりマネジドケアを主体とする営利団体の保険会社によって占有され,医療の質の低下が危ぶまれたことがあげられる。医療の質と安全はコインの表裏であるとの認識に基づくものである。第2にそれに応じて医療界内部での医療の質管理に対する関心が急激に高まってきた。個々の臨床例を問題とする段階から医療を全体のシステムとしてとらえる発想への転換である。第3に,現実面として,医療が高度に発達し,複雑化し,医療行為そのものが危険になり,事故が生じやすくなったことである。第4番目に医療の標準化,EBM,臨床ガイドラインの普及によって,医療水準の考え方に変化が生じ,医師の自由裁量性に疑問が生じてきたこと。第5番目にコンピュータ,インターネットなどのITの驚異的な発達により,医療情報が共有化され,医療の評価が一般人でも可能となってきたこと。これらの種々の要因によって,米国の医療安全対策は大きな展開を遂げつつある。

このような背景にたって,IOMの報告では医療事故を防止する方法について3つの観点を明らかにしている。

① リスクマネジメントからセーフティマネジメントへ

これまでの訴訟予防を中核とした医療事故対策から,患者のリスク低減すなわち安全管理の推進を強く提言した。

② 人からシステムへ

医師個人に向けられていた事故原因のターゲットを,予防の観点をも含めてシステムに移行した。この点は,IOMの後の出版物に色濃く主張されている。

③ セーフティマネジメントからクオリティアシュアランスへ

医療の質と患者の安全は同じコインの表裏であり,切り離すことはできない。質管理が,不良品の極値としての事故の発生を予防するというアウトカムマネジメントの概念である。

このような米国を中心とした医療安全対策に対する考え方の変化は，我が国における対応に大きな影響を与えている。医療安全に対する国民の関心と期待は，この数年特に高揚している。特に，横浜市立大学における患者取り違え事件，東京女子医科大学における事故とその隠蔽に関する事案は，このような国民の不安を極度に増すことになり，その後の病院などはもちろん厚労省を中心とする政府当局の具体的な対策案の提案に至っている。特に，「医療安全対策のための医療法施行規則一部改正」によって，一般病院，特定機能病院の安全対策の構築が義務づけられたことは，今後の医療安全対策の構築にとって重要なステップである。今後厚労省のインターネット情報，特に「医療安全対策について」には注目を続ける必要がある。

http：//www.mhlw.go.jp/topics/2001/0110/tp1030-1.html

1．消化器病領域の医療事故の特徴

2000年，日本消化器病学会医療事故対策委員会（木村　健委員長）は，「医師賠償責任保険会社のデータベースを基にした集計結果」を報告した。本報告は，Y医師賠償責任保険のデータベースを基に，消化器領域における偶発症あるいは医療事故の実態を調査解析したものである。解析は消化管と肝胆膵の両領域にわけて報告されている。その概要を簡単に記す。

食道の偶発症のうち最も多いのは，スコープによる直接穿孔で，食道入口部付近で発生している。最近では，内視鏡治療に基づく穿孔などの偶発症が注目される。胃においては，偶発症は比較的少ないが，穿孔やショック，AGML，マロリーワイス症候群の発生が認められている。十二指腸においては，ERCP，総胆管結石除去術に伴う穿孔が認められる。大腸の偶発症は年々その普及とともに増加の傾向を示しており，穿孔例がその大部分を占めている。穿孔部位は大部分が，直腸，S状結腸である。内視鏡治療による偶発症も増加してきており，ポリペクトミーによるものが大部分であるが，今後EMRなどの内視鏡治療に基づく例の増加が予想される。内視鏡前処置に基づくものも多く，緊急な対策が必要とされている。

診断に基づく偶発症は，ERCP，肝生検に基づくものが特徴的である。特にERCPによる偶発症には重症例，死亡例が多く，高額支払い例が多い。膵炎，特に重症膵炎，穿孔が多く，開腹例は過半数であった。次に多いのがエコーガイド下あるいは腹腔鏡下の肝生検によるもので，出血，多臓器への穿孔例がそのほとんどであった。血管造影に基づく偶発症として肺梗塞が多い。超音波内視鏡検査による穿孔も見られた。治療による偶発症としては，開腹手術に基づくものが多いが，その中でもガーゼやドレーンの置き忘れ，いわゆる異物残置である。その他，術後出血，輸血などによるものが見られる。注目されるのは，最近驚くべき普及を見せた腹腔鏡下胆嚢摘出術による偶発症である。胆管損傷が最も多く，続いて出血，異物残置，消化管穿孔，火傷などが見られるが，50例のうち37例が開腹手術を受け，7例が死亡している。その理由として，急速に普及した手技であるため，技術的な未熟によるもの，比較的簡単な手術であるとの認識の下に，医師も患者も十分な説明が足りなかったことによるものなどがあげられるが，今後早急に解決されるべき課題である。その他，全身麻酔，点滴，EST，PTCD，TAEあるいは内視鏡的乳頭拡張術などによるものが見られた。

このように，本報告は，消化器領域における偶発症の実態を保険会社のデータベースを下に解析しており，貴重な資料であるが，今後，学会独自のアンケートなどによる大規模調査が要請されているように思われる。このような調査によって，偶発症の発生しやすいパターン分析が可能であって，消化器専門医に具体的な警鐘を与えることが出来，学術集会などでの技術研修も効率的に行われることとなり，患者への説明も適切なものとなるであろう。医療事故対策委員会の重要な任務であろうと思う。

2．日本消化器内視鏡学会の全国調査

日本消化器内視鏡学会偶発症対策委員会（金子栄蔵委員長）は，1993年から1997年までの5年間の内視鏡に基づく偶発症の実態を報告し

た．本調査は，1983年から5年ごとに実施され今回が3回目のものである．843施設からの296項目にわたる質問に対する回答を下に詳細に解析している．対象となる検査件数は1,200万件にのぼり，偶発症の頻度は0.018％であった．

まず前処置による偶発症が比較的多かったことが特徴である．その結果をふまえて，1）咽頭麻酔剤は低濃度のものを用い，嚥下させずに吐出させる，2）複数の鎮静剤の同時使用を極力避ける，3）高齢者，基礎疾患を有する患者などでは鎮静剤の量を1/2～1/3とする，4）必要に応じてパルスオキシメーターを用いるなどの具体的対応策を提案している．

機種別では，パンエンドスコープでは出血と穿孔，側視型十二指腸スコープでは，急性膵炎，大腸スコープでは穿孔が高頻度であった．また静脈瘤治療に伴う偶発症は手技の発達によるものかやや低下の傾向にあった．ERCPに基づく偶発症は急性膵炎を中心として相変わらず高頻度であった．

最近の特徴としては，内視鏡的治療，特にポリペクトミーやEMRの頻度の急上昇とともに穿孔，出血などの偶発症が増加してきている．腹腔鏡下胆嚢摘出術に基づく偶発症は，本学会の調査と同様高頻度であった．

消化器領域における偶発症の多くが内視鏡関連のものに属しているため，今後日本内視鏡学会による5年ごとの調査は極めて貴重な資料を我々に与えてくれることになる．近い将来，最近5年間（1998～2003）の調査結果が公表されるであろうから，急激に変化する内視鏡領域の偶発症の実態が明らかになるであろう．

3．消化器領域で偶発症の発生しやすいパターン

以上の両学会の調査結果で明らかなとおり，消化器領域における偶発症のパターンは一定の傾向を示している．特に，診断，治療ともに，急速な展開をとげる手技の発達は，その驚くべき普及度とともに，手技の研修のあり方，医療水準の考え方，患者への説明など様々な面に対して早急な対策が要求されることになる．

ポリペクトミー，ホットバイオプシー，内視鏡的止血術などを中心とした内視鏡治療は，今や，食道，胃，大腸などの早期癌に対する粘膜切除術（EMR）という我が国から発信した極めて有効な癌治療法として定着しつつある．その手法は，機器の発達とともにより広くかつより深く切除する方向にある．胃癌などの多い我が国にとって大きな福音であることは疑いないが，他方本治療法に基づく偶発症の発生も増加しつつある．対象が早期癌であるだけに，死亡例はもちろん開腹に至る例も患者としては耐えられない事態となる．一般に開腹手術でないだけに，非侵襲的な治療の一種と説明され，患者側もあるいは術者に紹介する医師も軽く考える傾向にある．それだけにいったん偶発症が生じた場合には，説明の不足と期待を裏切られた感情が高く，訴訟などに至るケースが多いように思われる．十分な技術習得が前提であるが，絶対に偶発症が起こってはならないことを認識し，患者に適切な説明をし，最悪の事態に対処する基本的態度が重要である．EMR, ESDについては後述する．

食道胃静脈瘤治療も静脈結紮術，アルゴンプラズマ凝固法などの新しい治療法の登場によって，比較的安全となってきたが，出血などの偶発症は避けられず，術後の経過にも十分な注意が必要である．肝硬変などの基礎疾患のある場合がほとんどであるだけに，全身管理に対する十分な注意と患者，家族への適切な説明が偶発症予防と発生後の対処に不可欠であろう．

4．診断に関する注意点

最近は，診断に対する紛争が増加してきている．特に，いわゆる悪性疾患に対する見落としに対しては厳しい目が光っていることに注意する必要がある．例えば最も多い事例であるが，スキルス胃癌の見落とし例は今日では医療過誤の典型であると認識する必要がある．確かに，スキルス胃癌は古来診断が困難とされ，今日でも変わりはないのであるが，一般にはこのことは抗弁となり得ないのである．特に，若い世代に多い疾患であるだけに診断見落としは悲惨な結果となる．内視鏡で十分観察し，十分な生検

を取りその結果が negative であったとしても，その症状などから十分な経過観察を行い定期的な内視鏡，X 線検査を試みていなければ責任は免れ得ない．実際このような訴訟例が多いのである．今後は，EMR 後の遺残再発なども経過次第で問題とされることになろう．我々が今最も危惧するのは，MALToma に対する *Helicobacter pylori* 除菌療法である．適応対象をよほど慎重に選ばないかぎり，数年後に再発，転移という事態を招きかねず，これは医療水準の問題として極めて重要な課題となるように思われる．大腸ポリープや潰瘍性大腸炎などの経過観察のあり方は今論議の最中ではあるが，裁判の世界に通用するか否かは別問題である．いわゆる医療水準の問題を今日のように変転きわまりない医療の世界でどのように考えていくかは今後残された重要な問題である．

5．その他の問題点

消化器領域は，診断，治療ともに手技の多い分野であり，その進歩と普及度も極めて急速であるだけに，常に研鑽を積み最新の情報に接している必要がある．また，診断，治療の標準化も重要であり，厚労省も種々のガイドラインを策定しようとしている．このことは，医療費の削減以外に医療安全対策としても重要であるからである．これまで医療は医師の自由裁量の余地が大きい領域とされてきたが，米国の例を出すまでもなくもはやこの概念は崩れつつあると考えざるを得ない．標準化されたガイドラインに沿った医療がよいのかどうかは即断できないが，少なくとも今日のように医療不信が広がってくると，いわゆる名医による特殊な治療よりも標準的な治療を国民が望んでいるということになり，医師の側でも考え方を大きく変えていかなければならない時期に来ているといえる．EBM（evidence based medicine）はまさにこの点において有効であるべきで，医師も evidence に基づいた自信のある納得できる医療で国民の納得を得る必要がある段階に来ていると思われる．

6．内視鏡的粘膜切除術（EMR）におけるリスク

最近の内視鏡的治療法の進歩はめざましく，従来外科手術として行われてきた食道癌，胃癌，大腸癌を含めた早期消化管癌に対して，内視鏡的治療が広く行われるようになった．その代表が内視鏡的粘膜切除術（EMR）であり，1984 年多田らによって開発され，我が国から世界へ向けて発信した優れた治療法である．高価な機器を必要とせず，比較的容易に施行でき，切除標本に対して病理的検索が可能であるという利点を持つ．しかし，他方，高齢者や合併症を有するハイリスクな患者を対象とすることが多いため，出血，穿孔などの合併症も増加してきている．偶発症は，診断や治療に伴い思いがけず発生する偶発的な合併症であるが，消化器内視鏡診断，治療における偶発症は，出血，穿孔，ショック，炎症，裂創，亀裂，血腫，感染，心・肺合併症，臓器損傷などがあげられる．EMR に基づく食道，胃の偶発症の頻度が高く，大腸のポリペクトミー，EMR のそれも比較的高い傾向にある．その内容は主に出血，穿孔であるが，3 例の死亡例も報告されている．EMR におけるリスクマネジメントは，1）手技に関するもの，2）切除標本の取り扱いに関するもの，3）患者とのコミュニケーションを巡るものに大別される．手技に関しては，より大きな病変の切除方法により偶発症の可能性は高くなる．内視鏡医は内視鏡技師との協同により偶発症の発生に対処できる手技の研修およびトレーニングが必須となる．さらに，切除標本の取り扱いに関しては，判定不能と診断された患者のフォローなど病理医との密接なコミュニケーションが重要である．

7．切開・剝離法（ESD）等に伴うリスク

内視鏡的粘膜切除術（EMR）は，上述のごとく消化管癌の治療法として優れたものであるが，現在本法は，内視鏡的切開・剝離法（ESD）としてさらに発展し，IT ナイフをはじめとした各種の方法が考案され，さらに適応も拡大されつつある．

2001 年，日本胃癌学会によって「胃癌治療ガ

イドライン」が公表され，現在の早期胃癌に対するEMRのいわば基準として普及している。最近多くのガイドラインが公表され，医療界に大きなインパクトを与え，その本質について議論がなされている。そもそもガイドラインは高い評価の学術論文すなわちevidenceに基づいて作成されるものであり，evidence based medicine（EBM）の具現化したものである。その意味で，本ガイドラインがどこまで評価されるか若干の疑問はあるものの，現在の胃癌内視鏡治療の医学水準と見られ，法的にも意味を持ってきていると思われる。したがって，本ガイドラインを逸脱して何らかのアクシデントが生じた場合，法的責任を追及される可能性がある。ガイドラインというものの反面であるが，医療者はこの点は十分に注意するべきであろう。ガイドラインを作成する側としても慎重な対応が必要である。

しかし，本ガイドラインでは，適応疾患を「2cm以下の潰瘍を伴わない分化型胃癌」と限定しているため，現場の内視鏡治療の実情に合致しない局面が出てきた。すなわち，2cm以上の胃癌でもリンパ節転移の可能性の少ない症例があり，これらに対してはEMRは可能であると言うことである。しかも，EMRの手技が急速に発達し，広さだけでなく深さにおいても粘膜下層深層部での剥離が可能となり，EMRを越えるようになってきた。つまり切開・剥離法（ESD）が胃癌の内視鏡的治療の主流になろうとしているわけである。しかも，本法で危惧される出血，穿孔も内視鏡的に対処できるようになってきた。このような時点で，胃癌ガイドラインのいわば制限を超えた治療がなされるようになってきたわけで，このような治療法を法的にもどのように解釈するかという重要な問題が浮上してきた。特に患者へのインフォームドコンセントにおいてどのように説明するかが第一の問題点である。現時点において，少なくとも適応外とされる病変に対しては，未確定の医療行為であること，いわば研究的側面があること，ガイドライン上は，標準的医療としては開腹手術であること，安全性，有効性については未だ十分な根拠がないことなど，現状を正確に説明して，同意を得る必要がある。

このように見てくると，ガイドラインを越えたESDなどの手技については，早急に多施設臨床試験などを行ってその有効性，安全性についてのしっかりしたevidenceを確立すること，さらに手技の標準化に努力しその普及に対応すべきことが重要である。

さらに，改正新GCPにおいては，医療器具も包含され，臨床試験もそのコントロールの下におかれるため，手技，器具の研究開発に当たっては十分な注意が必要である。

文　献

1) 金子栄蔵，他：消化器内視鏡関連の偶発症に関する第3回全国調査報告・1993年より1997年までの5年間．Gastroenterl Endosc 42：308-313，2000
2) 多田正弘，他：早期胃癌内視鏡的粘膜切除術ガイドライン．消化器内視鏡ガイドライン．医学書院，東京，1999，p230-239
3) 胃癌治療ガイドライン検討委員会：胃癌の治療法の種類とその適応．胃癌治療ガイドライン（医師用）2001年3月版．日本胃癌学会，京都，2001，p8-16
4) 日本消化器病学会医療事故対策委員会：保険金支払い案件からみた胆嚢摘出術に関連した偶発症の実態―腹腔鏡的胆嚢摘出術と開腹による胆嚢摘出術との比較．日消誌99：850-852，2002
5) 米国医療の質委員会・医学研究所：人は誰でも間違える．日本評論社，東京，2000
6) 中沢三郎：消化器診療における医療事故と安全対策：日本メディカルセンター，東京，2001
7) 古川俊治：臨床の場におけるセーフティマネジメントとクオリティアシュアランス．Mebio 19：119-124
8) 中村哲也，他：内視鏡的粘膜切除術におけるリスクマネージメント．Mebio 19：125-129
9) 後藤田卓志，他：偶発症とその対策；特に出血と穿孔：消化器内視鏡16：729-735，2004
10) 土井俊彦：切開・剥離法におけるEMRの倫理的側面：消化管内視鏡的粘膜切除術；切開・剥離法導入マニュアル p121-123，2003
11) 吉田茂昭：切開・剥離法の将来；今後の展開：切開・剥離法におけるEMRの倫理的側面：消化管内視鏡的粘膜切除術；切開・剥離法導入マニュアル p124-126，2003

〔寺野彰〕

その他

3 Japan Polyp Study (Clean colon の評価)

はじめに

第20回日本大腸検査学会（平成14年11月，東京）におけるコンセンサス・ミーティングでclean colon の定義として，"2回連続の total colonoscopyでポリープが発見されなかった場合"とすることとしているが[1]，clean colon の厳密な定義はない．現在，我々は厚生科学研究費助成のもとに，"大腸がん罹患抑制効果に対する大腸ポリープ切除の評価と適正な内視鏡サーベイランスプログラムの確立に向けた研究"として多施設共同の前向き研究である Japan Polyp Study (JPS) を開始している[2)~5)]．本試験における clean colon の定義は"2回検査をもって，大きさに関わらず大腸腫瘍性病変の全てを切除治療した状態を指す"としている．本稿では本 Workgroup より現在までに得られた研究結果について紹介する．

1. JPS Workgroup による遡及的検討と解析結果

米国で行われた National Polyp Study (NPS)[5]では，clean colon とした後に1回検査（3年後に TCS）と2回検査群（1年，3年後に TCS）に無作為割付を行い1回検査群（3年後）がよいことを明らかにした．そこで，JPS protocol 作成にむけ，NPS と同様に1回検査群を3年後とする場合の倫理的安全性に関する遡及的検討を行った[4)]．

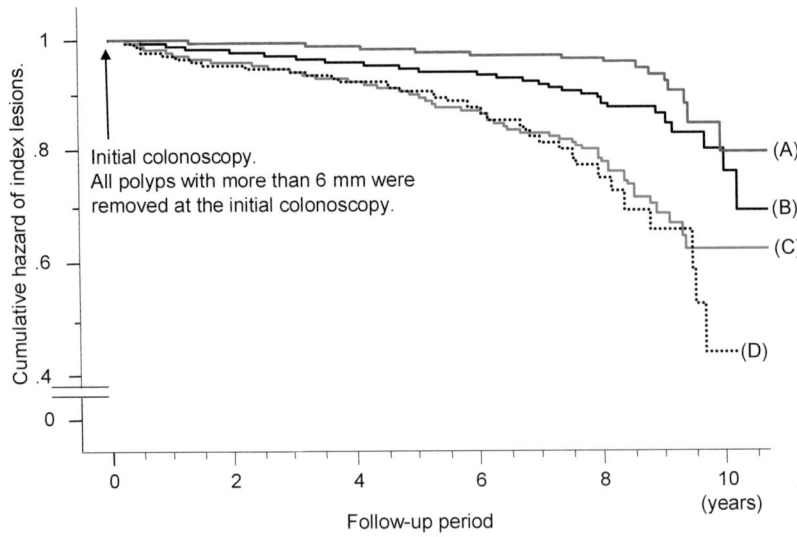

図1 Cumulative hazard curve revealed that the percentage of patients with index lesions
（A）: Patients without any adenomatous polyp
（B）: Patients with polyps of less than 5 mm only
（C）: Patients with polyps of more than 6 mm, independent of the presence of polyps of less than 5 mm
（D）: Patients with any intramucosal cancer independent of the presence and size of the polyp

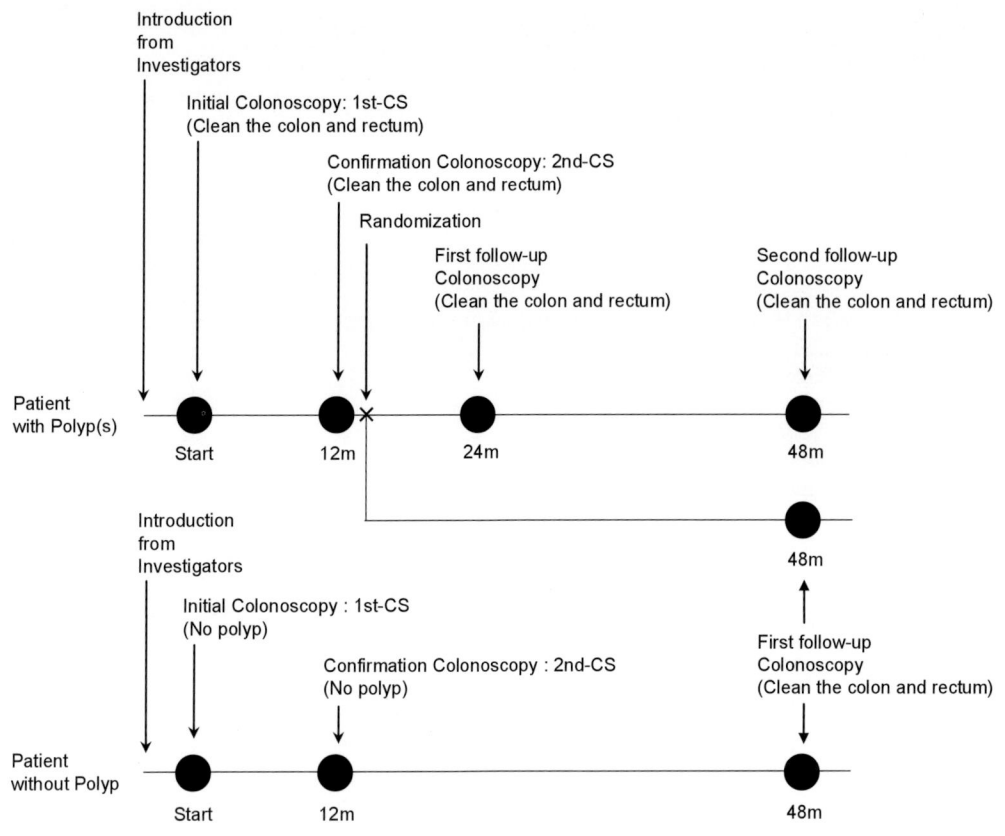

図2 Schematic Overview of the Japan Polyp Study

　方法は，本班研究参加施設6施設（国立がんセンター中央病院，秋田赤十字病院，大阪成人病センター，熊本地域医療センター，北里大学，国立がんセンター東病院）からなる多施設共同研究グループを組織し，患者選択基準として40歳以上，1990〜1995年までの初回検査例のうち3年以上の経過が追跡 total colonoscopy（TCS）により確認された5309症例を対象とした．主たる解析は「10 mm 以上の上皮性腫瘍，がん腫」を index lesion（以下 IL）として，対象症例における累積 IL 推定発生率を明らかにすることである．対象は初回検査時の所見に従って，A）pure-NAD 群（no abnormality detected）：上皮性腫瘍を全く認めなかったもの（2006例），B）NAD 群：5 mm 以下の腺腫のみを認め，切除の有無を問わないもの（1655例），C）腺腫群：5 mm 以下を除いて6 mm 以上の腺腫はすべて切除したもの（1123例），D）m がん群内視鏡的切除により粘膜内がんと診断されたもの（525例）に分けたうえで4群間での IL 推定発生率の差について解析した．結果として，A〜D 群間での IL 発見症例数とその頻度は，A 群；2.6%（52/2006），B 群；6.7%（111/1655），C 群：13.3%（150/1123），D 群；12.6%（66/525）であり，C・D 群の大きな腺腫または m 癌を有した症例では，A・B 群に比べて経過観察中に IL の発生割合が高い傾向にあった．これら各群の IL 推定発生率について，IL 発見を event として横軸に時間（年）をとった Kaplan-Meire 曲線を描いてみると，A＜B＜C＜D の順にその曲線の傾斜は急な降下を示していることからも，A〜D の順に IL 発生の危険度は高く，期間的にもより短期間で IL が発生・発見される傾向にあった．これらの IL 推定発生率は，A＋B 群（5%）＜C＋D 群（13%）と後者が有意差をもって高率であった（$p<0.0001$）（図1）．IL の発生割合を仮に5%以内を許容範囲とした場合の適性な検査間隔は，A

表1　Organization of the Japan Polyp Study

Participating Center	Location
1．National Cancer Center Hospital East	Kashiwa, Chiba
2．Hattori GI Endoscopyand Gastroenterology Clinic	Kumamoto, Kumamoto
3．Saku Central Hospital	Saku, Nagano
4．Showa University School of Medicine	Shinagawa, Tokyo
5．Showa University Northern Yokohama Hospital	Yokohama, Kanagawa
6．Kitasato University East Hospital	Sagamihara, Kanagawa
7．Shizuoka Cancer Center	Suntou, Shizuoka
8．National Cancer Center Hospital	Ginza, Tokyo
9．Osaka Medical Center for Cancer and Cardiovascular diseases	Osaka, Osaka
10．TF Clinic	Ginza, Tokyo
Pathology Review	
1．National Cancer Center Hospital	Ginza, Tokyo
2．Dokkyo Medical University	Shimotsuga, Tochigi
3．Niigata Medical University	Niigata, Niigata
Endoscopic Review	
1．National Cancer Center Hospital	Ginza, Tokyo
Data Center	
1．Medical Research Support	Osaka, Osaka

Homepage：http://www.jps21.jp/index.html

群は10年を超えるもののB群では6年，C・D群で3年という結果である．さらに，ILのうちsm以深癌の発見数を期間別に見てみると，1年以内でのそれはA・B群が1症例のみであるのに対し，C・D群では6症例を認めた．

2．JPS protocol と Future outcome

5mm以下の腺腫性ポリープを切除することが大腸癌罹患の抑制に効果を及ぼすか否かの検討は，医療費削減のためにも重要な課題である．このことを証明するには5mm以下の腺腫を放置した群と，切除した群でindex lesionの発生頻度を比較することになる．しかし，5mm以下の腺腫を切除せずに経過を観ることの絶対的安全性の科学的証明がなされていない現状では実施不可能である．したがって，JPS Workgroupは米国で行われたNational Polyp Study（NPS）と同様[5)]に全検査を通じてclean colonとすることを条件とすることで見解が一致した．次にJPS protocol作成においてNPSのstudy designを基にした検査間隔が倫理的に問題ないかを検証する必要があった．すなわち，NPSと同様に初回検査でclean colon化し3年後1回検査群と，1年・3年後の2回検査群にわけた介入試験が，日本でも同様に行えるかの検証である．

しかしJPSの遡及的検討からはC・D群において index lesionの発生頻度が約4%にあること，1年以内にsm以深癌が7症例発見された結果から，検査間隔を3年後に設定することの倫理上の問題（安全性）をクリアできないことが明らかとなった．したがってJPSのプロトコールでは初回clean colon化後（1次TCS），1年後に再度clean colon化（2次TCS）を確認しランダム化を行うこととした．これらのrationaleをもとに現在図2にしめすprotocol designで2003年3月より表1, 2に示す全国の病院で3000人の登録を開始している．

JPSより得られる結果として，NPS同様にclean colon後から3年後の1回検査群と2回検査群のindex lesionの発生頻度に有意差は得られず，3年後でよいという結果が予想される．JPSの独創性としては，ポリープを有さないLow～Averrage-risk群患者の設定にある．米国においては無症状患者に対するcolonoscopyによるスクリーニングが困難なことからNPSではポリープを有さない患者は除外規定となっている．JPSではこの群を設けることによりポリープを有する群に対する内部コントロール群として評価可能とすることに加えて，ポリープを有さないLow～Averrage-risk群患者の適切

表2 JPS Workgroup：Participating Centers and Investigators

1. **National Cancer Center Hospital East**：Yasushi Sano, M.D., Atsushi Ohtsu, M.D., Manabu Muto, M.D., Kiyomi Mera, M.D., Toshihiko Doi, M.D., Hisashi Endo, M.D., Fumio Nagashima, M.D., Shigeharu Kato, M.D., Ikuro Koba, M.D., Junko Iwasaki, M.D., Shotaro Oshikawa, M.D., Tatsuya Okuno, M.D., Tsukasa Kaihara, M.D., Masashi Oka, M.D., Yasuo Hamamoto, M.D., Hirohisa Machida, M.D., Ai Machida, M.D., Hiroaki Ito, M.D., Ayumu Hosokawa, M.D., Keiko Minashi, M.D., Tomonori Yano, M.D., Santa Hattori, M.D., Chikatoshi Katada, M.D., Keishi Yamashita, M.D., Keisei Taku, M.D., Kojima Takashi, M.D., Hikaru Kuwamura, M.D., Shiei Yoshida, M.D. Nik Makepeace.
2. **Hattori GI Endoscopy and Gastroenterology Clinic**：Yasushi Oda, M.D., Kiwamu Hasuda, M.D., Hideyo Goto, M.D., Tomofumi Tanaka, M.D., Kazuyuki Nakahara, M.D., Masahiro Hattori, M.D.
3. **Saku Central Hospital**：Kinichi Hotta, M.D., Tsuneo Oyama, M.D.
4. **Showa University School of Medicine**：Kazuhiro Kaneko, M.D., Kazuo Konishi, M.D.
5. **Showa University Northern Yokohama Hospital**：Shin-ei Kudo, M.D., Hiroshi Kashida, M.D., Tomonori Kurahashi, M.D.
6. **Kitasato University East Hospital**：Masahiro Igarashi M.D.
7. **National Cancer Center Hospital**：Takahisa Matsuda, M.D., Takahiro Kozu, M.D., Yutaka Saito, M.D., Nozomu Kobayashi, M.D. Toshio Uraoka, M.D., Hiroaki Ikematsu, M.D., Takeshi Nakajima, M.D., Yasuo Kakugawa, M.D., Hisamoto Ikehara M.D., Yosuke Otake M.D., Daizo Saito, M.D.
8. **Shizuoka Cancer Center**：Takayuki Yoshino, M.D., Narikazu Boku, M.D., Yuichirou Yamaguchi, M.D
9. **Osaka Medical Center for Cancer and Cardiovascular diseases**：Hiroyasu Iishi, M.D., Hiroyuki Narahara, M.D., Noriya Uedo, M.D.
10. **TF Clinic**：Takahiro Fujii, M.D

な検査間隔を設定されることが期待できる．また JPS では陥凹型大腸腫瘍の発見頻度についても明らかにされることが期待される．

おわりに

clean colon 後の至適検査間隔を明らかにすることを endpoint にした Japan Polyp Study（JPS）の概容について述べた．今後これらの結果が，日本独自のスクリーニングおよびその後のサーベイランスプログラム確立にむけての basic evidence になることを期待している．JPS の患者登録に関する問い合わせは，事務局（国立がんセンター東病院 内視鏡部：佐野 寧）に直接ご連絡いただければ幸である．なお，JPS の概要については Homepage：http://www.jps21.jp/index.html で公開中であるので参考にされたい．

文 献

1) 多田正大：Clean colon の概念から考えた内視鏡治療後のサーベイランス Clean colon の概念．臨床消化器内科 19（4）：453-456, 2004
2) 佐野寧，町田浩久，奥野達哉，他：無症状患者（平均的危険群，高危険群）における大腸癌罹患予防のための内視鏡検査計画 海外の報告から．消化器内視鏡 14（4）：413-422, 2001
3) 藤井隆広，佐野寧，尾田恭，他：大腸内視鏡における適正な検査間隔 平均的〜高危険群患者．消化器内視鏡 14（4）：439-445, 2002
4) Fujii T, Sano Y, Iishi H, et al：Colorectal cancer screening in Japan：results of the multicenter retrospective cohort study. Gastroenterology 122：A481, 2002
5) Sano Y, Fujii T, Oda Y, et al：A multicenter randomized controlled trial designed to evaluate follow-up surveillance strategies for colorectal cancer：the Japan Polyp Study. Dig. Endosc 16（4）：376-378, 2004
6) Winawer SJ, Zauber AG, Ho MN, et al：Prevention of colorectal cancer by colonoscopic polypectomy. The National Polyp Study Workgroup. N Engl J Med 329（27）：1977-1981, 1993

〔佐野寧〕

その他

4 消化器癌の化学療法と病理診断
―消化器癌化学療法の「これから」への期待―

はじめに

画像診断など診断技術の目覚しい発展を遂げた現在においても病理診断は最終的な確定診断であり，臨床と病理のその接点は，病める人々に最良の医療を提供するため病態を解明し病気の真理を追究しようとする医師としての責任と情熱にあると考える。

1．病理学的最終診断と治療法の選択

病理診断がその最終診断と治療法の選択を大きく変更させた興味深い症例を紹介する。

症例1：70歳，女性

62歳時に左早期乳癌にて非定型乳房切除術（Brt＋Ax：R2）施行．T1（1.5×1.5×1.3 cm），N0，M0，stageⅠ；papillotubular carcinoma，f（＋），ly0，v0，n0であった（図2）。術後8年，経過観察の腹部CTにて腹腔動脈周囲および大動脈周囲のリンパ節腫大を伴う約60 mmの膵体尾部腫瘍が発見された（図1）。

腫瘍マーカーは，

CEA	4.3 ng/m*l*
CA 19-9	<0.1 U/m*l*
CA125	15.5 U/m*l*
CA15-3	8.9 U/m*l*

であった。

画像診断上，リンパ節転移，血管浸潤を伴う膵体尾部癌の診断で問題ないようにも思われたが，腫瘍マーカーなどよりその診断に疑問を抱き，乳癌手術から8年を経過しているものの乳癌の膵転移の可能性も疑い，腹部超音波ガイド下に膵腫瘍針生検を施行した。HE染色では健常膵組織内に乳頭管状構造を示す腺癌を認め，膵癌としても合致する所見であった（図3）。しかし，切除された乳癌も乳頭管状腺癌であり，免疫染色を追加した。

[前回乳癌組織]

CA15-3（＋＋），Breast-1（＋／－），CA19-9（－），Her-2＝2
ER（estrogen receptor）：TS＝3，PS＝2，IS＝1
PGR（progesterone receptor）：TS＝0，PS＝0，IS＝0

[今回膵生検組織]

CA15-3（＋＋＋），Breast-1（＋＋＋），Her-2＝0
ER：TS＝3，PS＝2，IS＝1
PGR：TS＝0，PS＝0，IS＝0

以上の免疫学的性格から乳癌の膵転移と結論した（図4，5）。

まずアリミデックスが開始されたが1カ月後増大傾向を認めたため，TXLを追加，2カ月を経過した時点で腫瘍の縮小傾向を認めている。

いうまでもなく膵癌と乳癌では，選択すべき化学療法の抗癌剤も，その感受性も，予後も，まったく異なっている。免疫染色を怠れば診断も異なり治療効果，予後も異なっているはずで

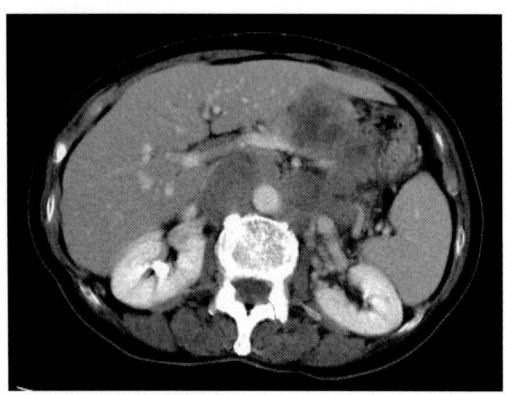

図1　症例1：70歳，女性
乳癌切除後8年，経過観察の腹部CTにて腹腔動脈周囲および大動脈周囲のリンパ節腫大を伴う約60 mmの膵体尾部腫瘍が発見された

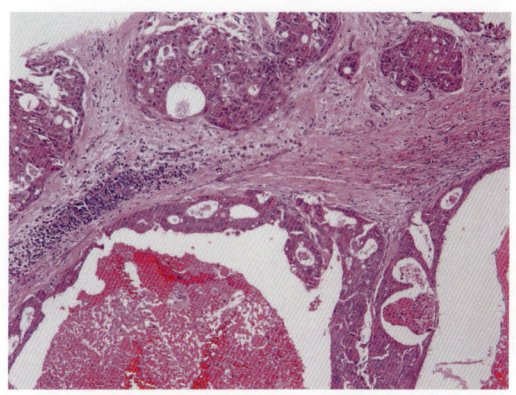

図2 症例1：62歳時，左早期乳癌にて非定型乳房切除術施行時 HE 組織像
乳頭状管状の増殖を示す乳頭腺管癌。ほとんどが非浸潤癌である。

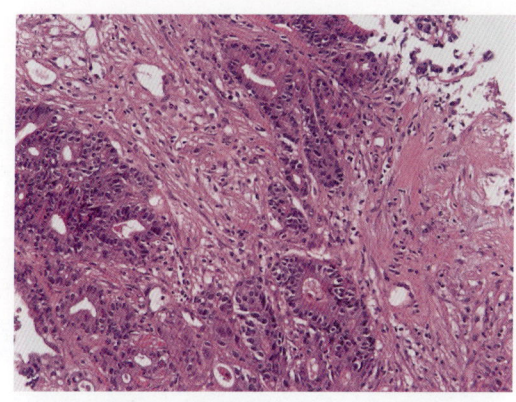

図3 症例1：腹部超音波ガイド下膵腫瘍針生検 HE 染色
健常膵組織内に乳頭管状構造を示す腺癌を認め，切除乳癌巣に類似性を持つが膵癌としても合致する所見であった

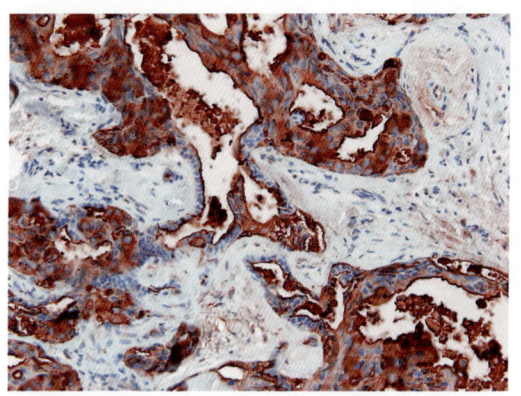

図4 症例1：62歳時，切除乳癌組織の免疫染色像：CA15-3 陽性

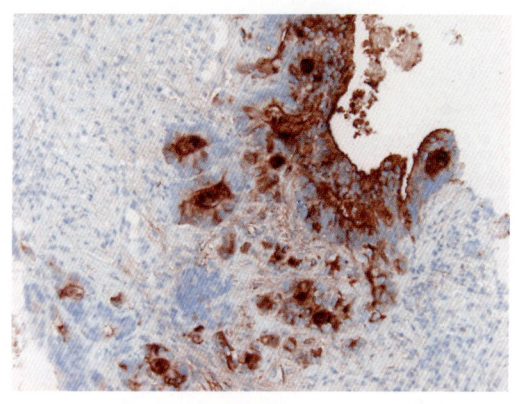

図5 症例1：腹部超音波ガイド下膵腫瘍針生検組織の免疫染色像：CA15-3 陽性

ある。HE 染色組織像のみで診断を完結せず，免疫染色を応用した分子病態にまで踏み込んだ病理診断が，正しい診断と望ましい治療を導いたと考えられる。

臨床の場においてより正確な病理診断を得るためには，臨床側から病理医への十分な情報の伝達が重要であり，そしてそれに応える病理医の情熱が必要である。日頃からの病理医と臨床医の信頼関係と連携の重要性が示唆される症例であったと考える。

2．消化器癌化学療法の現状とジレンマ

消化器癌化学療法の現状は決して満足できるものではない。同じ「化学療法」といっても，抗菌剤と抗癌剤では著しくその様相を異にしている。抗癌剤の奏功率は，進行胃癌に対して比較的高い効果を示す TS-1 でも高々 46.5％にとどまっている[1)～3)]。ジェムザール（Gemcitabine）に至っては，現在膵癌の標準的治療薬とされるにもかかわらず，抗腫瘍効果は約 20％で，疼痛緩和，PS の改善などを総合的に評価した症状緩和効果（Clinical Benefit Response：CBR）として評価してもやっと約 30％に過ぎないのが現実である[4)]。抗菌剤ならばその程度の奏効率では薬剤としての体をなさないレベルである。

このような悲惨な現状にあって，様々な併用療法が考案され治療効果を向上する努力がなされている。進行胃癌の TS-1＋CDDP 療法では

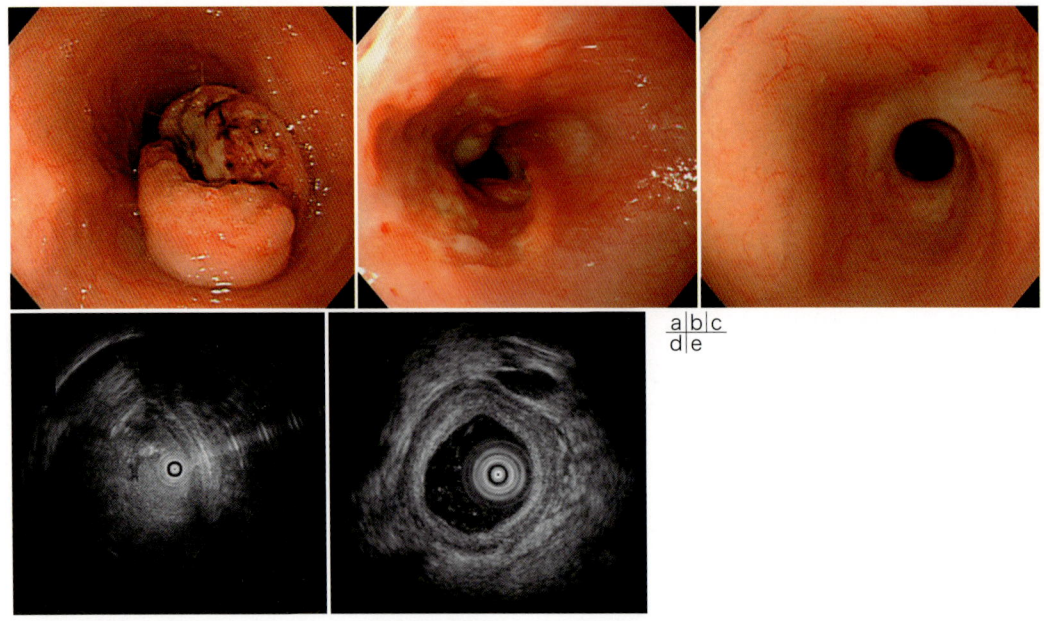

図 6 症例 2：74 歳，男性
上部から中部食道に約 9 cm 長に及ぶ食道癌を認めた（a：内視鏡像，b：EUS 像）。CRT 施行後，腫瘍は著明に縮小している（c：内視鏡像）。生検にても癌陰性化し CR として 1 年 2 ヵ月を経過中である（d：内視鏡像，e：EUS 像）

73.7％の奏効率をあげている。しかし生存期間中央値は 383 日であった[5]。奏効率はあがっても生存期間には思い通りには反映していないという現実や，また抗癌剤には，その本来の作用機序から正常な生体細胞に対しての細胞障害も強く，多剤を併用すればそのリスクも高まるというジレンマもある。

3．癌治療における新しい展開

昨今，食道癌治療においては放射線化学療法（CRT）が臓器温存治療としてのみならず，外科治療にも匹敵する根治を目標とする治療法としても位置づけられるようになり，その外科治療に対しての優位性が示され脚光を浴びてきている[6]。さらに，切除不能例に対しても治癒を目指せる可能性が示唆され，食道癌に対する非外科的治療として放射線化学療法が一般化しつつある[7]。

切除不能食道癌に対する CRT の著効例を呈示する。

症例 2：74 歳，男性
上部から中部食道に約 9 cm 長に及ぶ食道癌（well diff squamous cell carcinoma, c-T4N3 M0 StageIVa）を認めた（図 6a，b）。5-FU＋NDP による CRT 施行。著効を認め（図 6c），生検にても癌陰性化し CR として 1 年 2 ヵ月を経過中である（図 6d，e）。

なぜ，化学療法や CRT が奏効する癌（responder）と奏効しない癌（non-responder）が存在するのだろうか。最近，感受性を規定する因子の存在が着目されている。5-FU の標的酵素である Thymidylate synthase（TS）や，5-FU の分解律速酵素である Thymidine phosphorylase（TP），Dehydropyrimidine dehydrogenase（DPD）もまた 5-FU の抗腫瘍効果を規定する因子と考えられている。この観点から，大腸癌の 5-FU/LV 療法において，腫瘍組織の TS，TP，DPD の遺伝子発現の有無による治療効果を検討したところ responder ではこれらのすべてが低値を示していたとの報告は衝撃的で印象的である[8]。さらにはマイクロサテライト不安定性（MSI）を示す大腸癌において化学療法後の予後が良好であるとの報告もある[9]。食道癌

のCRTの効果においてもP53やCDC25Bの発現が感受性を規定している可能性が示唆されている[10]。

最近，慢性骨髄性白血病においてPh染色体に存在するBcr-Abl チロシンキナーゼを阻害することにより抗腫瘍効果を発揮する分子標的治療薬として開発されたグリベック（メシル酸イマニチブ）は，消化管間質腫瘍（GIST）に対しても，その腫瘍性増殖の原因と考えられているKIT蛋白の異常なチロシンキナーゼを阻害することが明らかとなり，血液，消化管と臓器を超えた分子標的治療薬として臨床に用いられるようになった。

4．「これから」への期待

これまでの癌化学療法は，臓器や組織の特異性にのみ，その薬剤選択の根拠を置いてきた。しかし，効果の乏しい薬剤を投与し副作用により患者に不利益を与えてきた部分も少なからずあることは否めない。

これからの癌化学療法において，これまでどおりの組織形態診断のみによる薬剤の選択を続けていては，さらにその治療効果を向上させることに限界があると思われる。これからの癌治療は前述したような分子病態機能にまで踏み込んだ病理診断により，臓器や組織の境界を越えた新しい治療概念を持つことが重要と考える。

治療の個別化と標準化は決して背反することではない。病理サイドは，臓器特異性や腫瘍特異性を超えて，分子病態に踏み込んだその腫瘍の特性を見極め，tumor profiling を行い，それぞれを個別化したうえで，臨床サイドではそれぞれの治療効果や予後を比較検討し，治療効果を規定する因子を解明することにより，その特徴に対応した個別化のうえの標準治療の確立が可能となるだろう。

効かない治療は行わない。苦しめるだけの無駄な治療をしない。

そのための道具や環境は徐々に整いつつある。

文献

1) Sugimachi K, Maehara Y, Horikoshi N, Shimada Y, Sakata Y, Mitachi Y, Taguchi T : An early phase II study of oral S-1, a newly developed 5-fluorouracil derivative for advanced and recurrent gastrointestinal cancers. The S-1 Gastrointestinal Cancer Study Group. Oncology 57 (3) : 202-210, 1999

2) Sakata Y, Ohtsu A, Horikoshi N, Sugimachi K, Mitachi Y, Taguchi T : Late phase II study of novel oral fluoropyrimidine anticancer drug S-1 (1 M tegafur-0.4 M gimestat-1 M otastat potassium) in advanced gastric cancer patients. Eur J Cancer 34 (11) : 1715-1720, 1998

3) Koizumi W, Kurihara M, Nakano S, Hasegawa K : Phase II study of S-1, a novel oral derivative of 5-fluorouracil, in advanced gastric cancer. For the S-1 Cooperative Gastric Cancer Study Group. Oncology 58 (3) : 191-197, 2000

4) Okada S, Ueno H, Okusaka T, Ikeda M, Furuse J, Maru Y : Phase I trial of gemcitabine in patients with advanced pancreatic cancer. Jpn J Clin Oncol 31 (1) : 7-12, 2001

5) Koizumi W, et al : Phase I / II study of S-1 convined with cisplatin in patients with advanced gastric cancer. Br J Cancer 89 (12) : 2207-2212, 2003

6) Coia LR, Minsky BD, Berkey BA, et al : Outcomes of patients receiving radiation for cancer of the esophagus : Result of the 1992-1994 patterns of care study. J Clin Oncol 18 : 455-462, 2000

7) Ohtsu A, et al : Diffinitive chemoradiotherapy for T4 and/or M1 lymph node squamous cell carcinoma of the esophagus. J Clin Oncol 17 : 2915-2921, 1999

8) Salonga D, Danenberg KD, Johnson M, Metzger R, Groshen S, Tsao-Wei DD, Lenz HJ, Leichman CG, Leichman L, Diasio RB, Danenberg PV : Colorectal tumors responding to 5-fluorouracil have low gene expression levels of dihydropyrimidine dehydrogenase, thymidylate synthase, and thymidine phosphorylase. Clin Cancer Res 6 (4) : 1322-1327, 2000

9) Hemminki A, Mecklin JP, Javinen H, et al : Microsatellite instability is a favorable prognostic indicator in patients with colorectal cancer receiving chemotharpy. Gastroenterology 119 (4) : 921-928, 2000

10) Kishi K, Doki Y, Miyata H, et al : Prediction of the response to chemoradiation and prognosis in oesophageal squamous cancer. Br J Surg **89**(5) : 597-603, 2002

〔今陽一,小島勝〕

その他

5 大腸腫瘍の拡大観察から virtual biopsy まで

はじめに

内視鏡医のめざすところは，病理診断に少しでも近い診断を内視鏡的に予想することにあるといえよう。その希望を達成させるために，様々な工夫がなされてきた。

(1) 内視鏡画像の鮮明化，解像度の向上

過去のファイバースコープにおいてはグラス・ファイバーが使用された。現在のビデオスコープでは CCD が内蔵されているが，高画素数スコープの登場により，通常観察でも，鮮明な画像が得られるようになってきている。光源も改良され，モニターの品位も向上し，いわゆるハイビジョン対応のスコープも市販されている。

(2) 色素内視鏡

通常観察では見えにくい対象を，色素の利用で可視化しようとするものである。食道癌の診断におけるルゴール染色や胃におけるコンゴレッド染色のように，細胞機能の違いを染め分ける方法と，インジゴカルミンやクリスタルバイオレットのように，構造を際立たせるために使用する方法とに大別される[1),2)]。

(3) 特殊な機能の内視鏡

現在の内視鏡には，構造強調や色彩強調の機能が装備されているものが多く，ほぼルーチンに使用されている。

ヘモグロビン強調画像（IHb），narrow band imaging（NBI）機能を内蔵している機種も開発され，主として，病変における血管の増生や走行異常などを強調して，診断の一助にすべく，試みられている。

さらに，以前から可視光以外の波長の光線を利用しようとの試みもなされ，古くは紫外線カメラ，インドシアニングリーンを注射して赤外光観察を行うもの（infra-red imaging；IRI）や，比較的最近では，自家蛍光電子内視鏡（autofluorescence imaging；AFI）の研究も行われている。

(4) 拡大内視鏡

病変に接近，画像を拡大して観察しようとの試みは，30-40 年前からあった[3)]。胃や大腸の粘膜には腺管の開口部が密に存在し，その形態や配列（腺口構造；pit pattern）が，各種の病変によって異なる。胃粘膜では胃酸やピロリ菌による炎症性変化や潰瘍性変化が強く，拡大観察できれいな画像が得にくかったために，拡大観察の研究は，大腸において早く進んだ。大腸には早期癌と鑑別を要する良性病変が多いことも，一因であったと思われる。

実体顕微鏡による切除標本の分析により，各種病変における pit pattern が明らかとなった[4),5)]。臨床的には，拡大ファイバースコープが開発されたものの，挿入性が悪く，通常観察も困難で，実用とはほど遠いものであった。1993 年，ズーム式拡大電子スコープ（Olympus CF200Z）が市販された後は，日常の内視鏡検査における拡大観察が可能となり，生体内での大腸病変の pit pattern 分析が一気に普及した[6)]。また，他社より近接拡大型の高解像度スコープも発売された。内視鏡による拡大像を実体顕微鏡像や病理組織像と詳細に対比検討することにより，より緻密な内視鏡診断が可能となった。

本稿では，大腸腫瘍の診断における拡大内視鏡の現状と最近の進歩を中心に，内視鏡と病理の接点を検討する。

1．拡大観察の実際[7)]

大腸における拡大内視鏡は，ただ画像を拡大しただけでは得られる情報が限られており，ほとんどの場合，色素内視鏡の手法と合わせて行われる。色素内視鏡は，陥凹部や腺窩に貯留して構造を際立たせるコントラスト法と，表面を染めて描出する染色法とに分類される。病変の

形態や陥凹の有無を診断するには前者が適しており，pit pattern 診断も十分可能なことが多い。0.2％インジゴカルミンが最も多く使用される[8]。後者としては，通常0.05％クリスタルバイオレットが用いられる。Pit pattern を微細に観察するのに適しているが，染色に1～2分かかり，一旦染まったらしばらくとれないこと，病変の凹凸はかえって分かりにくくなること，などの欠点も有する。

通常通りに内視鏡検査を施行し，病変を発見したら，残渣や粘液を水でよく洗ったうえで色素撒布を行う。ただし，病変から出血させないように注意する。インジゴカルミンをシリンジで内視鏡の鉗子孔から注入して撒布し，等倍率で観察して病変の範囲や陥凹の有無を確認したうえで，徐々に拡大を上げて pit pattern 診断を行う。さらに詳細に観察したい場合は，一旦水洗した後，クリスタルバイオレットを，病変にだけかかるように，チューブを用いて少しずつゆっくり流す。染まり過ぎると元に戻りにくいので気をつけ，余分な色素は吸引し，水で洗い流す。粘膜が染まったのを確認してから拡大を上げて観察する。病変の口側などの見落としがないように全体を見る，粘液を十分に除去する，などの注意が必要である。

現在われわれが使用している拡大内視鏡はオリンパス社製のもので，通常は CF240Z を頻用しているが，これは以前の CF200Z に比較して，挿入性，解像度ともに改善されており，ルーチン検査に用いて全く問題ない。最近では細径のPCF240Z，硬度可変式でさらに高解像度のCF260Z なども市販されている。フジノン社（現フジノン東芝システムズ）製の拡大内視鏡は，従来型は近接することで拡大像を得ていたが，最近ズーム式のものも開発された。

上部消化管では拡大観察が普及していなかったが，機器の発達により，徐々に応用されつつある。食道は扁平上皮に覆われ pit pattern が存在しないので，拡大内視鏡は主として病変表面近くの血管像を観察するために用いられ，微小癌や表在癌の診断に有用とする報告が増加している。胃においても，拡大観察による血管像によって，癌の分化度が推定できるとされる。食道・胃とも，血管像の観察には NBI 併用が有用である。血管像の観察は大腸においても試みられてはいるが，まだまとまったデータがない。

2．Pit pattern 分類

歴史的にはいくつかの分類が存在したが，現在最も使用されているのは工藤分類である[6]（図1）。Pit pattern はⅠ，Ⅱ，Ⅲs，Ⅲ$_L$，Ⅳ，Ⅴ型の6型に分類される。Ⅰ型は正常粘膜のパターンで，類円形のピットからなる。粘膜下腫瘍や炎症性ポリープの表面にも認められる。Ⅱ型は，類円形ないし星芒状のピットで，正常よりも大型のものである。過形成性ポリープは圧倒的にこのパターンが多い。Ⅲs は正常よりも小型の類円形ピットで，陥凹型病変（Ⅱc）に特徴的なパターンである。病理組織学的には，表面から粘膜筋板に向かってまっすぐ伸び分岐の少ない腺管に対応する。Ⅲ$_L$ は線状の細長いピットで，腺腫性の隆起型や表面隆起型病変に最も多く認められ，病理学的には管状腺腫に対応する。Ⅳ型は分枝を伴うもの，脳回転状のもの，絨毛状のものを指し，大きな隆起型ポリープに見られることが多い。病理学的には管状絨毛状腺腫や絨毛状腺腫が多い。各 pit と組織の対比は，電子顕微鏡や腺管の単離などの手法も用いて，様々な方向から検証されている[9]。

Ⅴ型は基本的に癌の pit pattern であるが，ピットは保たれているが不整な形態や配列を呈するⅤ$_I$（irregular）型と，腺管が破壊されて無構造になったⅤ$_N$（non-structure）型とに亜分類される。前者は，組織学的構造異型を反映しており，後者は，主として sm 癌の間質反応（desmoplastic reaction）部の露出によるものと考えられている。

内視鏡の解像度や使用色素の変化により，従来Ⅴ$_N$型とされた病変にも pit pattern が見え，明らかに無構造とは言い難くなった。また，僅かな無構造領域の捉え方が，施設間で食い違うようになってきた。そこで，2004年4月3，4日，箱根ピットパターン・シンポジウムが開催され，不整腺管構造を認めるものをⅤ$_I$とし，明らかな無構造領域を有するもののみをⅤ$_N$型とすることで，コンセンサスが得られた。

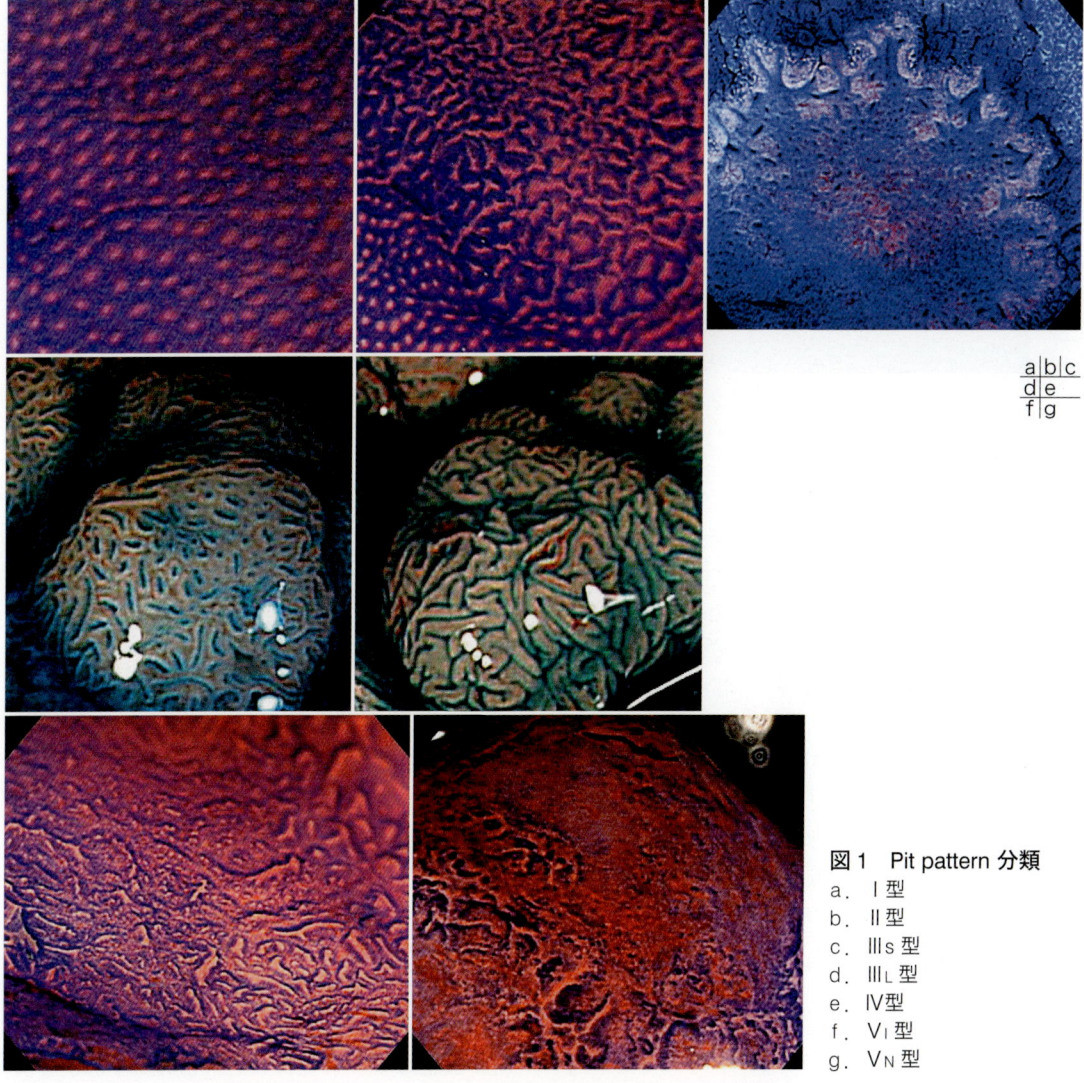

図1 Pit pattern 分類
a. I型
b. II型
c. IIIs 型
d. IIIL 型
e. IV型
f. VI 型
g. VN 型

3. Pit pattern の，診断・治療への応用[10]

Pit pattern 分析は，非腫瘍と腫瘍の鑑別，癌の深達度診断に有用である．I型は正常粘膜のパターンであるが，粘膜下腫瘍や炎症性ポリープの表面にも認められる．II型は過形成性ポリープに特徴的である．大腸腫瘍性病変における pit pattern と組織診断には密接な相関が認められる．Pit pattern が VN 型を呈する病変の約 90% は sm 癌である．VI 型の病変には，高度異型腺腫，m 癌，sm 癌が含まれる．IIIL 型 pit pattern のみから成る病変のほとんどが中等度異型以下の腺腫であり，sm 浸潤癌はない．Pit pattern が IIIs や IV 型の病変には m 癌は稀ならず含まれるが，sm 癌はほとんど認めない．これら，Pit pattern と，病理組織との相関性に関しては，消化器腫瘍のパリ分類にも取り上げられた[11]．

Pit pattern は，病理組織や癌の深達度診断とよく相関することより，治療方針決定に有用である．生検をしたり，その病理診断結果を待ったりすることなく，その場で治療方針の決定が可能となる．Pit pattern が I，II型の病変は，粘膜下腫瘍を除けば非腫瘍性であるので，切除の必要がないことが多い．IIIs 型は陥凹型病変に特徴的であり陥凹型病変は早期に sm 浸潤を来しやすいと考えられるので，内視鏡治療の対

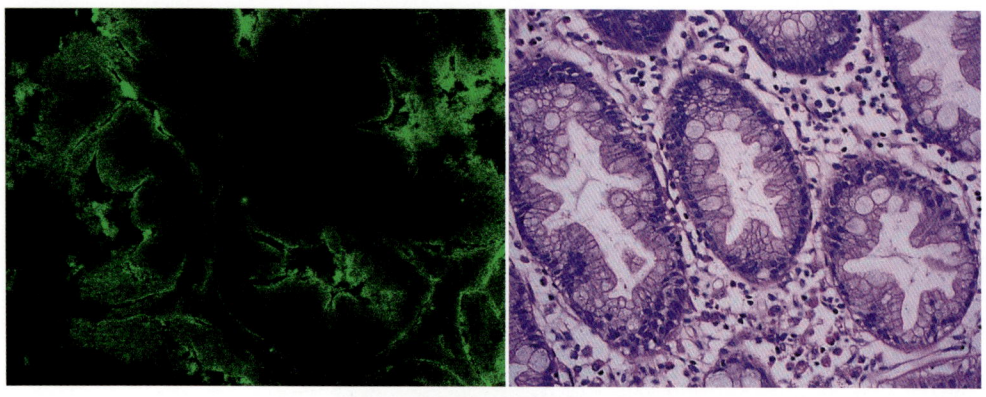

図2　過形成性ポリープの"超"拡大画像
　　a．共焦点顕微鏡像
　　b．HE染色組織横断面像

象である。III_L 単独の病変には sm 癌はほぼ皆無であり，5 mm 以下の小さいものでは早急な治療を必要としない。IV型の病変には m 癌や，一部 sm 癌が含まれるので，注意を要する。

V_N 型を認める場合は sm 深部浸潤癌の可能性が高く，原則として内視鏡治療ではなく外科的手術の適応である。V_I 型の病変には高度異型腺腫，m 癌，sm 癌が含まれるので，現時点では，まず内視鏡治療を試み，切除標本の病理診断の結果を見て追加腸切除の適応を判定する。V_I 型にも構造異常の弱いものと激しいものがあり，組織的にも m 癌，sm 癌が含まれるが，最近では，厚生労働省の班会議などで，V_I 型でも sm 深部浸潤を示唆する所見の解析が進められている。

4．"超"拡大観察の時代

現在市販されている拡大内視鏡は倍率が80〜100倍程度であるが，最近さらに倍率の高い内視鏡が開発されつつある。

1）Endomicroscopy

波長 488 nm のアルゴン・レーザー光線を切除標本に照射し，その反射光を捉えて画像として描出する，レーザー共焦点顕微鏡（laser-confocal microscopy；LCM）が開発された[12]。標本を染色せずに観察できるのが特徴で，倍率は500倍に達し，光学顕微鏡に匹敵する。切除標本の水平断面の病理組織像とよく対応する[13)〜15)]（図2）。

この機能を生体内で用いるために，外径 3.4 mm で内視鏡の鉗子孔に挿通可能なプローブ型の器具が作成された。無染色で細胞や核が描出される[15]。内視鏡と一体になったものもあり，通常増感剤を使用する[16]。内視鏡的に用いる顕微鏡という意味で，endomicroscopy と呼ばれる。鮮明な画像が得られるように現在改良中であり，臨床的に実用可能となる日も遠くないと思われる。

2）Endocytoscopy

被写体に高倍率レンズを接触するようにして観察する方法は，contact endoscopy と呼ばれ，最初は婦人科や耳鼻科領域などで発展した[17]。大腸では Tada ら[18]の報告が最初であるが，実用には至らなかった。最近，外径 3.4 mm で内視鏡の鉗子孔に挿通可能なものが試作され，一気に実用化への期待が高まっている[19),20)]（図3）。通常，病変を1％メチレンブルーで染色してから観察する。倍率が高い分だけ動きに弱いため，内視鏡の先端にキャップを装着して対象を固定するようにする。プロトタイプには，450倍，1125倍の2種類があり，特に後者では，細胞核まで描出される。また，毛細血管内を流れる赤血球の動きまでリアルタイムに観察可能である。細胞レベルの拡大観察が可能な内視鏡という意味で endocytoscopy と呼ばれている。現在は内視鏡の鉗子孔に挿通して用いるプローブ型であるが，内視鏡本体と一体になったものも開発中である。

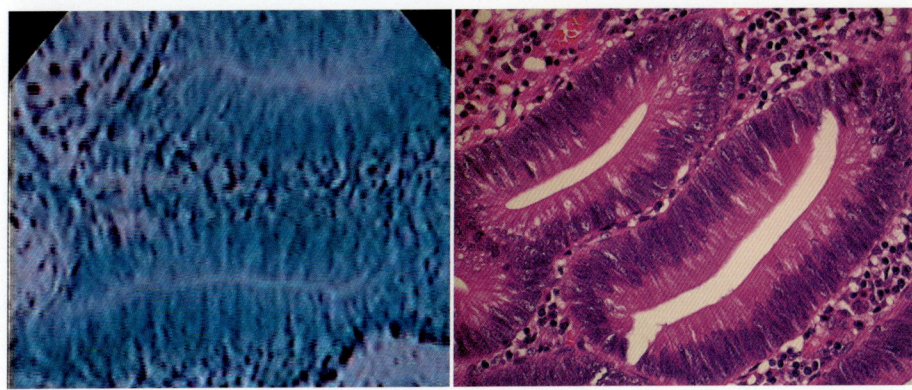

図3 腺腫の"超"拡大画像
 a．Endocytoscopy 像
 b．HE 染色組織横断面像

おわりに

現在市販されている拡大内視鏡を用いての観察では，病理組織標本でいう構造異型を捉えているものと思われる。一方，endomicroscopy や endocytoscopy などの"超"拡大内視鏡では，細胞核やクロマチンが見え，細胞異型の評価も不可能ではない。今や，病理組織像と同等の画像を生体内で観察できる時代となった。生検をしたり，その病理診断結果を待ったりすることなく，その場で診断や治療方針決定がなされる。そういった意味あいで，仮想病理（virtual histology），仮想生検（virtual biopsy），光学的生検（optical biopsy）などの表現が用いられる。

文　献

1) Kudo S, Kashida H, Tamura T, et al：Colonoscopic diagnosis and management of non-polypoid early colorectal cancer. World Journal of Surgery 24：1081-1090, 2000
2) Kudo S, Kashida H, Tamura T, et al：Early colorectal cancer：flat or depressed type. Journal of Gastroenterolgy and Hepatology 15：D66-70, 2000
3) 丹羽寛文：内視鏡検査の限界とその対策．シンポジウム「腸の内視鏡」第3回日本消化器内視鏡学会秋季大会抄録．Gastroenterol Endosc 7：402-408, 1965
4) 小坂知一郎：大腸微小隆起性病変に関する臨床病理学的研究．大腸肛門誌 28：218-228, 1975
5) 多田正大，川井啓市，赤坂裕三，他：大腸隆起性病変の拡大観察とその病態．胃と腸 13：625-636, 1978
6) 工藤進英：早期大腸癌．医学書院，東京，1993
7) Kudo S, Rubio CA, Teixeira CR, Kashida H, Kogure E：Pit pattern in colorectal neoplasia：endoscopic magnifying view. Endoscopy 33：367-373, 2001
8) Kiesslich R, von Bergh M, Hahn M, et al：Chromoendoscopy with indigocarmine improves the detection of adenomatous and nonadenomatous lesions in the colon. Endoscopy 33：1001-1006, 2002
9) Kashida H：Microstructures of localized colorectal lesions：three-dimensional representation of the crypts. Journal of Gastroenterology 37：879-881, 2002
10) Kashida H, Kudo S：Magnifying colonoscopy, early colorectal cancer, and flat adenomas. Colonoscopy：principles and practice（JD Waye, DK Rex, CB Williams Ed）. Blackwell. Malden・Oxford・Carlton, 478-486, 2003
11) Lambert R, Lightdale CJ：The Paris endoscopic classification of superficial neoplastic lesions：esophgus, stomach, and colon. Gastrointestinal Endoscopy 58：s1-s50, 2003
12) Inoue H, Igari T, Nishikage T, et al：A novel method of virtual histopathology using laser-scanning confocal microscopy in-vitro with untreated fresh specimens from the gastrointestinal mucosa. Endoscopy 32：439-443, 2000
13) 樫田博史，工藤進英：拡大観察，その展望．21

世紀の消化器がんの内科治療（藤盛孝博，星原芳雄，編）．新興医学出版社．東京，157-160, 1993
14) Sakashita M, Inoue H, Kashida H, et al：Virtual histology of colorectal lesions using laser-scanning confocal microscopy. Endoscopy 35：1033-1038, 2003
15) Inoue H, Cho JY, Kudo S, et al：Development of virtual histology and virtual biopsy using laser-scanning confocal microscopy. Scand J Gastroenterol 237：37-39, 2003
16) Kiesslish R, Burg J, Vieth M, et al：Confocal laser endoscopy for diagnosing intraepithelial neoplasias and colorectal cancer in vivo. Gastroenterology 127：706-713, 2004
17) Hamou JE：Microendoscopy. Acta Endoscopia 10：415-422, 1980
18) Tada M, Watanabe S, Uozumi Y, et al：A new method for the ultra-magnifying observation of the colon mucosa. Kyoto Pref Univ Med 91：349-354, 1982
19) Kumagai Y, Monma K, Kawada K：Magnifying chromoendoscopy of the esophagus：in-vivo pathological diagnosis using an endocytoscopy system. Endoscopy 36：590-594, 2004
20) Inoue H, Kazawa T, Sato Y, et al：In vivo observation of living cancer cells in the esophagus, stomach, and colon using catheter-type contact endoscope, "Endo-Cytoscopy system". Gastrointest Endosc Clin N Am 14：589-594, 2004

〔樫田博史〕

その他

6 MRIによる直腸癌の傍直腸リンパ節の転移診断
―内視鏡下 SPIO（superparamagnetic iron oxide：超磁性体酸化鉄）
粘膜下注射による微小転移診断の可能性について―

はじめに

直腸癌のリンパ節転移を手術，化学療法そして放射線療法の前にCTやMRIで診断することは，患者の予後を決めるうえで非常に有用である。腫瘍性（転移性リンパ節を含む）リンパ節でも炎症性リンパ節でも従来の造影CT，および造影MRIでエンハンスをすると染まるために腫瘍と炎症性のリンパ節を区別することはできない。このために一般的には，造影CTと造影MRIでリンパ節の大きさの直径が10 mmを超えると転移があると診断されているのが現状である。

しかしながら，この現在行われているCTおよびMRI診断法では擬陽性率が高い点が難点である．つまり直径が10 mm未満のリンパ節の中に転移のリンパ節が存在しても，確実に診断できないなど難題が多い。

MRIのための造影剤のグループであるSPIO（superparamagnetic iron oxide：超磁性体酸化鉄）は，分子のサイズにより肝臓のクッパー細胞，脾臓，リンパ節あるいは骨髄のマクロファージなどに選択的に取り込まれる。SPIO（商品名：フェリディクス（田辺製薬），リゾビスト（日本シェーリング））は，市販されており静脈投与することで正常肝および正常脾臓が，主にT2強調画像で低信号になり，一方肝腫瘍と脾腫瘍では，低信号にならないことにより診断できるために臨床的価値が，現在認められている。このために特に肝疾患の診断には多く臨床的に用いられている。

SPIOを静脈注射以外の投与方法として，Taupitzらは，家兎にSPIOをリンパ管注射することにより2 mm程度の小さな転移リンパ節を認識することができたと報告している[1]。また，Taupitzらは，SPIOを間隙性に投与することで，家兎の転移リンパ節にはSPIOが取り込まれず，正常リンパ節には，SPIOが明瞭に取り込まれることにより区別することができたとも報告している[2]。

以前より我々も，家兎を用いて，陽性リンパ特異性造影剤（gadofuluorine8：ドイツシェーリング社製）を間隙性に注射することにより膝窩リンパ節と隣接するリンパ管を従来の市販されている細胞外液性造影剤である gadoliniumdiethylenetriamine-pentaacetic acid（Gd-DTPA）よりも明瞭に長時間描出することができることを報告してきた[3]。

このようにSPIOは，静脈投与を行うと肝臓や脾臓に取り込まれるが，間隙性に投与されると，所属のリンパ管およびリンパ節に取り込まれるので腫瘍のセンチネルリンパ節の良悪性診断に有益である。

今回，我々は大腸電子スコープを使って，穿刺針で，MRI造影剤のSPIOを腫瘍の周り4ヵ所に間隙性に投与し，投与後24時間のMRIを撮像した。傍直腸リンパ節の増強効果について造影前の画像と造影後の画像について比較検討し，微小転移が認識できないかを検討した。

1．材料および方法

5人の直腸癌の患者が研究の対象になった。年齢は，45歳から78歳で，男女の比率は，3対2である。この5人の患者には，従来のCT検査が行われ，10 mm以上の傍直腸リンパ節がないと診断され，傍直腸リンパ節の転移がないものとされた。

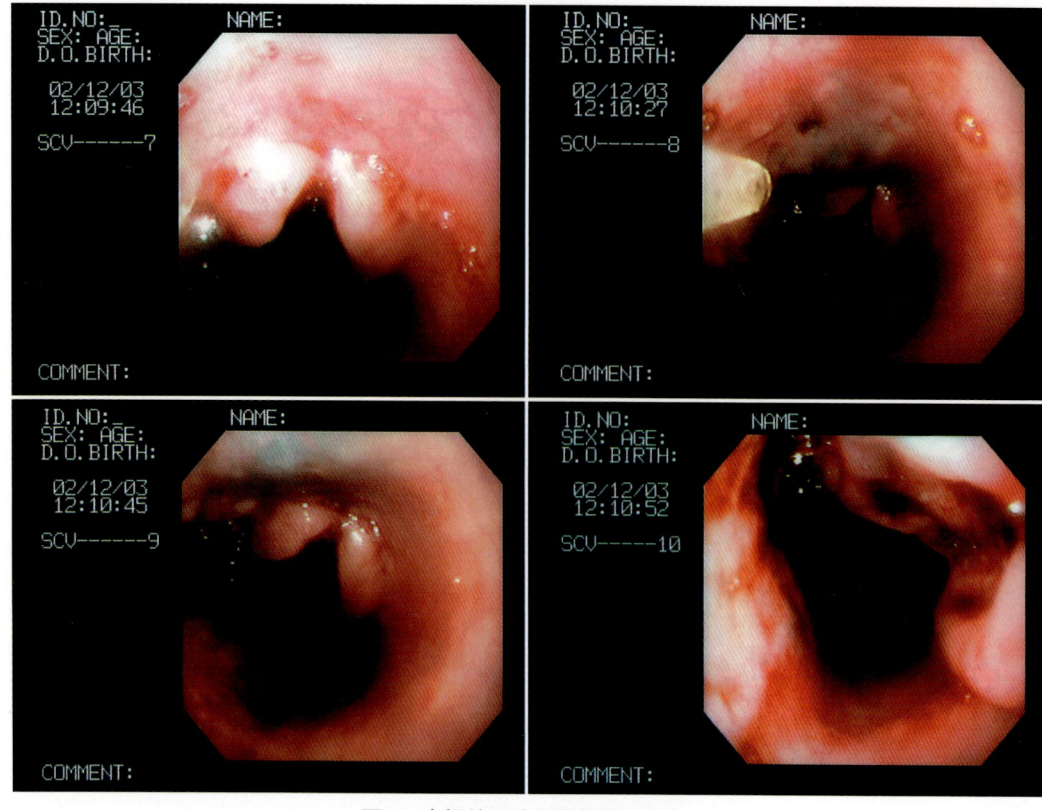

図1 内視鏡下造影剤粘膜下投与　a|b / c|d

a　腫瘍（Borrmann 3）を示す．これは，造影剤投与前である．
b　腫瘍の肛門側にSPIOを投与後の画像である．粘膜下が濃青色に染まっているのがわかる．
c　bの近接画像である．
d　さらに腫瘍に近接した画像である．

　SPIOの粘膜下注射については，保険適応がなされていないために，SPIOの粘膜下投与については，東邦大学医学部倫理委員会の承認を受けた．これらの患者に対して，SPIOの粘膜下注射についての有用性についての倫理規定にのっとってインフォームドコンセントが行われ承諾を得た．

　これらの5人の直腸癌の患者について，SPIO（商品名：フェリディクス）（原液が200 mmol/mlで，5倍に薄めて40 mmol/mlにして使用）が，電子内視鏡下に腫瘍近傍の粘膜下の4ヵ所に注射された．4ヵ所に0.5 mlずつが注射された．つまり肛門側に2ヵ所，口側に2ヵ所注射された．

　内視鏡下の造影剤投与の写真である（図1）．aは，腫瘍の全景を示す．3分の1周のBorrmann 3の腫瘍を認める．bは，肛門側にSPIOの粘膜注射を行い粘膜下が濃い青色に染まっていることがわかる．cは，近接像である．dは，さらに近接した像である．

　東芝1.5TのMRIによる撮像が，注射前，注射24時間後に撮像された．

　撮像シークエンスは，Fast Field Echo法（TR：12 msec，TE：5.0 msec，TI：650 msec，Matrix：192×256, Slice厚：5 mm, Scan Time：6 min 39 seconds, QD Body Array）である．

　造影前と造影後の画像が，2人の放射線科医によって検討され，SPIOによる傍直腸リンパ節の造影効果が検討された．また，SPIO造影前と造影後の信号強度についての比較については，対象としているリンパ節が10 mm以下と小さく，造影前と造影後の位置を同じ位置に持っ

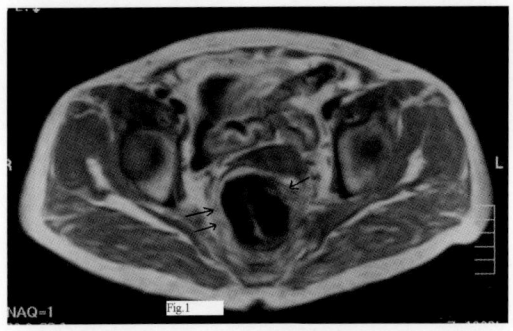

図2　SPIO 投与前

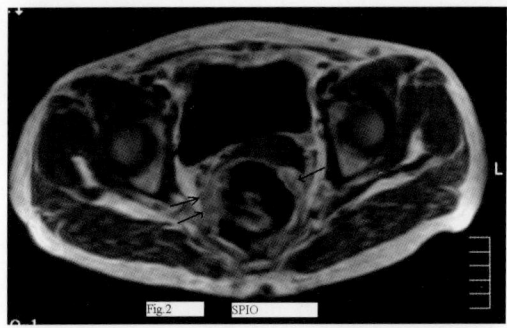

図3　SPIO 投与後（図2と同じレベル）

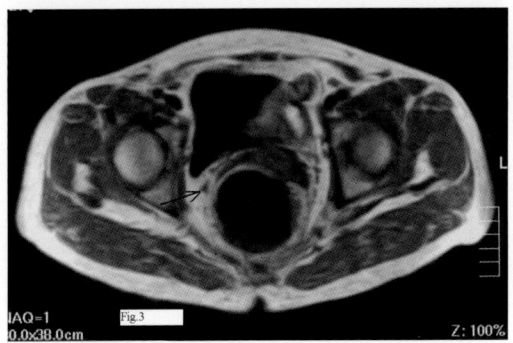

図4　SPIO 投与前（図2, 3よりやや下のレベル）

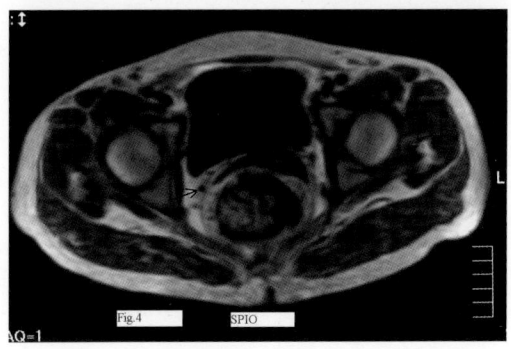

図5　SPIO 投与後（図4と同じレベル）

ていくことができないため誤差が大きく，今回は検定しなかった．

2．結　果

5人とも，1cm 以下の Pararectal LN が描出された（65個）．5人の内3人において，SPIO の沈着のないリンパ節を認めた．病理で転移と診断された．つまり病理で65個のリンパ節のうち22個の転移リンパ節が診断された．

症例を提示する．

64歳の直腸上部癌の Borrmann 2 の女性である．図2は，SPIO 粘膜下投与前の画像である3ヵ所の矢印で示しているのは，1cm 未満のリンパ節であるが，この SPIO 粘膜下投与前の画像では，転移があるかの有無は，分からない．つまり，転移リンパ節も正常リンパ節も同じ信号強度であるので区別できない．

図3は，図2と同レベルでの造影剤 SPIO 投与後の画像である．矢印で示している3ヵ所のリンパ節の信号強度は低下せず転移のリンパ節ということがわかった．病理でも転移リンパ節と診断された．

図4は，SPIO 粘膜下投与前の画像である．図2, 図3よりやや下のレベルの画像である．矢印で示しているのは，1cm 未満の小さなリンパ節であるが，転移があるかの有無は，分からない．図5は，図4と同レベルでの造影剤 SPIO 投与後の画像である．矢印で示しているリンパ節の信号強度は低下し転移のリンパ節ではないことが分かった．

病理では正常リンパ節と診断された．

MRI では，22個の転移リンパ節のうち，17個の沈着のない転移リンパ節を診断できた．

つまり正診率は，77％であった．

3．考　察

SPIO 粘膜下注射により，直腸癌の1cm 未満の微小傍直腸リンパ節の転移について診断できる可能性について示した．現時点では，転移リンパ節の正診率は，77％であるがさらに撮像法，造影剤の濃度，量などを改善することによ

りさらに正診率が向上するものと考えられる。結論として，内視鏡下の粘膜下への SPIO 注射は，傍直腸リンパ節の転移診断を改善させる。

文　献

1) Taupitz M, Wagner S, Hamm B, Dienemann D, Lawaczeck R, Wolf KJ：MR lymphography using iron oxide particles：detection of lymph node metastases in the rabbit VX2 tumor model. Acta Radiol **34**：10-15, 1993
2) Taupitz M, Wagner S, Hamm B, Binder A, Pfefferer D：Interstitial MR lymphography with iron oxide particles：results in tumor-free andVX2 tumor-bearing rabbits. AJR **161**：193-200, 1992
3) Shimada M, Yoshikawa K, Suganuma T, Kayanuma H, Inoue Y, Ito K, Senoo A, Hayashi S：Interstitial magnetic resonance lymphography：comparative animal study of gadofluorine 8 and gadolinium diethylenetriamine-pentaacetic acid. JCAT **27**（4）：641-646

〔嶋田守男，吉川宏起，船橋公彦〕

和文索引

あ

悪性再生上皮模様　22
悪性腫瘍細胞株　15
アナフィラクトイド紫斑　78
アルゴンプラズマ凝固法　10
アンケート調査　58

い

胃　26
胃癌　121
胃癌治療ガイドライン　121, 126
異形成　10
異型腺腫様過形成　85
医師と患者との信頼関係　117
異所性移植　15
遺残再発　50
一括切除　50
遺伝子異常　105
遺伝子治療　113, 116
遺伝子療法　46
胃粘膜微細模様　21, 22
医療過誤　125
胃瘻造設術　7
インジゴカルミン　139
インフォームド・コンセント　117, 119, 121, 122

え

壊死性急性膵炎　99

か

潰瘍性大腸炎　71
化学放射線療法　7
化学療法　43

拡大内視鏡　1, 21, 23, 138
仮性嚢胞　92
画像診断　99
仮想生検　142
仮想病理　142
カプセル内視鏡　32, 38
癌遺伝子　113
肝細胞癌　85
患者の理解　118
感染性膵壊死　92
癌転移過程　15
癌抑制遺伝子　114
癌抑制遺伝子療法　46

き

吸引法　8, 9
急性膵炎　92, 99
急性膵炎の重症度判定基準　93
局注液　54
虚血性大腸炎　78

く

空腸癌　35
クオリティアシュアランス　123
クリスタルバイオレット　139
クローン病　40

け

経口的挿入　34
経肛門的挿入　34
形態診断　99
外科治療　42, 92
血管新生抑制療法　46
血管増生　3
血管密度　3
血清抗LPS抗体陽性　83
結節内結節　86

検査間隔　130
原発性の空腸癌　36

こ

抗desmin抗体　57, 58
硬化型肝細胞癌　88
光学的生検　142
抗血管新生療法　116
抗セントロメア抗体　82
高度異型腺腫　23
混合型肝癌　90
コントラスト法　138

さ

サーベイランス　66, 67, 68, 69, 129
細胆管癌　90
サイトケラチン　13
再発大腸癌　44
細胞診　103

し

色素内視鏡　138
自己決定権　118
自己免疫性膵炎　96, 101
自殺遺伝子療法　46, 115
脂肪化　86
周囲微小環境　17
十二指腸早期癌　36
十分な説明の上での理解と同意　117
術後補助化学療法　44
腫瘍血管　3
腫瘍特異性　136
腫瘤形成性膵炎　96, 102, 103
消化管出血　40
消化器癌化学療法　134

消化器内視鏡検査・治療の承諾
　書　119
消化器病領域の医療事故　124
消化器領域の偶発症　125
承諾書　118
小腸腫瘍　32, 40
小腸内視鏡挿入法　32
上皮内癌　87
静脈硬化症　78
除菌療法　26
食道拡張術　7
食道癌　7, 119
食道癌微小転移　16
食道表在癌　8
進行結腸癌の外科治療　42
進行大腸癌　42
進行直腸癌の外科治療　42
深達度診断　3
診療報酬点数　8

す

膵液　108
膵炎　92, 96
膵癌　101, 105
膵管炎　103
膵管狭細型膵炎　101
膵胆道系腫瘍　113
膵膿瘍　92
スクリーニング　41
スコア化生検診断基準　73
ステント挿入法　7
スネア　54

せ

生検診断　71
生検診断のアルゴリズム　72
セーフティマネジメント　123
切開・剝離法　8, 9, 126
絶対浸潤距離　57
絶対分類　61
説明と同意　118
セリアック病　40
全国調査　124

腺腫様過形成　85
全小腸の内視鏡観察　34
染色法　138
選択的小腸造影　35
センチネルリンパ節　17, 144

そ

早期肝細胞癌　85
臓器特異性　136
奏効しない癌　135
奏効する癌　135
相互作用　15
相対分類　61
挿入原理　33
簇出　58, 63
組織型　63
組織診　103
組織破壊法　10

た

大細胞型Bリンパ腫　26
大腸sm癌の浸潤度細分類　60
大腸炎の診断　71
大腸炎の生検診断　71
大腸癌（がん）　122, 129
大腸癌研究会sm癌取扱いプロ
　ジェクト　57
大腸癌研究会による浸潤度判定
　基準　57
大腸癌取り扱い規約　45
大腸癌取扱い規約　122
大腸癌の化学療法　43
大腸内視鏡検査・治療に関する
　承諾書　121
大腸ポリープ　120
滞留　40
立ち枯れ像　80
ダブルバルーン内視鏡　33
ダブルバルーン方式　32
胆汁　108
担鉄細胞　80
胆道癌　105

ち

"超"拡大観察　141
"超"拡大内視鏡　142
腸管出血性大腸菌 O157　78
治療選択　42
治療の個別化と標準化　136

つ

通常型膵癌　101

て

低侵襲治療　37
テロメラーゼ　107
テロメラーゼ/*hTERT*　108, 109,
　110

と

同所性移植　15
動脈性腫瘍血管　85
特発性炎症性腸疾患　71

な

内視鏡　105
内視鏡診療　123
内視鏡治療　7, 49, 118
内視鏡的粘膜切除術　7, 36, 57,
　126
内視鏡的ポリープ切除術（ポリ
　ペクトミー）の方法　120
内視鏡非切除法　10

に

2チャンネルスコープ法　8, 9
日本消化器内視鏡学会　124
乳頭内血管　2

ね

粘膜微細模様　24

は

胚中心細胞類似細胞　27

ひ

微細血管像　1
微細血管分類　2
微小転移　9, 13
非有茎型　59
表在食道癌　1
標準化医療　54
病理診断　10, 42, 133

ふ

浮腫性急性膵炎　99
分割切除　49
分子標的治療薬　136
分子病理診断　105

へ

ヘモグロビン強調画像（IHb）　138

変異ウイルス　115

ほ

放射線化学療法　135
放射線療法　45
傍直腸リンパ節　144, 145
法的責任　127
ポリープ　40
ポリープを切除する目的　120
ポリペクトミーについての説明書　120
ポリペクトミーの偶発症　120

ま

慢性膵炎　94, 100
マントル細胞　30

み

脈管侵襲　63

む

無構造模様　22

め

メチレーション　14

免疫遺伝子（治療）療法　46, 116
免疫染色　133
免疫組織染色　13

や

薬物治療抵抗性の予測　74

ゆ

有茎型　59

よ

溶血性尿毒症症候群　83

り

リアルタイム PCR 法　14
リスクマネジメント　123
臨床と病理の接点　133
リンパ上皮性病変　27

れ

レーザー共焦点顕微鏡　141
レーザー内視鏡治療　7, 10

欧文索引

A

AFI 138
APC 10
API2-MALT1 28
argon plasma coagulation 10
atypical adenomatous hyperplasia 85
autofluorescence imaging 138
avascular area 4

B

BCL-6 30
Berger の手術 95

C

CCR7 17
CD 71
CD10 30
CDKN2/p16 遺伝子 106
cDNA マイクロアレイ 17
CD と UC の鑑別 73
centrocyte-like cell 27
chemoradiotherapy 7
cholangiolocarcinoma 90
clean colon 129, 131, 132
combined hepatocellular and cholangiocarcinoma 90
contact endoscopy 141
CREST 症候群 82
Crohn's disease 71
CRT 7, 135
CT 100
CXCL12/SDF-1α 17
CXCR4 17
cytokeratin 16

D

DALM 66
DPC4/SMAD4 遺伝子 107
dysplasia 10, 66, 67, 68
dysplastic nodule 87

E

EMR 7, 9, 49, 126
EMR 合併症 51
endocytoscopy 141
endomicroscopy 141
endoscopic mucosal resection 7
endoscopic submucosal dissection 49
ERCP 100
ESD 49, 126
EUS 103
EUS-FNA 110
EUS 下穿刺 103
EVG 染色 63

F

Factor Ⅷ染色 2
FGMP 22
fibrolamellar carcinoma 89
fine gastric mucosal pattern 22
follicular colonization 27
Frey の手術 95
FTS ダブルバルーン電子内視鏡システム 32

G

GIST 34
goast-like appearance 80

H

H. pylori 26
Haggitt の分類 61
head invasion 59
hepatic stem cell 90
Her-2/neu（*c-erbB2*） 107
Her-2/neu（*ErbB-2*） 110
Hering 管 90
HE 染色 63
homepage 132
hTERT 107
HUS 83

I

IBD 71
IBD と non-IBD の鑑別 72
idiopathic inflammatory bowel disease 71
in situ TRAP 107
index lesion 130, 131
infra-red imaging 138
IRI 138

J

Japan Polyp Study 129, 132
JPS 131, 132

K

KIT 35
K-ras 108, 109, 110
K-ras 遺伝子 105

L

laser-confocal microscopy 141

laterally spreading tumor 49
LCM 141
LST 49

M

M2A 38
Mallory body 89
MALT 26
MALT 型リンパ腫 26
MASA 14
micrometastasis 9
MRCP 100
mucosa-associated lymphoid tissue 26

N

narrow band imaging 138
National Polyp Study 129, 131
NBI 138
nodule-in-nodule 86
non-IBD 71
non-responder 135

O

optical biopsy 142

P

p53 108, 109, 110

p53 遺伝子 106
pale body 89
PanIN 分類 106
PCR-RFLP 14
PCR-SSCP 14
PCR 法 13
pit pattern 66, 68, 69, 138
pit pattern 分類 139

R

RAPID Workstation 39
Reporting and Processing of Images and Data 39
responder 135
Roux-en-Y 吻合術 36
RT-PCR 法 14

S

SBI 39
sclerosing hepatic carcinoma 89
sensor array 39
sentinel node navigation surgery 17
severe dysplasia 87
sm 浸潤距離測定 58
SNNS 17
SPIO 144, 145, 146
stalk invasion 59
stromal invasion 87
suspected blood indicator 39

T

t (11 ; 18) (q21 ; q21) 27
total colonoscopy 130
TRAP 法 107
tumor profiling 136

U

UC (ulcerative colitis) 71
US 100

V

Vero 毒素 83
vimentin 35
virtual biopsy 142
virtual histology 142

W

wireless capsule endoscopy 38

ⓒ2005　　　　　　　　　　　　　　　　第1版発行　2005年7月5日

消化器癌の診断・治療　　　　　　　　　　　藤　盛　孝　博
　―内視鏡と病理の接点―　　　編　集　　　坂　本　長　逸
　　　　　　　　　　　　　　　　　　　　　星　原　芳　雄
　　　　　　　　　　　　　　　　　　　　　加　藤　　　洋

定価はカバーに表示してあります　　発行者　　服　部　秀　夫
　　　　　　　　　　　　　　　　　発行所　　株式会社新興医学出版社
　　　　　　　　　　　　　　　　　〒113-0033　東京都文京区本郷 6-26-8
＜検印廃止＞　　　　　　　　　　　　電話　03（3816）2853
　　　　　　　　　　　　　　　　　　FAX　03（3816）2895

印刷　三報社印刷株式会社　　　ISBN4-88002-651-4　　　郵便振替　00120-8-191625

- 本書のおよび CD-ROM（Drill）版の複製権・翻訳権・譲渡権・公衆送信権（送信可能化権を含む）は株式会社新興医学出版社が所有します。
- JCLS ＜㈱日本著作出版権管理システム委託出版物＞
  本書の無断複写は著作権法上での例外を除き禁じられています。複写される場合は，その都度事前に㈱日本著作出版権管理システム（電話 03-3817-5670，FAX03-3815-8199）の許諾を得て下さい。